NEUROLOGISCHE BEGUTACHTUNG

VON

PROFESSOR Dr. F. STERN

REGIERUNGS-MEDIZINAL-RAT IN KASSEL

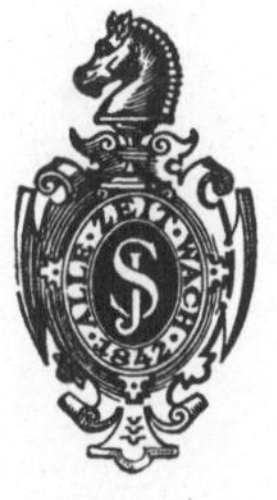

BERLIN

VERLAG VON JULIUS SPRINGER

1933

ISBN-13: 978-3-642-98193-7   e-ISBN-13: 978-3-642-99004-5
DOI: 10.1007/978-3-642-99004-5

Inhaltsverzeichnis.

Inhaltsverzeichnis. V

I. Einleitung.

Das Verlangen, einen von Spekulationen freien und ganz der Praxis dienenden Abriß über die wichtigsten gutachtlichen Fragen abzufassen, muß sich dem Arbeiter auf diesem Gebiet aufdrängen, der täglich die Schwierigkeiten der Entscheidungen auf sich lasten fühlt, der immer wieder in den Aktenstücken auf Lücken von Kenntnissen, Untersuchungsmängel und falsche Schlußfolgerungen stößt, die zum Widerspruch rufen. Wohl besitzen wir bereits wichtige Hand-, Lehrbücher und kürzere Darstellungen auf diesem Gebiete; aber das jeweils modernste Handbuch besitzt nicht jeder Gutachter, und die Flut der gutachtlichen Notwendigkeiten strömt in so breiten Wogen, daß eine auf großen eigenen Erfahrungen beruhende neue Darstellung wohl nicht als ganz nutzlos angesehen werden kann.

Da dieses Buch in der Hauptsache eigene Erfahrungen zur Basis hat und seine Anregung wohl überhaupt den kritischen Gefühlen verdankt, die der Autor beim Lesen zahlloser Aktenstücke und bei der eigenen Gutachtenformulierung empfand, so wird in der Stoffauswahl wie Ausarbeitung des Materials eine gewisse persönliche Note nicht fehlen. Wenn sich in großen Zügen trotzdem eine Übereinstimmung mit „herrschenden Lehren" in weitem Maße, namentlich auf dem Gebiete der Neurosenbegutachtung, findet, so ist das nicht das Ergebnis eines lauen Entgegenkommens, sondern nur die Folge der Überzeugung, daß bei der Wucht von Argumenten ein anderer Standpunkt in heutiger Zeit gar nicht möglich ist.

Diese Betonung des „in heutiger Zeit" ist darum wichtig, weil so häufig in Gutachten mit Handbuch- oder sonstigen Zitaten gearbeitet wird, die vielleicht erst vor 15 bis 20 Jahren erschienen und trotzdem für uns heute nicht mehr brauchbar sind! Gewiß ist auch unser heutiges Wissen Stückwerk; ja es gibt noch gutachtliche Fragen, von denen wir heute besser als früher wissen, daß wir nur konventionelle Antworten geben können, ohne das Problem an der Wurzel gefaßt zu haben. Aber es kommt ja auch nicht darauf an, ob unser Wissen heute ein vollkommenes, sondern ob es besser ist als früher, und das kann man bejahen. Die Verarbeitung der Neuroseerfahrungen aus der Kriegszeit, die tiefere Durchforschung der Folgeerscheinungen von Kopfverlet-

zungen, das Aufgeben des naiveren Standpunktes, daß der zeitliche
Zusammenhang eines Traumas mit einer im Prinzip nicht traumatischen
Krankheit auch schon den ursächlichen Zusammenhang bedeutet, die
schärfere Heranziehung erbbiologischer Feststellungen für Begutachtungsfragen: das sind alles Fortschritte, die man heute berücksichtigen
muß und die Bücher, die früher ihren guten praktischen Wert gehabt
haben, heute in mehr historischer Beleuchtung erscheinen lassen. Im
übrigen wird aus meinen Darlegungen schon hervorgehen, wie schwierig und unsicher unsere Begutachtung auch jetzt noch vielfach ist.

Die Absicht, ein kurzes Begutachtungsbuch zu schreiben, führt zu
mehreren Einschränkungen: Die Darstellung muß komprimiert sein;
historische Einleitungen fallen meist fort, nur bei den sog. Unfallneurosen schien mir eine kurze Darlegung der Entwicklung unseres heutigen
Standpunktes wichtig, sonst ist meist der Status quo wiedergegeben.
Gutachten können als Paradigma nicht genauer wiedergegeben werden.
Die gutachtlichen Fragen werden fast nur vom ärztlichen Standpunkt
aus beleuchtet. Gewiß sollte der Gutachter mit den wichtigsten gesetzlichen Bestimmungen vertraut sein; doch sind diese Gesetze, insbesondere das Reichs-Versorgungsgesetz und die sozialen Gesetze, so eingehend durchgearbeitet, daß eine genaue Wiedergabe hier nicht möglich
ist. Der Autor muß sich begnügen, auf die wichtigsten Grundsätze der
Gesetzgebung hinzuweisen und dem Gutachter empfehlen, für diffizilere
Fragen die wichtigsten Werke von ARENDTS (Reichs-Versorgungsgesetz),
MARTINECK und KÜHNE [1] zu benützen. Im übrigen ist es sehr empfehlenswert, wenn dem Gutachter in schwierigen Fragen die gesetzlichen
Richtlinien, auf die es gerade ankommt, genauer auseinandergesetzt
werden.

Weiterhin sollen nur die neurologischen, nicht die psychiatrischen
Begutachtungsprobleme besprochen werden. Danach fällt sowohl die
Darstellung der Psychosen wie psychiatrischen Fragestellungen (Ent-
mündigung, Geschäftsfähigkeit usw.) fort. Auch von den neurologischen
Problemen sind nur die wichtigsten, wie Zusammenhang mit Unfällen,
Dienstbeschädigung, Invalidität, ihrer forensischen Schwierigkeit nach
besprochen. Wenn bei manchen Krankheiten die Invaliditäts- (und
Arbeitsfähigkeits-) Frage nicht näher besprochen wurde, so hat das seinen
Grund darin, daß die Entscheidung nach Ansicht des Autors hier keine
Schwierigkeiten auch für den Ungeübten haben wird. Man durfte sich
fragen, ob die eingehende Darstellung der Dienstbeschädigungsfrage
jetzt so viele Jahre nach dem Kriege noch Aktualitätswert besitzt.
Die Tatsache, daß noch immer Hunderttausende Rente bekommen, die
Feststellung, daß die gutachtlichen Aufgaben noch erhebliche Schwie-

---

[1] Einführung in die deutsche Sozialversicherung und Kriegsbeschädigten-
versorgung. Arbeit und Gesundheit, Heft 20. Berlin: Hobbing 1932.

rigkeiten machen, läßt diese Frage bejahen, ganz abgesehen von den vielfachen wissenschaftlichen Ergebnissen, die aus Anlaß der Begutachtungen über D. B. gewonnen wurden. Dagegen sind seltenere gutachtliche Aufgaben, wie Beamtendienstfähigkeit, Geeignetheit zur Aufnahme in die Lebensversicherung [1] u. a. nur ausnahmsweise gestreift. Eine erschöpfende Berücksichtigung der Literatur mußte ebenfalls fortfallen; ein gelegentlicher Hinweis auf einzelne Autoren, die einige wichtige Arbeiten auf dem fraglichen Gebiete geleistet haben, soll doch nicht zu der Meinung führen, als ob dem Autor die übrige Literatur auf diesem Gebiete fremd ist oder bedeutungslos erscheint. Eine kritische Auseinandersetzung mit der Literatur über Begutachtung organischer Nervenkrankheiten hat der Autor an anderer Stelle versucht [2].

Das Buch macht den Versuch, jedem Arzt, der Gutachten abgibt, dienlich zu sein. Der Autor vertritt zwar entschieden den Standpunkt, daß schwierige neurologische Fragen nur vom Facharzt mit bester Ausbildung genügend zuverlässig beantwortet werden können; er empfindet die ungenügende Hinzuziehung des Facharztes bei vielen Unfallbegutachtungen, z. B. Kopfverletzungen, die mangelhafte Anwendung aller diagnostischen Möglichkeiten, als eine Lücke, die für den Versicherungsträger wie den Versicherten in gleicher Weise bedenklich ist; eine weitgehend vorbildliche Durchführung der ärztlichen Untersuchungen findet sich bisher nur bei der Begutachtung Kriegsbeschädigter. Solange nicht die Begutachtungsorganisation auf anderen Gebieten ähnlich durchgeführt ist, hat jeder Arzt mit der Möglichkeit zu rechnen, eingehende Gutachten erstatten zu müssen. Es ist aber auch gut, wenn der Arzt schon bei der Abfassung kurzer Atteste über die Kompliziertheit und Schwierigkeit scheinbar einfacher Entscheidungen orientiert ist.

Das Buch in seiner ersten Auflage ist ein Versuch, der hoffentlich nicht mit ganz untauglichen Mitteln gemacht ist. Die Lücken, die es enthält, werden in einer etwaigen späteren Auflage auf Grund sachlicher kritischer Äußerungen möglichst ausgefüllt werden.

II. Die wichtigsten gutachtlichen Fragestellungen.

1. Invalidität.

Nach § 1255 der Reichs-Versicherungsordnung (RVO.) liegt Invalidität vor, wenn der Versicherte nicht mehr imstande ist, durch eine Tätigkeit, die seinen Kräften und Fähigkeiten entspricht und ihm unter billiger Berücksichtigung seiner Ausbildung und seines bisherigen Be-

---

[1] Hier wird namentlich auf das Buch von HÜBNER, Leipzig, Thieme 1928 verwiesen.

[2] Zbl. Neurol. 58, 1931.

rufs zugemutet werden kann, ein Drittel dessen zu erwerben, was körperlich und geistig gesunde Personen derselben Art mit ähnlicher Ausbildung in derselben Gegend durch Arbeit zu verdienen pflegen. In der Angestelltenversicherung gelten ähnliche Grundsätze, doch liegt Berufsunfähigkeit schon vor, wenn weniger als die Hälfte der Arbeitsfähigkeit besteht.

Die Invalidität ist also nicht von der jeweiligen wirtschaftlichen Lage abhängig. Es ist selbstverständlich, daß leicht Kranke, weniger leistungsfähige Menschen in wirtschaftlichen Krisenzeiten eher ihren Arbeitsposten verlieren und weniger leicht in geringwertigeren Posten unterschlüpfen können als in Zeiten guter Beschäftigung; die ärztliche Stellungnahme kann dadurch keine Änderung erfahren. Dagegen ist generell die Störung der Berufswahl durch viele Krankheiten, z. B. Epilepsie, mit zu berücksichtigen; allerdings genügt dieselbe allein (wenigstens bei Epilepsie und ähnlichen Krankheiten) noch nicht zur Anerkennung der Invalidität, aber sie wird mitbewertet, d. h. wegen der Störung der Berufswahl und verminderten Konkurrenzfähigkeit durch eine Krankheit wird Invalidität schon dann anzuerkennen sein, wenn durch die Krankheitserscheinungen an sich, etwa durch die Krämpfe und ihre Nachwehen, die E. M. nur 40 oder 50% der normalen betragen würde.

Die Feststellung einer Invalidität braucht noch nicht Anlaß zu geben, eine aus anderen Gründen (D. B., Unfall) gewährte Rente zu erhöhen. Oft wird die Invaliditätsstufe erst erreicht, wenn zu dem Unfall- oder Versorgungsleiden noch andere Erkrankungen kommen (s. unter kompliz. Erkrankungen).

Die Invalidität bei einzelnen Nervenkrankheiten, namentlich auch Neurosen, wird im speziellen Teil auseinandergesetzt werden. Bei vielen schweren organischen Nervenkrankheiten ist die Sachlage ja klar. Aber die Feststellung einer organischen Nervenkrankheit allein birgt natürlich keineswegs den Begriff der Invalidität ohne weiteres in sich. Hier kommt es ganz auf die Schwere des Leidens, ihre Besserungsfähigkeit auf die Dauer (luische Erkrankungen!), auf das Stadium und die Neigung zur Progression, auf die Art des Berufs und äquivalente Berufsarbeiten an. Ein Schmied wird wegen einer Tabes eher invalidisiert werden müssen als ein kaufmännischer Angestellter usw. Auch viele organische Nervenkrankheiten neigen so weit zur Remission, daß es immer besser ist, zunächst gegebenenfalls eine vorläufige Invalidität anzuerkennen und (evtl. nach Heilverfahren) Nachuntersuchungen vorzunehmen. Andererseits darf man prinzipiell bei organischen Nervenkrankheiten, wenn schwerere Störungen bestehen, etwas weitherzig in der Invaliditätsanerkennung sein; eine *Schonungsbedürftigkeit* ist bei vielen Fällen neben der E. M. durch direkte Ausfallserscheinungen richtunggebend.

In der Knappschaftsversicherung der Bergleute gelten etwas andere Begriffe: Invalidität liegt schon vor, wenn der Begutachtete berufsunfähig ist, d. h. nicht fähig zur Verrichtung der wesentlichen und gleichwertigen bergmännischen Arbeiten über oder unter Tage ist. Auch wird Alterspension mit 50 Jahren schon gewährt. Berufsunfähigkeit liegt noch nicht vor, wenn der Betreffende von einer feineren zu einer gröberen Arbeit übergehen muß; immerhin darf z. B. ein geistiger Arbeiter nicht auf körperliche Arbeit verwiesen werden.

Bei Privatversicherungen herrschen besondere Bestimmungen, die dem Gutachter vor Erstattung des Gutachtens mitzuteilen sind.

2. Arbeitsunfähigkeit.

Diese liegt nach § 182, Abs. 1, Nr. 2 der RVO. dann vor, wenn ein Erkrankter nicht mehr oder doch nur mit Gefahr, seinen Zustand zu verschlimmern, fähig ist, seine *bisher ausgeübte* Berufsarbeit zu versehen. Ein klinischer Krankheitsprozeß muß der Arbeitsunfähigkeit zugrunde liegen.

Die Arbeitsunfähigkeit, deren Attestierung tägliche Aufgabe des praktischen Arztes ist, bedingt einen Rechtsanspruch auf Krankengeld, jedoch nur auf die Dauer von 26 Wochen. Darüber hinaus kann aber bei Kriegsbeschädigten das Versorgungsgeld als *Kannleistung* weitergewährt werden, wenn Genehmigung durch das Versorgungsamt erfolgt. Ein Rechtsanspruch entsteht erst wieder dann, wenn der Beschädigte als arbeitsfähig aus der Versorgungsheilbehandlung entlassen wurde.

Die gesetzliche Bestimmung, daß eine Krankheit der Arbeitsunfähigkeit zugrunde liegen muß, hat sich von den wissenschaftlichen Kontroversen über den Krankheitsbegriff bei Neurosen und verwandten Zuständen frei zu halten. Ob man nun einen schweren hysterischen Zustand auf psychopathischer Grundlage (vorausgesetzt, daß nicht eine Simulation vorliegt) oder einen schweren Zwangszustand als Krankheit oder Anomalie oder pathologischen Zustand auffaßt: die Möglichkeit, daß hierdurch in bestimmten Fällen Arbeitsunfähigkeit eintritt, muß zugegeben werden! Von der Bewertung dieser Zustände in der D. B. oder Unfallbegutachtung muß die Entscheidung der A.-U.-Frage sich unabhängig halten.

Handelt es sich um ein D. B.-Leiden, etwa Beschwerden nach einem Kopfschuß, so muß die Höhe der E. M. durch das D. B.-Leiden unabhängig von der Frage der Arbeitsunfähigkeit entschieden werden. Letztere kann als vorübergehende Störung unter Umständen (etwa wenn bei großer Hitze oder nach ungewohnten Strapazen die Beschwerden vorübergehend verstärkt sind) anerkannt werden, während die durchschnittliche E. M., die höchstens alle 2 Jahre nachgeprüft wird, erheblich weniger als 100% betragen kann.

In der Knappschaftsversicherung liegt Arbeitsunfähigkeit bei Unfähigkeit zur Verrichtung der letzten vorausgegangenen Arbeit vor.

3. Unfallfolgen.

Eine Unfallrente wird nach § 555 ff. RVO. nach Ablauf einer Karenzzeit von 13 Wochen für den Schaden gewährt, der als Folge eines Betriebsunfalls anzusehen ist. Ebenso wird den Hinterbliebenen eines Versicherten dessen Tod durch Betriebsunfall mit einer Rente entschädigt.

Für den Gutachter ist es besonders wichtig, zu wissen, was als Unfall, speziell als Betriebsunfall anzusehen ist und wie das Gesetz den Kausalzusammenhang auffaßt.

Die erste Frage wird durch eine grundsätzliche Entscheidung des RVA.[1] geklärt: Ein Unfall ist ein plötzlich, d. h. innerhalb eines verhältnismäßig kurzen Zeitraums körperschädigend oder tödlich wirkendes Ereignis (z. B. Verletzung, akute Vergiftungen, Infektionen). Der Begriff plötzlich bezieht sich auf das Unfallereignis, nicht die Folgen (Pallidumstarre nach akuter Kohlenoxydvergiftung, die erst einige Wochen nach dem Unfall auftritt, ist danach also Unfallfolge). Der Begriff plötzlich ist immerhin ein recht weiter; als äußerste zeitliche Grenze der Körperschädigung ist ein Zeitraum von einigen Stunden, höchstens aber eine Arbeitsschicht, angesehen worden (Unterschied z. B. von chronischen Gewerbekrankheiten, die aber jetzt auch vielfach entschädigt werden).

Der Unfall muß, um einen Entschädigungsanspruch zu begründen, mit dem versicherten Betrieb oder der versicherten Tätigkeit zusammenhängen. Hierzu gehören auch z. B. Blitzschlagfolgen und Insektenstiche, wenn sie bei der Betriebsarbeit stattfinden, aber auch Unfälle auf dem Wege zur oder von der Arbeitsstätte, wenn nicht ein Verschulden des Versicherten mitwirkt.

Wichtig ist nun für die etwaigen Nachkrankheiten der Ursachenbegriff im gesetzlichen Sinne. Es werden nicht nur Krankheiten entschädigt, die direkt traumatischer Natur sind, sondern auch andere Krankheiten, wenn sie durch den Unfall provoziert oder verschlimmert sind. Aber nicht jeder Anteil des Unfalls kann versicherungsrechtlich bewertet werden, eine strenge Auswahl ist nötig. Nach Martineck und Kühne kann nicht jede conditio sine qua non für den Richter „Ursache" sein. Es kommt dem Richter darauf an, zu erfahren, ob der Unfall zu dem Schaden in einer inneren *wesenhaften* und *gestaltend wirkenden* Beziehung derart steht, daß der Unfall und der, der den Unfall zu vertreten hat, dafür verantwortlich gemacht werden kann.

---

[1] 2725 Amtl. Nachr. 1914, S. 617.

Nur diejenige Bedingung wird als Ursache angesehen, die *wesentlich* zum Erfolge mitgewirkt hat; es beruft sich bei der Entscheidung darüber, was als „wesentlich" anzusehen ist, auf die Auffassung des praktischen Lebens. (Das Reichsgericht wählt in Haftpflichtprozessen usw. diejenige Bedingung als Ursache aus, die dem Erfolg „adäquat" ist.)

In der Praxis ist die Entscheidung bei nüchterner Überlegung meist mit genügender Sicherheit zu treffen. Wenn etwa jemand nach einem schweren Kopftrauma eine Hirnblutung bekommt, die dadurch begünstigt wird, daß die Gefäße schon leicht atheromatös sind, so liegt unzweifelhaft ein Unfall als wesentlich bestimmender ursächlicher Faktor vor; bei einem schweren Nephrosklerotiker, der sowieso in kurzer Zeit mit großer Wahrscheinlichkeit seinen Insult bekommen würde, ist dieser Faktor abzulehnen, wenn der Insult vielleicht um einige Wochen oder Monate verfrüht schon nach einem gelinden Schlag oder nach einer mäßigen Körperanstrengung erfolgt. Ähnlich verhält es sich mit Verschlimmerung eines Leidens oder Neuauftreten von Symptomen, etwa tabischer Arthropathien oder Knochenbrüche usw. Man muß sich immer fragen, ob nach der Art des Körperzustandes die betreffenden Leidenszustände ohne das Unfallgeschehnis vermutlich auch in Kurzem aufgetreten wären oder nicht.

MARTINECK und KÜHNE bringen ähnliche Beispiele: Schädelbruch bei abnorm dünner Schädeldecke nach relativ leichtem Unfall ist trotz der vorhandenen Anlage mit allen Folgesymptomen zu entschädigen; dagegen ist Versicherungspflicht abzulehnen, wenn die Wirkung von Anlage, anderen Erkrankungen und ungünstigen Umwelteinflüssen so im Vordergrunde steht, daß der Betriebsunfall nur „den letzten Anlaß" darstellt.

Außerdem muß der Zusammenhang zwischen Unfall und angeblicher Folgekrankheit mit *hoher Wahrscheinlichkeit* gegeben sein. Durch diese Bestimmung ist vielen müßigen Spekulationen über Zusammenhangsmöglichkeiten der Boden entzogen.

Bemerkenswert ist die Bestimmung (die nur für die staatliche Unfallversicherung gilt!), daß dann, wenn ein Leiden durch einen Unfall nicht hervorgerufen oder provoziert, sondern nur verschlimmert ist, dennoch das ganze Leiden als entschädigungspflichtige Unfallfolge gilt und demgemäß die Erwerbsfähigkeit einzuschätzen ist (natürlich nur, solange die Verschlimmerung durch den Unfall besteht). Diese Bestimmung hängt mit der hier nicht weiter zu besprechenden Regulierung der Rentenhöhe entsprechend früherem Verdienst zusammen; sie basiert auf der Vorstellung, daß irgendwie leidende Menschen schon vor dem Unfall ein minderes Einkommen haben und danach auch geringere Renten bekommen.

Der Tod wird als Unfallfolge auch dann anerkannt, wenn der Unfall eine wesentlich mitwirkende Ursache ist. Nach Entscheidung des RVA. muß das Leiden durch den Unfall um mindestens 1 Jahr verkürzt sein. Autopsien zur Sicherung der Diagnose sind dringend erwünscht.

Die Beurteilung des Grades der Erwerbsminderung hat sich nach den Störungen der Erwerbsmöglichkeit auf dem *allgemeinen Arbeitsmarkt* zu richten. Für „glatte Schäden" wird man sich an bestimmte konventionelle Richtsätze anlehnen; im speziellen Teil werden einige Durchschnittssätze, soweit dieselben aufstellbar sind, mitgeteilt werden. Daß gerade auf neurologischem Gebiet ganz exakte Werte der E. M. oft nicht angegeben werden können, ist zuzugeben. Durch Notverordnung fallen die kleinen Renten (10 und 15%) ohne weiteres, Renten von 20% nach 2 jährigem Laufe weg. Im übrigen werden Rentensätze in Abständen von je 5% und dazu noch Renten von $33\frac{1}{3}$ und $66\frac{2}{3}$ gewährt. Ärztlicherseits muß man an den kleinen Stufen Kritik üben; es wird dadurch der Eindruck erweckt, als ob der Arzt die Entscheidung treffen kann, ob eine E. M. von 60 oder 65 oder 70% usw. besteht; in Wirklichkeit können doch nur ungefähre Schätzungen der E. M. gegeben werden.

Unter Umständen läuft eine Rente weiter, wenn durch einen weiteren Unfall die Wirkung des ersten aufgehoben wird (so etwa die Rente für eine Handverkrüppelung, wenn durch einen weiteren Unfall der ganze Arm verloren geht). Ein schon vor dem Unfall bestehendes Leiden ist bei der Rentenfestsetzung dann zu berücksichtigen, wenn dadurch die Unfallschädigung in erhöhtem Maße fühlbar wird. (In schwierigen Fällen empfiehlt es sich seitens der Behörde, dem Gutachter die speziellen gesetzlichen Bestimmungen mitzuteilen.)

Eine Rente von über 100% wird natürlich nicht gewährt (dementsprechend ist es auch sinnlos, Einzelschäden durch einen Unfall miteinander einfach zu addieren). Doch wird bei Hilflosigkeit durch einen Unfall (Notwendigkeit fremder Wartung und Pflege) zu der Rente ein Zuschlag bis höchstens zur Erreichung des gesamten früheren Jahresarbeitsverdienstes gewährt.

In der *Privatunfallversicherung* sind die Grundsätze zum Teil etwas anders als in der Arbeiterversicherung. Schon der Unfallbegriff ist ein anderer: „Ein Unfall liegt vor, wenn der Versicherte durch ein plötzlich von außen auf seinen Körper wirkendes Ereignis unfreiwillig eine Gesundheitsschädigung erleidet". Wundinfektionen sind in dieser Beziehung Unfälle, nicht aber Vergiftungen. Psychogene Störungen werden grundsätzlich nicht entschädigt. Die Versicherungsleistung wird im Verhältnis zu dem Anteil anderer Krankheiten gekürzt, wenn bei der Erwerbsminderung neben dem Unfall andere Krankheiten oder Gebrechen mitwirken, vorausgesetzt, daß dieser Anteil mindestens 25% beträgt. Bei Blutungen aus inneren Organen, also auch Hirnblutungen, wird eine Leistung nur gewährt, wenn der Schaden *ausschließlich* durch einen Versicherungsfall ohne Mitwirkung einer inneren Erkrankung verursacht wird!

Auch in der ausländischen Sozialgesetzgebung sind vielfach prätraumatische Leiden oder Veranlagungen schärfer als in der deutschen Arbeiterversicherung berücksichtigt. In diesem Buch werden vorwiegend die deutschen Bestimmungen berücksichtigt werden.

4. Dienstbeschädigung.

Das Reichs-Versorgungsgesetz (RVG.) enthält die Bestimmungen, welche die Entschädigungspflicht der im Heeresdienst Verwundeten oder Krankgewordenen regulieren. Die früheren Unterscheidungen von D. B. und Kriegs-D. B. sind fortgefallen, vielmehr kommt es nur darauf an, ob ein Leidenszustand auf dienstliche Verrichtungen während der Einziehungen zum Militärdienst oder auf die diesem eigentümlichen Verhältnisse zurückzuführen ist oder nicht. Natürlich handelt es sich jetzt in der Hauptsache um Personen, die ihr Leiden auf den *Kriegs*dienst zurückführen, doch werden in gleicher Weise „Altrentner" entschädigt, die schon vor dem Kriege eine D. B. erworben haben; analoge Bestimmungen für Angehörige der neuen Wehrmacht (Reichswehr) und im Schutzpolizeidienst stehende Personen sind getroffen, ebenso kann eine Entschädigung Zivilisten gewährt werden, die durch kriegerische Einflüsse (etwa Luftangriffe oder Internierung) oder bei Tumulten nach dem Kriege unverschuldet verletzt oder erkrankt sind (wann in diesen Ausnahmefällen D. B. vorliegt, ist dem Gutachter ebenfalls am besten vorher unter Vorlage der wichtigsten Bestimmungen mitzuteilen; hier sei nur darauf hingewiesen, daß eine D. B. auch dann z. B. vorliegt, wenn ein in einem Gefangenenlager internierter Zivilgefangener an Encephalitis oder einer anderen Infektionskrankheit erkrankt und an Folgeerscheinungen leidet).

Das RVG. stellt die zeitgemäße Fortentwicklung der früheren Bestimmungen über D. B. beim Militär da, wie sie während des Krieges die meisten Ärzte in der D. A. Mdf. reichlich zu studieren Gelegenheit hatten. Die frühere Einteilung in äußere und innere D. B. ist mit gutem Grunde weggefallen. Weggefallen sind auch die früheren Bestimmungen über Kriegszulage und Verstümmelungszulagen; dagegen wird bei D. B.-Folgen, die eine fremde Pflege und Wartung nicht nur für einzelne Verrichtungen des Lebens, wie An- und Ausziehen, sondern in so hohem Maße erforderlich machen, daß wirklich eine besondere Hilfskraft für den Kranken als erforderlich angesehen werden kann, eine Pflegezulage gewährt, die in der einfachen Stufe zur Zeit 600 Mark jährlich beträgt; bei besonders schweren Krankheitszuständen, die erhöhte Pflege und Bettlägerigkeit bedingen, kann diese Pflegezulage bis auf die höchste (4.) Stufe 1500 Mark erhöht werden (Blinde erhalten

z. B. im allgemeinen 1200 Mark, wobei allerdings die besondere Tragik der Verletzung offenbar berücksichtigt worden ist).

Das RVG. verlangt, daß das D. B.-Leiden mit Einflüssen des Militärdienstes irgendwie zusammenhängt. Es ist also keineswegs erlaubt, eine D. B. darum schon anzunehmen, weil das Leiden mit mehr oder weniger größerer Sicherheit erst *während des Heeresdienstes* ausgebrochen ist. Gutachter, die so urteilen, kennen entweder nicht genügend das Gesetz, oder aber sie verkennen die Häufigkeit der ganz unabhängig von dienstlichen Einflüssen bei einem Heer von vielen Millionen Menschen auftretenden Erkrankungen; insbesondere berücksichtigen sie nicht, daß infolge des großen Menschenverbrauchs während des Krieges leider außerordentlich viele kranke, anbrüchige Personen eingezogen wurden, ohne daß dies aus den Aktengrundlagen genügend hervorgeht. Der zeitliche Zusammenhang genügt nicht, der ursächliche muß *mit Wahrscheinlichkeit* nachgewiesen sein. D. h. bei gründlicher Überlegung und Berücksichtigung aller Kenntnisse über den Gesundheitszustand vor der Einziehung, der Schädigungen, welche während des Militärdienstes eingewirkt haben, der Entwicklung des Leidens *und auch der Art* der bestehenden Krankheiten oder Leidenszustände muß jedenfalls mehr dafür sprechen, daß das betreffende Leiden nur durch die Einziehung zum Militärdienst und die besonderen Verhältnisse desselben entstanden ist, als dagegen. (In anderen Fällen, in denen das Leiden zwar mit großer Wahrscheinlichkeit erst während der Einziehung zum Heeresdienst aufgetreten ist, aber D. B. nicht wahrscheinlich gemacht werden kann, wird, falls das Leiden Invalidität bedingt, im Wege des Härteausgleichs eine Rente als *Kann*leistung bei wirtschaftlicher Bedürftigkeit gewährt; hier muß aber das Leiden im Kriegsdienst entstanden sein, auch wird der sog. Härteparagraph im allgemeinen nur Anwendung für in dieser Zeit entstandene, nicht auch für verschlimmerte Leiden finden.)

Was für eine Schädigung das Leiden hervorgerufen hat, ist im übrigen belanglos. Die verschiedensten Verwundungen, Verletzungen, Infektionen, Intoxicationen, Witterungseinflüsse, Strapazen, seelische Belastungen kommen in Betracht. Nur ist folgendes zu bedenken: Eine Verletzung während der Militärzeit, die irgendwie mit dem Dienst zusammenhängt und nicht absichtlich herbeigeführt ist, wird gewiß ohne weiteres als D. B. anerkannt, auch wenn es kein Schuß, sondern meinetwegen ein Sturz von einem Auto ist; daß im Zivil eine gleiche Verletzung eintritt, wird nicht erwartet, auch wenn das moderne Leben Anlaß genug zu Unfällen mannigfacher Art gibt. Das Gleiche gilt auch noch von Infektionen und Intoxicationen, ausgeschlossen etwaige pandemische Infekte, die zur gleichen Zeit nicht nur beim Militär, sondern überall herrschen (auch in diesen Fällen ist unter Umständen D. B.

etwa für besonders schweren Verlauf denkbar, aber besonders zu begründen. Im übrigen muß erwiesen sein, daß die Infektion beim Militär durch Ansteckung von Kameraden oder im Quartier, an verseuchtem Wasser usw., nicht etwa auf Urlaub erworben wurde. Bei Geschlechtskrankheiten, die „auf natürlichem Wege" erworben wurden, kommt Anerkennung einer D. B. nicht in Betracht). Bei der Wirkung von Witterungseinflüssen, Strapazen, geistigen Belastungen wird viel mehr Rücksicht darauf zu nehmen sein, daß der Zivilberuf vielfach die gleichen eventuell auch ebenso starken Schädigungen mit sich führt. Hier ist genauere Begründung nötig, ob und warum man eine Extraschädigung, die allein der Einziehung zum Militärdienst zu Lasten zu legen ist, und einen Einfluß dieser Extraschädigung auf den Gesundheitszustand, annimmt. (Die Erfahrung lehrt, daß wahrscheinlich häufiger, als es richtig war, D. B. für Wirkung von Strapazen und Witterungseinflüssen angenommen wurde. Bei einzelnen Krankheiten wird hierauf zurückzukommen sein.)

D. B. gibt es im Sinne der Entstehung, „Auslösung" (Provokation) oder Verschlimmerung. Nimmt man eine Auslösung (etwa einer an sich nicht traumatischen Krankheit durch ein Trauma) an, so heißt das, daß vorher wohl eine Anlage zur Krankheit bestanden haben kann, aber keine manifesten Krankheitserscheinungen; in diesem Fall ist (*oft*, nicht immer) die Krankheit genau so zu entschädigen, als wäre sie durch D. B. entstanden. Es ist aber auch möglich, daß eine Provokation nur für einen Krankheitsschub *denkbar* ist; eine Erschöpfungsneurose bei neuropathischer Anlage kann nicht ewig währen. Dies ist von vornherein genau zu begründen! Nimmt man aber D. B. im Sinne der Verschlimmerung an (etwa Verschlimmerung einer Ischias durch Feldzugsstrapazen bei einem Mann, der schon leichte Ischiaserscheinungen früher hatte), so ist im Gegensatz zu der Unfallversicherungsgesetzgebung mit zu berücksichtigen, in welchem Grade die Erwerbsfähigkeit schon vorher geschädigt war, wie groß die Quote der E. M. durch Verschlimmerung infolge D. B. ist. Diese Modifikation des Gesetzes hängt damit zusammen, daß in der RVG. die Rentenhöhe einheitlich (mit bestimmten beruflichen Ausgleichszulagen) geregelt ist und sich nicht einfach nach dem Vor-D. B.-Verdienst richtet.

Bei der Schätzung der Erwerbsfähigkeit durch D.-B. sind (nach Martineck und Kühne) der Gesamtzustand, die erworbenen Kenntnisse und Fähigkeiten und gesamten Lebensverhältnisse zu berücksichtigen, um zu beurteilen, inwieweit der Beschädigte fähig ist, sich auf dem allgemeinen Arbeitsmarkt Erwerb durch eine Arbeit zu verschaffen, die ihm in Ansehung seiner persönlichen und sozialen Verhältnisse billigerweise zugemutet werden kann. Wie bei anderen Versicherungen kann die wirtschaftliche Lage des Rentenbewerbers auf die Schätzung der E. M. keinen direkten Einfluß haben, die etwaige verringerte Konkurrenzfähigkeit muß natürlich *mit* bewertet werden. Der tatsächliche Arbeitsverdienst kann höchstens als Anhaltspunkt, nie als Maßstab für die Bemessung des Grades der Erwerbsfähigkeit dienen. (Danach entspricht es durchaus den Gesetzen, daß ein Amputierter, der zufälligerweise einen lukrativen Arbeitsposten hat, den gleichen Rentensatz hat wie ein Arbeitsloser. Allerdings ist durch bestimmte Verfügungen, die hier nicht zu besprechen sind, die Rentenauszahlung bei höheren Einkommen eingeschränkt.)

Bei einer E. M. unter 25% wird seit langer Zeit keine Rente gewährt. Im übrigen wird die Rentenhöhe in Sätzen von je 10% eingeschätzt. Von 50% ab gilt man als „Schwerbeschädigter" und hat verschiedene Vergünstigungen.

Eine Rentenherabsetzung ist nur erlaubt, wenn eine wesentliche Änderung im Befunde gegeben ist. Das Gesetz hat hier dem Gutachter eine harte Nuß in solchen Fällen zu knacken gegeben, in denen eine abnorm hohe Rente gewährt wurde, obwohl der objektive Befund gering oder nicht dem Rentensatz entsprechend war und außerdem bei den Erstbegutachtungen nach dem Kriege ein dürftiger Befundschein erstattet wurde. Bei den Neurosen wird diese Frage erneut besprochen werden. Eine Besserung durch Gewöhnung kann angenommen werden, wenn genügende Argumente eine Gewöhnung tatsächlich erweisen.

Als kurz nach dem Kriege Massenanträge auf Versorgung gestellt wurden, konnten Fehlbeurteilungen der verschiedensten Art nicht ausbleiben; es war auch noch nicht möglich, die Begutachtung schwieriger Fälle immer einem in Klinik wie Gutachterfragen erfahrenen Facharzt zu übertragen. Soweit der Rentenbewerber dadurch beeinträchtigt wurde, konnten unrichtige Entscheidungen durch Neuanträge und genaue Untersuchungen in den verschiedenen Instanzen umgeändert werden. Die Erfahrung lehrt aber, daß es auch jetzt noch nicht wenige Fälle gibt, in denen eine D. B. mit unzureichenden Gründen anerkannt war, insbesondere bei den sogenannten endogenen Erkrankungen. In solchen Fällen ist nach § 65, Abs. 2 des Verfahrensgesetzes ein Berichtigungsbescheid möglich, jedoch nur dann, wenn die bisherige Entscheidung mit Sicherheit unrichtig war. Das kann man dann z. B. anerkennen, wenn aus ganz ungenügenden Erwägungen heraus eine schwere organische Nervenerkrankung angenommen und als D. B.-Folge aufgestellt wurde, während in Wirklichkeit das ganze Leiden als psychogen und oberflächlich tendenziös sich erweist. Dagegen liegt keine Berechtigung für einen Berichtigungsbescheid vor, wenn die Wissenschaft fortgeschritten ist. So wird man bei anerkannter D. B. für Schizophrenie jetzt nicht einfach das Urteil ändern dürfen, weil wir jetzt mehr über Schizophrenie wissen und nur in seltenen Ausnahmefällen D. B.

für angezeigt halten. Dagegen war schon soviel während des Krieges über Schizophrenieentstehung bekannt, daß eine offenbare Unrichtigkeit dann anzunehmen ist, wenn D. B. bei einem schwerbelasteten Schizoiden anerkannt wurde, bevor irgendwelche besonderen Emotionen oder Strapazen wirksam waren usw.

Weitere Bestimmungen (Weitergewährung einer Waisenrente über das Grenzalter bei Unfähigkeit der Waise infolge Krankheit, sich selbst zu erhalten usw.) bedürfen hier keiner Besprechung.

Wenigstens sind die für den Arzt wichtigsten Bestimmungen hier soweit wiedergegeben, daß der Gutachter viele unrichtige Anschauungen in seinen Attesten fallen lassen wird, insbesondere die Forderung nach Anwendung der These: In dubio pro (womöglich noch reo!). Überall ist anerkannt, daß diese These keine Gültigkeit hat.

III. Kritische Bemerkungen über Gutachter und Rentenbescheide.

Jede gutachtliche Tätigkeit stellt den Arzt vor Aufgaben, welche dem gewohnheitsmäßigen Fühlen nicht mehr ganz entsprechen können. Der Gutachter hat nicht mehr den leidenden Kranken vor sich, dem gegenüber er Mitleid hat, dem er mit allen Kräften helfen will, sondern, er ist nur noch das Werkzeug einer Behörde, der Gehilfe eines Richters, die er mit der gleichen höchstmöglichen Objektivität zu unterstützen hat, mit denen der Richter seinen Spruch dem geltenden Recht entsprechend fällt. Daß der Gutachter seine Gefühle nicht zu verlieren braucht und unter seinen Urteilen oft leidet, ist gewiß; aber er hat seiner Aufgabe treu zu sein, die ihm ebenso wie dem Richter nur sachlich, dem Recht entsprechend, auf Grund sachverständiger Kenntnisse, zu urteilen erlaubt. Jede Färbung des Urteilstenors unter dem Einfluß unsachlicher Erwägungen für eine der Parteien ist untersagt. Diese Zurückstellung der Affekte gilt natürlich nicht bloß gegenüber schwer Leidenden, die durch eine rechtlich nicht zustehende Rente wenigstens wirtschaftlich gerettet wären, sondern ebenso für trotzige Aggravanten, die unter der Decke der Demonstration noch echte Symptome eines entschädigungspflichtigen Leidens haben. Die Verärgerung über solche unerfreulichen Handlungen darf uns nicht veranlassen, weniger exakt als bei treuherzig biederem Entgegenkommen des Rentenbewerbers zu untersuchen.

Freilich macht der Aggravant mit seinen Mätzchen oft die Wahrheitsfindung unmöglich. Solche Darbietungen beruhen oft auf Instruktionen, die höchst töricht sind; denn gerade der gut ausgebildete sorgfältige Gutachter wird weit eher in der Lage sein, feinere echte Krankheitserscheinungen festzustellen und gebührend zu bewerten, als durch hysterisch aggravatorische Vorstellungen sich verblüffen zu lassen.

Auch wenn man das entsagungsreiche Ideal höchstmöglicher Objektivität immer vor Augen hat, wird man als Mensch dieses Ziel nicht immer erreichen, aber man wird ein brauchbarer Gutachter sein, wenn diese Einstellung von großer Erfahrung und Nüchternheit des Denkens begleitet ist.

Diese Forderung an die absolut unparteiische Stellungnahme des Gutachters gilt nun nicht bloß für den von einer Behörde angestellten Sachverständigen, sondern für jeden Arzt, der ein Attest ausstellt. Auch der Arzt, der nicht die Absicht hat, ein „Gefälligkeitsgutachten" zu erstatten, kommt sehr leicht in eine dreifache Konfliktssituation: durch die Attestierung im Widerspruch zum ärztlichen Mitleid, durch die Befürchtung, seine Klientel zu verlieren, der man nicht zu Willen ist und endlich durch den Zwang, mangelhaft honorierte Atteste, die eine erhebliche Überlegung erforderlich machen, formgerecht in Zeiten beruflicher Belastung zu erstatten. Aber diese Tatsachen entschuldigen doch nicht gewisse Mißstände, die leider auch in juristischen Kreisen nicht unbekannt sind[1].

Und diese Mißstände sind darum besonders bedauerlich, weil gerade die Auskünfte des Hausarztes für den Hauptgutachter von höchstem Wert sein können und häufig auch zugunsten des Rentenbewerbers oder seiner Hinterbliebenen benutzt werden können. Es ist doch nicht nötig, daß ein Arzt Daten über ärztliche Behandlung attestiert (die einen Zusammenhang mit einer D. B. nahe legen können), welche mit Daten des gleichen Arztes in einem Invalidengutachten nicht übereinstimmen! Es ist auch nicht erlaubt, daß sich ein Arzt als Rechtsbeistand seines Patienten fühlt oder das gar zum Ausdruck bringt! Ebenso muß er exakt in Gutachten Angaben seines Kranken von Eigenbeobachtungen so trennen, daß der Hauptgutachter oder die Spruchkammer usw. darüber genau informiert sind. Es ist auch nicht zweckmäßig, daß der behandelnde Arzt Fragen zu beantworten sucht, über die er nicht genau orientiert ist, und das ist bei sehr vielen gutachtlichen Problemen so. Erwünscht ist nur das eine: *Ein möglichst genauer und sorgfältiger Tatsachenbericht über Eigenbeobachtungen, und zwar so, daß der Hauptgutachter genau weiß, was bei zeitlichen Angaben auf schriftlich fixierten Notizen, was auf der Erinnerung beruht.* Falsch ist es, wenn der Hausarzt schreibt, daß ein D. B.-Leiden sich verschlimmert hat, wenn es sich vielleicht um eine noch gar nicht anerkannte D. B. handelt. Besonders gefährlich ist es, ein Urteil in solchen Fragen abzugeben, ohne

---

[1] Vgl. das Buch von OTTO KERSTEN: Der behandelnde Arzt als Zeuge im Spruchverfahren der Sozialversicherung und der Reichsversorgung. München: Lehmann 1932.

die Akten zu kennen. *Auch halte ich es für sehr bedenklich, dem Rentenbewerber ein offenes Attest über die Schwere des Leidens in die Hand zu
geben.*

Dem Konflikt zwischen berechtigten wirtschaftlichen Interessen und
der Pflicht zur Objektivität kann der Hausarzt leicht entgehen, wenn
er nur seinen Bericht abgibt, eine neue Untersuchung fordert und die
Entscheidung der behördlichen Untersuchung überläßt. Die Behörde
sollte alle Bestrebungen unterstützen, welche die Stellung des Arztes
erleichtern. Am besten wäre es, wenn bei Rentenanträgen von der Bei-
bringung eines ärztlichen Attestes abgesehen wird und von der Behörde
dafür direkt das hausärztliche Attest eingefordert wird, wenn es notwendig ist.

Eine weitere Folgerung, die sich schon hieraus ergibt, ist die Forderung, daß diese Angaben dem Rentenbewerber unbekannt bleiben
sollten, und das Gleiche gilt von all den Ermittlungen, die von Behörden,
Arbeitgebern u. a. stammen. Wie oft bekommt man Mitteilungen, um
deren vertrauliche Behandlung mit gutem Grund gebeten wird! Für
den Gutachter sind diese Angaben manchmal von ausschlaggebender
Wichtigkeit. Verwendet er die Notizen aber in seinem Gutachten,
dann kann er nicht verhindern, daß auch der Rentenbewerber davon
erfährt.

Schon hieraus ergibt sich die weitere Folgerung, daß die zur Zeit
bestehende Gesetzgebung, welche dem Versicherten Einsicht in die
Akten ermöglicht, bedenklich ist. Noch größer ist der Schaden, der
dadurch angerichtet wird, daß dem Rentenbewerber obligat die Urteile
der Spruchkammern, welche oft sehr eingehend ärztliche Gutachten
verwerten, und vor allem die für sie erstatteten Gutachten, übermittelt
werden. Es ist schon peinlich, daß durch das Studium ärztlicher Befunde begreiflicherweise leicht Aggravationstendenzen gezüchtet werden
können; der Begutachtete erfährt, wie er es machen muß, um krank
zu erscheinen oder bildet sich ein, es zu wissen. Aber viel schlimmer
ist die Möglichkeit zur Hypochondrisierung und auch zur Entwicklung
querulatorischer Affekte, die mit diesen Maßnahmen fast zwangsmäßig
verbunden sind. Der Gutachter muß doch, wenn er irgendeine ernste
Krankheit findet, dies in seinem Gutachten zum Ausdruck bringen und
kann sein Urteil nicht in den dunklen Redewendungen einer delphischen
Pythia verkünden. Welche Grausamkeit, einem nichtsahnenden Mann
mitzuteilen, daß er an einer Hirngeschwulst oder Paralyse leidet! Es
ist übrigens für einen sensitiven Menschen ebenso grausam, wenn er
liest, daß er ein Hysteriker mit Neigung zur Übertreibung sei. Es ist
ja nun doch leider so, daß die ganze soziale Gesetzgebung, so glänzend
sie sonst in allen Teilen durchgearbeitet ist, einen der wichtigsten
Punkte, nämlich den psychologischen Faktor, die Wirkung der Rente

ebenso wie der Rentenbescheide und des Verfahrens überhaupt, auf das Seelenleben des Versicherten, übersehen hat, und es wird die Zukunftsaufgabe sein, alle diese Lücken zu beseitigen (der Beginn ist mit der Rechtssprechung bei Neurosen gemacht). Die Art des Verfahrens in anderen Zivilprozessen, die so viel bedauerliche Verbitterung, Verbissenheit und Querulanz erzeugen, sollte doch nicht als Vorbild dienen! Ich glaube nicht, daß die Rechtssicherheit durch eine Änderung des bisherigen Verfahrens leiden würde. Schon heute wird der Rentenbewerber wenigstens in Versorgungssachen fast stets durch eine Organisation vertreten, die wohl sehr viele Mitteilungen empfangen und in Berufssachen verwerten kann, ohne daß der Rentenbewerber gerade das alles erfahren muß, was seinen seelischen Zustand ungünstig beeinflußt. Ebenso müßte in allen Rentenbescheiden, sowohl denen der Versorgungs- und Versicherungsbehörden wie der Spruchkammern, sorgfältig alles vermieden werden, was auf den Rentenbewerber verbitternd oder hypochondrisierend, deprimierend wirkt. Über frühere unzweckmäßige Rentenbescheide kann man viel Erfahrungen sammeln. M. E. ist es das Beste, wenn der Arzt nach der wissenschaftlichen Darlegung seiner Ergebnisse den sehr kurzen und einfachen Bescheid an den Rentenempfänger formuliert. Findet sich etwa eine traumatische Epilepsie, die jetzt in Verblödung übergegangen ist und Pflegebedürftigkeit herbeigeführt hat, so genügt es, dem Beschädigten mitzuteilen, daß das als D. B. anerkannte Krampfleiden sich verstärkt hat, so daß Pflegebedürftigkeit besteht; findet man neben irgendeinem D. B.-Leiden als neuen Befund eine grobe hysterisch gefärbte Demonstration, so braucht man dem Beschädigten nicht mitzuteilen, daß eine Hysterie mit Übertreibung, die nicht auf D. B. beruht, gefunden wurde, sondern eine gewisse euphemistische Umschreibung ist viel besser, auch wenn der Gutachter in dem für die Behörde bestimmten Gutachten genau auseinander gesetzt hat, warum Übertreibung vorliegt. Auch im Berufungsverfahren wird der Richter, der über eine erhebliche Erfahrung verfügt, seine Formulierungen wohl so fassen können, daß die rechtlichen Bestimmungen erfüllt werden und der Rentenbewerber doch nicht affektiv geschädigt wird.

Ebensowenig wie zugunsten eines Versicherten darf der Gutachter zugunsten einer Behörde sein Urteil fassen, auch wenn er als beamteter Arzt angestellt ist. Dies wird sich auch im Verhalten des Gutachters dem Begutachteten gegenüber zeigen, das sich nur insofern von dem Verhalten hilfesuchenden Kranken gegenüber unterscheidet, als über das Ergebnis des Befundes dem Begutachteten gegenüber Schweigen bewahrt wird.

Die Frage, wer als Gutachter fungieren soll, stellt ein so verwickeltes und extensive Bearbeitung erforderndes Thema dar, das ich hier wohl nicht dabei verweilen kann. Nur soviel sei angedeutet: Gerade die neurologischen Gutachten (und dazu gehören alle Spätfolgen nach Kopfverletzungen) sind oft so schwierig, daß Gutachter mit großer neurologisch-klinischer Bildung und gutachtlicher Erfahrung erfordert werden, die gleichzeitig die Möglichkeit zur Beobachtung und zwanglosen Heranziehung aller diagnostischen Möglichkeiten, also auch der Mitbegutachtung durch andere Fachärzte, insbesondere Ohren-, Augenarzt und Chirurg haben. Die Mehrkosten, die hierdurch entstehen, kommen doch zuletzt dem Versicherten wie dem Versicherungsträger zugute.

IV. Gutachtliche Regeln für die neurologische Untersuchung.

Die kurzen Mitteilungen, die hier gemacht werden, sollen in keiner Weise dazu dienen, ein neurologisches Lehrbuch zu ersetzen. Ich begnüge mich im Wesentlichen mit einigen kritischen Feststellungen, die bei der Lektüre vieler Gutachten gemacht werden konnten.

Der Befund muß natürlich so genau sein, daß die Diagnose daraus auch von Nachprüfern abgeleitet werden kann und ebenso bei späteren Untersuchungen ein Vergleich möglich ist, ob der Zustand gebessert oder verschlimmert ist. In vielen klar liegenden Fällen, die Arbeitsfähigkeit oder Invalidität betreffen, ist aber ein kurzer, alles Wesentliche enthaltender Status mindestens ebenso gut wie ein detaillierter Befund des ganzen Nervensystems. Es hat keinen Zweck, bei einer isolierten peripheren Lähmung den Rachenreflex oder die Merkfähigkeit zu prüfen. Schon aus diesem Grunde halten wir die Benutzung eines regelmäßig verwandten gedruckten Untersuchungsschemas, in dem man bloß das +- und —-Zeichen einzusetzen braucht, für unzweckmäßig. So etwas dient doch nur dem Anfänger, dem jungen Assistenten; der Geübte, *der als Gutachter allein in Frage kommt,* hat ein solches Schema im Kopf, weiß aber auch, worauf es im konkreten Fall ankommt, bildet im Notfall Extrauntersuchungen ad hoc und übersieht dann nicht eine latente Tetanie, weil der „Chvostek“ und „Erb“ im Schema gerade fehlt, oder einen Parkinsonismus, weil die genaue Schilderung von Körperhaltung, Bewegungen und Mimik nicht mit der Ausfüllung vorgedruckter Stempel erfüllt ist. Der Diagnose wie auch der Übersichtlichkeit des Gutachtens ist die Freiheit des Handelns viel dienlicher, die darin besteht, daß ich z. B. bei einem Parkinsonisten, den man „auf Anhieb“ erkennt, eine plastische Schilderung des gesamten Verhaltens in Ruhe und bei Bewegungen an die Spitze stelle, bei einer Nervenverletzung aber den exakten lokalen Befund, dem ich dann mehr summarisch — natürlich ohne Wesentliches zu vergessen — den übrigen neurologisch-internistischen Befund anreihe.

Was bedeutet nun aber „neurologischer Befund"? Die Entscheidung dünkt nicht so schwierig: Schilderung aller Symptome, die mit Funktionen des zentralen oder peripheren Nervensystems zusammenhängen. In vielen Gutachten, namentlich internistischen, denkt man anders. Der neurologische Befund besteht (auch bei organischen Nervenkrankheiten!) in der Feststellung einiger banalster Reflexe. Alles Übrige, Pupillenbefund, Motilität, Gang usw. findet sich an einer anderen Stelle, etwa neben den Ödemen unter „Gliedmaßen". Bewegungsstörungen können gewiß auch chirurgisch oder gelenkrheumatisch bedingt sein, aber man soll doch wieder nicht dem Schematismus zum Opfer fallen; sobald ein Nervenleiden zur Diskussion steht, etwa eine Lähmung geprüft wird, gehört die gesamte Untersuchung der Motilität, Kraft, Trophik, Tonus, Koordination, Sensibilität neben Reflexen, Pupillen usw. zu einem einheitlichen Nervenstatus. Die Beschränkung der neurologischen Untersuchung auf Reflexe und Sensibilität ist dann ganz ungenügend.

Dem objektiven Untersuchungsbefund gehen Aktenstudium, Ermittlungen und die Erhebung der Vorgeschichte voraus. Besonders wichtig sind genaue Ermittlungen bei Erstanträgen, wenn es sich um eine nicht einwandfreie D. B. oder Unfallerkrankung handelt. Diese Ermittlungen durch Schulzeugnis, Auskünfte von Fürsorgestellen, Landjägern, Geistlichen, Arbeitgebern, Ärzten, sollen so früh wie möglich angestellt werden, da sie mit der Zeit immer mehr an Genauigkeit verlieren. Besondere Wichtigkeit bei endogenen und epileptischen Erkrankungen! Leider kennen wir überaus zahlreiche Fälle, in denen die Ermittlungen im Anfang unterlassen waren und aus verständlichen Gründen in der Folgezeit zutreffende Auskunft nicht mehr zu erhalten ist. Auch Berufsgenossenschaften und Haftpflichtversicherungen wissen oft noch nicht genügend, von welcher *ausschlaggebenden* Wichtigkeit die Feststellung *sofort nach dem Unfall* ist, was für eine bzw. eine wie schwere Verletzung vorgelegen hat. Wo es möglich ist, sollte man dem Gutachter die Möglichkeit geben, selbst suggestionsfreie Vernehmungen anzustellen. Richterliche Vernehmungen haben oft den Nachteil, daß der Richter über die medizinischen Probleme nicht so orientiert ist und diesem manchmal formulierte Fragen gegeben werden, bei denen die Antwort dem Zeugen in den Mund gelegt wird.

Bei Nachuntersuchungen sollen die Erhebungen der Feststellung der Erwerbsfähigkeit und des Verhaltens des Rentners in seinem gewohnten Milieu dienen. Daß auch die sog. „amtlichen" Ermittlungen den Tatsachen erheblich widersprechen können, hat ENKE an einem klassischen Beispiel gezeigt. Ermittlungen durch Landjäger haben uns oft recht wertvolle, wenn auch natürlich etwas laienhafte Anhaltspunkte gegeben. Es gibt natürlich auch Fälle, in denen erst eine Vertrauensperson das wahre Verhalten in der Häuslichkeit aufklären wird. Neuerdings mehren sich die Fälle neidischer Denunzianten auch in Fällen, in denen wirklich eine schwere Schädigung besteht. Diese Anzeigen sind, selbst wenn sie volle Unterschrift tragen, sehr vorsichtig zu bewerten.

Über die *Anamnese* ist folgendes zu erwähnen: Viele Gutachter begnügen sich mit den Aktennotizen und gegenwärtigen Klagen des Rentenbewerbers. Ich halte das für ungenügend, namentlich in den zweifelhaften schwierigen Fällen, in denen es sich um ein neues Leiden handelt, dessen Zusammenhang mit einer D. B. oder einem Unfall fraglich ist. In diesen Fällen soll der Rentenbewerber in Anlehnung an geschickte, von richtunggebenden Suggestionen freie Fragen des Gutachters eine genaue Eigenschilderung von seinem bisherigen Leben und insbesondere der Entwicklung seines Leidens geben, aber möglichst bei der ersten Untersuchung muß das geschehen! Auch der Skeptiker, der die Unzuverlässigkeit des· menschlichen Gedächtnisses und die Interessen des Rentenbewerbers am Ausgang seiner Forderung berücksichtigt, braucht nicht zu bezweifeln, daß in vielen Fällen eine außerordentlich plastische und farbenreiche Schilderung gegeben wird, welche die Entscheidung im Vergleich mit den Aktendaten erheblich erleichtert, vorausgesetzt, daß die Autoanamnese möglichst *früh* erfolgt. Ich erwähne hier nur aus der Begutachtung der chronischen Encephalitiker solche Beispiele: Auf der einen Seite Schilderungen verkannter oder falsch diagnostizierter Erkrankungen der Kriegszeit, die sehr plausibel dargestellt und glaubhaft erschienen (die Encephalitis kann in den Akten unter der diagnostischen Maske einer Perihepatitis, Malaria, Darmkatarrh verborgen sein, aber das Studium der Krankengeschichten liefert schon Verdachtsmomente, daß etwas ganz Anderes vorgelegen haben kann; der Kranke kann dann evtl. durch ganz treuherzige exakte spontane Schilderungen zur Rektifizierung dieser Diagnosen führen), auf der anderen Seite Berichte über kurzdauernde eigenartige nervöse Unruhezustände mit leichten Delirien nach der Kriegszeit, die ohne weiteres den Verdacht nahelegten, daß die akute Encephalitis erst 1919 oder 1920 durchgemacht wurde. Je länger der Rentenkampf dauert, um so verfälschter (bewußt oder unbewußt) sind die Eigenangaben. Ich will im übrigen keineswegs Leichtgläubigkeit gegenüber den Angaben der Rentenbewerber empfehlen, ebenso unrichtig ist es aber, exakte Eigenanamnesen für zwecklos zu halten.

Im übrigen fragt man nach früheren Krankheiten, Alkoholmißbrauch, Heredität usw. wie bei sonstigen Anamnesen. Bei Heredität versäumt man nicht, den Gesundheitszustand der Kinder zu erfragen (manche Neuropathen leugnen jede Heredität, geben aber, auch wenn die Frau gesund ist, ohne Zögern die erhebliche Nervosität der Kinder zu, vielleicht in einem unklaren Gedanken über die Erblichkeit einer erworbenen Nervenkrankheit).

Beim Erheben des Status sind zwei Fehlerquellen zu vermeiden:
1. Kein Befund darf ohne die richtige Methodik erhoben werden. Wir finden mitunter einen Reflexverlust angegeben, weil kein genügend kräftiger Reflexhammer verwandt wurde. Bei zweifelhaften Pupillenbefunden ist die Untersuchung im Dunkelzimmer am Hornhautmikroskop, wo irgend möglich, zu empfehlen. Eine elektrische Prüfung hat keinen Zweck, wenn man mit der Methodik nicht voll vertraut ist und über keinen zuverlässigen Apparat verfügt. Bei Liquordruckprüfungen wird die psychogene Komponente oft nicht genügend berücksichtigt.
2. „Physiologische Befunde", d. h. Erscheinungen, die in völliger Normbreite vorkommen, werden als pathologische Phänomene aufgefaßt. Der Gefahr unterliegen leicht Anfänger, die besonders exakt sein wollen und die Häufigkeit der Normvarianten übersehen, aber auch manchmal Erfahrene, welche das an sich natürlich berechtigte Bestreben haben, die Diagnostik zu verfeinern und schon Initialsymptome zu erkennen. Besonders häufig findet man eine Überbewertung leichter Differenzen der Facialisinnervation und Abweichungen der Zunge nach einer Seite, die so lange bedeutungslos sind, als die Zunge in allen Richtungen frei beweglich ist. Eine völlige Symmetrie der VII-Innervation fehlt, zum Teil infolge der Unterschiede im Skeletbau, auch bei gesunden Menschen *oft*. Große Schwierigkeiten macht der Befund einer Lebhaftigkeit der (Eigen-)Reflexe. Sie kommt bei ganz gesunden Menschen vor, sie kann aber auch ein neurasthenisches und (gar nicht selten) pseudoneurasthenisches Symptom bei verschiedenen Hirnleiden sein. Wenn man ein solches Symptom verwerten will, kommt es ganz auf das gesamte Syndrom, in dem man es findet, evtl. auf den Vergleich mit früheren Befunden, soweit man ihre Exaktheit annehmen kann, an. Auffindung leichter Reflexdifferenzen ist auch ein beliebter Anfängersport; man übersieht, daß die Kraft bei der Prüfung sehr leicht auf der einen Seite etwas stärker als auf der anderen Seite ausfällt. Auf manche Erscheinungen, wie die vasomotorische Nachröte, die mit dem Nervensystem nichts zu tun hat, legen wir heute überhaupt kein Gewicht! (Ähnlich Rachen- und Bindehautreflexe als hysterische Stigmata!, sonst können sie eine gewisse Bedeutung haben.)
Die zweite Gruppe von Irrtumsmöglichkeiten stellen jene Erscheinungen dar, die leicht in hysterisches Regime übernommen oder hysterisch imitiert werden können (so namentlich die sog. Cerebellarsymptome, Tremor u. a.). Ihre differential-diagnostischen Merkmale werden an anderer Stelle besprochen werden. Auf ihre Untersuchung werden wir natürlich trotz ihrer leichten Imitierbarkeit nicht verzichten. Vor allem aber: Finden wir bei einem nicht hysterisch-aggravatorischen Menschen bei wiederholten Untersuchungen konstant die gleichen Abweichungen bei Zeigeversuchen, dem Gehversuch nach BABINSKI-WEIL usw., so ist

für uns das eine ebenso objektive Störung wie eine Areflexie, und ebenso verhält es sich mit einer Sensibilitätsstörung, deren organische Natur etwa durch ihre periphere oder segmentale Ausbreitung erwiesen ist usw. Es gibt nur wenige neurologische Symptome, die an sich nicht dieser seelischen Steuerungsmöglichkeit unterliegen, und trotzdem können wir bedenkenlos organische Diagnosen stellen.

Wir nennen hier noch die dritte Gruppe von Symptomen, die leicht überbewertet, ebenso aber auch unterschätzt werden können; diejenigen, die an sich zwar abnorm, pathologisch, aber nicht für eine Krankheit, ein Leiden pathognomonisch sind. Das verhält sich nun mit den meisten neurologischen Symptomen so, führt aber zu Schwierigkeiten dann, wenn das betreffende Phänomen sowohl bei relativ harmlosen vegetativen Neuropathien wie bei organischen Störungen vorkommen kann. Hierzu gehören etwa die Vasomotorenphänomene, die bei vegetativ Stigmatisierten wie nach schweren Kopfverletzungen, und zwar so häufig auftreten, daß man jedenfalls das eine sagen kann, daß die Vasomotorenempfindlichkeit mit Sicherheit als Folge eines Kopftraumas auftreten kann.

Über die Prüfungsmethodik kann noch folgendes gesagt werden:

1. Zweckmäßig geht der Prüfung der Einzelphänomene eine Betrachtung des Gesamtbenehmens, der Körperhaltung, des motorischen Verhaltens, der Mimik voraus. Der häufigste Fehler, der hier vorkommt, besteht darin, daß der trotzig verbissene morose Blick eines Rentenstreiters für eine parkinsonistische Starre gehalten wird. Parkinsonisten können allerdings ein sehr stark ausgemeißeltes Muskelrelief des Gesichts haben und nicht nur starr, mumienhaft, sondern auch finster aussehen, aber sie sehen nicht immer grade am Arzt vorbei; dem mimischen Ingrimm liegt, wie die Exploration sofort lehrt, kein entsprechender Affekt zugrunde. Immerhin bezweifle ich, ob eine genaue physiognomische Schilderung, selbst Photographien, die lebendige Erfahrung ganz ersetzen können. Der erste Aspekt erfaßt auch gleich etwaige abnorme Sekretionsverhältnisse, Salbenhaut, Hyperidrosis oder Vasomotorenphänomene (Kongestion usw.).

2. Bei Prüfung der Klopfempfindlichkeit des Kopfes und der Nackendruckpunkte ist es notwendig, zu wissen, wo die VALLEIXschen Punkte am Nacken sitzen. Über die Kriterien der Druckempfindlichkeit wird in einem späteren Abschnitt über Differentialdiagnose der Hysterie das Nötige gesagt werden. Die Klopfempfindlichkeit des Schädels (ebenso die Druckempfindlichkeit) ist bei organischen Erkrankungen, sowohl intra- wie extrakraniellen, z. B. tieferen Galeanarben mit Einklemmungsschmerzen, manchmal eine ganz umschriebene, ein recht brauchbares Zeichen! Es wäre aber falsch, zu glauben, daß bei organischen Krankheiten die Empfindlichkeit immer so umschrieben sein *muß*!

3. Die Prüfung der Pupillen (Weite, Gleichheit, Form, Lichtreflex und Konvergenzreaktion) erfordert erhebliche Exaktheit. Ich habe es erlebt, daß mit der Taschenlämpchenprüfung, die der Neurologe nicht ohne Grund schätzt, am amaurotischen Auge ein Lichtreflex erzielbar war, der bei exakter Prüfung im Dunkelzimmer am Hornhautmikroskop fehlte. Hier muß der optische Reiz vielleicht via Nebenhöhlen den besonders empfindlichen Opticus der anderen Seite gereizt und so eine verkappte konsensuelle Reaktion hervorgerufen haben. Daß manchmal bei grellem Licht bei neurotischen Menschen die Pupille fast starr bleibt (sensugene Erweiterung in Konkurrenz mit dem Lichtreflex), während bei schwächeren Reizen prompte Verengerung erfolgt, ist schon lange bekannt; bei scheinbarer Starre prüft man also mit verschiedenen Methoden.

Prüfungen der Bulbusbewegungen! Ein „Nystagmus" wird zu oft diagnostiziert. „Physiologischer„ Einstellnystagmus ist häufig. Der pathologische Nystagmus ist, soweit er nicht experimentell hervorgerufen ist, in bestimmter Stellung konstant, meist auch nicht horizontal, sondern horizontal rotatorisch (oder vertikal usw.).

Auf die Prüfung des Cornealreflexes braucht man nicht zu verzichten. Bei richtiger Methodik hat noch kein Hysteriker im Habitualzustand eine Areflexie der Hornhaut gehabt.

Der Augenhinterungsbefund gehört zu jedem Fall mit Verdacht auf organische Hirnerkrankung, insbesondere also auch Kopfverletzungen und Epilepsie. Für den weniger Geübten ist die Untersuchung durch den reflexfreien elektrischen Augenspiegel nach THORNER ja doch wesentlich erleichtert, wenigstens sieht er in zweifelhaften Fällen, ob der Spezialist herangezogen werden muß oder nicht. Augenärzte sehen manchmal etwas verächtlich auf dieses neue Instrument, das die mühselige Erlernung der Augenspiegelung mit einfacher Apparatur überflüssig machen könnte; uns dünkt es aber doch wichtiger, auf elegante und einfache Weise einen brauchbaren Befund zu erzielen. Bei Hinterhauptverletzungen Gesichtsfeld nicht vergessen!

Sehr erwünscht ist die Prüfung des Netzhautvenen- oder Arterienpulses zur Bestimmung des Liquordrucks nach BAURMANN oder BAILLIART; wir haben in der Göttinger Klinik durchaus günstige Erfahrungen mit der Baurmannschen Methodik gemacht; m. E. muß die Untersuchung einem geübten Ophthalmologen überlassen werden.

4. Bei Prüfung der übrigen Hirnnerven (Facialis, Zunge, Gaumen, Sprache) vergessen wir auch den Olfactorius nicht. Es ist richtig, daß man bei Geruchsprüfungen sehr häufig demonstratives Nichtwissenwollen vorfindet (Simulationsprüfung z. B. mit Zwiebelstückchen, die nicht geschmeckt, sondern in Wirklichkeit beim Zerkauen durch den Geruch erkannt werden). Außerdem muß die Geruchsprüfung mit einer

Nasenuntersuchung verbunden werden, um periphere Störungen nicht zu übersehen. Aber die Sorge von Demonstrationen kann uns nicht abhalten, eine Untersuchung vorzunehmen, deren Wichtigkeit erwiesen ist (ziemlich häufige Läsion der Riechkolben bei schweren Hirnkontusionen). Der Gutachter, der den ganzen Fall berücksichtigt und weiß, ob sonst Übertreibungstendenzen bestehen, wird auch etwaige Geruchsstörungen richtig zu rangieren imstande sein.

5. Außerordentlich erwünscht ist das Zusammenarbeiten mit dem *Ohrenarzt* aus verschiedenen Gründen. Bei Neuralgien im Trigeminusgebiet ist die Nebenhöhlenuntersuchung *unbedingt* notwendig. Es ist ganz verblüffend, wie oft diesen Schmerzen Nebenhöhleneiterungen zugrunde liegen, auch wenn man die Beschwerden (etwa nach einer Kopfverletzung) für schon genügend begründet hält. Auch Schwindelgefühl beruht mitunter auf solchen Affektionen.

Ebenso wichtig ist die exakte experimentelle Vestibularisprüfung bei den mit Schwindel behafteten Personen. Es gibt gewiß Schwindelzustände, deren vasoneurotische oder epileptische Bedingtheit ohne weiteres klar ist, aber bei anderen Schwindelzuständen ist die kalorische und Drehprüfung doch oft von größter Wichtigkeit. Wir haben hier eine der seltenen Möglichkeiten in der Neurologie zentraler Störungen, eine Art Schwellenwert mit relativ einfacher Methodik zu bestimmen. Dabei berücksichtige man, daß bei akuter peripherer Labyrinthzerstörung mit bleibender Vestibularisunerregbarkeit anfänglicher Schwindel zwar rasch vorübergeht, bei zentralen Läsionen die Störungen aber viel hartnäckiger sein können; bei Unerregbarkeit wie bei starker Übererregbarkeit hat man Klagen über Schwindel immer sehr vorsichtig zu bewerten. Die Cochlearisprüfung deckt manchmal ganz einwandfreie leichte Störungen bei der Stimmgabelprüfung auf, deren organische Natur nicht zu bezweifeln ist, wenn über Schwerhörigkeit gar nicht besonders geklagt wird.

Diese kurzen Hinweise zeigen schon die Wichtigkeit der ohrenärztlichen Untersuchung bei der Begutachtung von Kopfverletzungen. (Die Vestibularisprüfung wird auch der Neurologe mitunter beherrschen.)

6. Bei der Gliedmaßen- und Rumpfprüfung gehen Untersuchungen der Motilität, der Kraftleistungen, des Tonus, der Taxis den Prüfungen auf Eigen- und Fremdreflexe und Sensibilität voraus. Die Prüfung und Bedeutung der einzelnen Reflexe kann hier nicht besprochen werden. Auf die Differentialdiagnose von Tremor und ataktischen Erscheinungen bei organischen und psychogenen Störungen wird im speziellen Teil bei Neurosen eingegangen werden.

Merkwürdigen Irrtümern begegnet man manchmal hinsichtlich der Muskelatrophien. Eifrige Gutachter nehmen exakte Umfangsmaße und stellen genaue elektrische Untersuchungen bei zentralen supranukleären Erkrankungen an, um dann womöglich die organische Grundlage zu be-

zweifeln, wenn sie keine Muskelabmagerung usw. finden, die ja nur ausnahmsweise bei solchen Störungen auftritt. Andere begnügen sich, aus
der Feststellung einer diffusen Volumenabnahme eines Gliedes Rückschlüsse auf eine Nervenläsion zu ziehen und übersehen dabei zweierlei:
a) daß man ohne exakte Prüfung der elektrischen Erregbarkeit keine
solche Läsion feststellt (s. spez. Teil Nervenverletzungen), b) daß die
diffusen Differenzen der Gliedumfänge auch normalerweise vorkommen
(diffuse Atrophien eines Beins hängen übrigens manchmal mit einer
connatalen Störung, die ein röntgenologisches Stigma in einer spina
bif. occulta hat, zusammen) oder von Inaktivität, chirurgischen Läsionen abhängen; an eine Nervenläsion denkt man, wenn man deutliche umschriebene Störungen der Konfiguration, des Muskelreliefs
nachweist!

Schwierigkeiten bereitet die Frage, wie weit man die modernen aussichtsreichen Untersuchungen über Lage- und Stellreflexe, tonische
Reaktionen usw. gutachtlich verwenden darf. Trotz der schönen Arbeiten, namentlich des Buchs von HOFF und SCHILDER, darf man nicht
übersehen, daß man hier sehr leicht Gefahr läuft, noch im Normbereich
liegende Erscheinungen überwertig zu behandeln, und hysterische
Pseudoreaktionen sind doch nicht so ganz selten bei diesen Prüfungen
anzutreffen. Zweckmäßig erscheint es mir, jede Prüfung der Armfunktionen mit einem *Positionsversuch* (Minkowski), Vorstrecken der Arme bei
Augenschluß, zu beginnen. Man gewinnt von vornherein einen Überblick über Tremor, hysterische Manifestationen, aber auch „echte"
cerebellare Erscheinungen und latente Paresen, die man dann durch
weitere genauere Untersuchungen (Zeigeversuche usw.) zu kontrollieren
hat; natürlich ist es erwünscht, den Versuch wiederholt an verschiedenen Tagen anzustellen, wenn man den Verdacht auf organische
Störungen hat.

Bei Verdacht auf beginnende Pyramidenerscheinungen wird oft übersehen, daß ein Feinsymptom derselben oft das Auftreten von pathologischen Synergien, der Verlust zur Ausführung isolierter Einzelbewegungen
ist. Daher das Strümpellsche Phänomen der Dorsalflexion (und Supination) des Fußes bei Knie-Hüftbeugung, die Beinhebung beim Versuch,
sich ohne Unterstützung aus Rückenlage zu erheben. Andere Störungen
der Synergie kommen bei Kleinhirnerkrankungen vor, beide Beine gehen
beim Aufrichten aus Rückenlage in die Höhe usw. Etwas ähnliche Störungen der Beinhebung kommen aber auch bei Gesunden vor! Auch auf
die Posturalreflexe, deren Bedeutung ich bei Parkinsonismen durchaus
anerkenne, ist kein rechter Verlaß.

Die Sensibilitätsprüfung erstreckt sich in Gutachten öfters auch bei
organischen Erkrankungen nur auf die Untersuchung der Oberflächenempfindung. Bei vielen organischen Erkrankungen führt aber doch erst

die Gegenüberstellung von Kinästhesie und Oberflächen-, namentlich
Schmerz- und Temperatursensibilität zu einem exakten Ergebnis.
Mehrfach habe ich auch gesehen, daß bei Kopfverletzten die Unterlas-
sung der Prüfung auf Kinästhesie und höhere sensible Auffassungen,
Figurenerkennen, Stereoästhesie und Tastqualität dazu geführt hat, daß
wichtige Herderscheinungen, die einen Index für die Schwere der Verletzung darstellten, nicht festgestellt wurden. Andererseits ist die Prüfung des Figurenerkennens durch Aufmalen großer Figuren, Ziffern usw.
auf die Brust oft eine einfache Methode zur Feststellung grober Demonstrationen.

Während des Krieges führte die Flucht in die Krankheit zu außerordentlich häufigen psychogenen *Hyperkinesen*, die nicht immer, aber
doch großenteils psychotherapeutisch beseitigt werden konnten. (Am
häufigsten findet man als Residuum der psychogenen Kriegsreaktionen
noch hysterische Krampfanfälle.) Unter dem Eindruck dieser Häufung
hat man dann aber auch bei den verschiedensten organischen Hyperkinesen Hysterie angenommen. Derartige Verkennungen kamen namentlich der chronischen Encephalitis gegenüber vor; erstaunlich oft wurden
namentlich die Blickkrämpfe, aber auch die Blinzelkrämpfe und das
Zittern verkannt. Die Differentialdiagnose kann hier nicht genauer besprochen werden (s. spez. Teil Hysterie); die Fehlurteile werden seltener,
wenn man sich stets besonders fragt, ob ein hysterisch-theatralisches
oder wehleidiges Gesamtverhalten besteht und wie die Hyperkinesen sich
entwickelt haben.

7. Das psychische Verhalten sollte bei jedem Fall kurz skizziert werden, und es wäre gut, wenn diese Übung sich auch bei nichtneurologischen
Untersuchungen einbürgerte. Wie wichtig wäre es, falls ursprünglich
eine chirurgische oder internistische Erkrankung bestand, später erst
irgendeine psychische oder neurologische Störung manifest wurde, zu
wissen, ob schon früher irgendwelche Verhaltenseigentümlichkeiten bestanden. Aber vielfach ist es auch bei sehr eingehenden nichtneurologischen Erkrankungen oft noch so, daß zwar ganz exakt ein Hinweis
darauf verlangt wird, ob Exantheme, Ödeme, Drüsenschwellungen usw.
bestehen, die nicht ganz unwichtige andere Hälfte der Persönlichkeit aber
überhaupt nicht erwähnt wird. In vielen Fällen mit lokalen Störungen
(Nervenschüssen, Spinalerkrankungen usw.) genügt ja ein kurzer Hinweis
auf die Unauffälligkeit des Verhaltens, der Affektivität, Intelligenz, in
anderen Fällen sind genaue Schilderungen und Spezialprüfungen nötig,
auf deren Wert in der gutachtlichen Praxis später noch in dem Abschnitt
über Kopfverletzungen gesprochen wird.

8. Daß auch zum neurologischen Gutachten der internistische Befund gehört, ist selbstverständlich. Befund von Puls, Herz, Lungen,
Urin gehören zu jedem Status, schon um Vergleiche mit späteren Unter-

suchungsergebnissen zu ermöglichen. Der Blutdruck ist in vielen Fällen zu untersuchen. Die Untersuchung des Bluts auf Wa. ist zum mindesten in allen Fällen mit Kopfschmerzen, die nicht eindeutig traumatisch geklärt sind, erforderlich. In welchen Fällen internistische Zusatzgutachten notwendig sind, braucht nicht genauer auseinandergesetzt zu werden. Prüfungen der Pulsfrequenz und der Durchblutung des Gesichts in verschiedenen Körperstellungen, bei Bulbus- und Vagusdruck sind in den Fällen, in denen Verdacht auf vasomotorische Störungen besteht, auszuführen, also auch bei den Beschwerden nach Kopfverletzungen. Von der Prüfung der Stoffwechselstörungen hat besonders die Prüfung des Grundumsatzes eine gewisse Bedeutung, da in manchen Gegenden Hyperthyreosen ziemlich häufig sind und Kopfschmerzen bei diesen sehr oft auftreten; leider ist nicht überall die erforderliche Apparatur vorhanden. Auf viele weitere wichtige Untersuchungen (Blutmorphologie, Blutkörperchensenkung usw.) kann hier nicht näher eingegangen werden.

9. Das Röntgenbild des Schädels ist in allen Fällen, in denen über Kopfschmerz geklagt wird, erforderlich. Liegt nach einer Kopfverletzung der Verdacht vor, daß noch Callusmassen oder Splitter vorhanden sind, ist eine stereoskopische Aufnahme in zwei Ebenen, am besten Profil und Stirn aufliegend, vorzunehmen. Bei Verdacht auf Basisbrüche führen öfters Spezialaufnahmen (axiale Aufnahme, verschiedene Schläfenbeinaufnahmen) zu einem positiven Ergebnis; allerdings wird nicht immer der Neurologe so große Erfahrungen hierin besitzen, daß er nicht solche Aufnahmen lieber dem Röntgenologen oder Chirurg überläßt. Das Röntgenbild gibt aber nicht nur Auskunft über Fissuren, Defekte, callöse Verdichtungen und intra- oder extracranielle Splitter, sondern auch über Hirndruck und andere Zeichen einer früheren Schädelverletzung, sowie über viele Erkrankungen des Knochens und der Nebenhöhlen, welche viele Beschwerden erklären können. Häufige Fehldiagnosen können kurz genannt werden: Die häufig bei Gesunden vorkommende Verkalkung der Zirbel wird für einen pathologischen Kalkherd gehalten, Stellen Pacchionischer Granulationen für Defekte angesehen, die Gegend der Kranznaht oder die Zeichnung der a. mening. med. für einen Riß gehalten. (Der röntgenologischen Fehldiagnose kann eine nicht seltene Verkennung beim Betasten des Schädels parallel gesetzt werden: Die Rinne zwischen Scheitelbeinen und Hinterhauptschuppe, die bei einer physiologischen Vorbuckelung letzterer häufig bemerkbar ist, wird fälschlich für eine Impression gehalten!)

10. Bei jedem Verdacht einer organischen Erkrankung des Zentralnervensystems ist die Ausführung einer *Lumbalpunktion* mit exakter Prüfung auf Druck, Beschaffenheit des Liquors, Eiweiß, Globulin, Zellgehalt, Colloid und serologischer Untersuchung sonst etwas Selbstverständliches. Die Zahl der „Kranken“, die gesund werden wollen und

nach verständiger Beratung Lumbal- oder Cisternenpunktion ablehnen, ist keine große. Der Gutachter hat hier von vornherein mit viel größeren Schwierigkeiten zu kämpfen; und die Angst vor der Punktion ist weit weniger eine Angst vor dem kleinen operativen Eingriff als davor, daß ein für die Begutachtung ungünstiger Befund erhoben werden könnte. Wird aber die Punktion einmal gestattet, dann sind die postpunktionellen Beschwerden und darauf sich aufbauenden Querelen so zahlreiche, daß man außerhalb der Klinik nur mit größtem Bedenken sich zu Punktionen bei Begutachtungsfällen entschließen kann. Ich glaube nicht, daß es möglich ist, diese Grenzen unseres Handelns durch forsches Vorgehen beseitigen zu wollen; eher wird man hoffen, daß sich die Mentalität der Begutachteten soweit ändert, daß die Ausführung der Punktionen generell möglich wird. Daß die Punktion von Ärzten selbst widerraten sei, wird von Begutachteten oft behauptet; ob das stimmt, läßt sich gewöhnlich nicht kontrollieren. Noch größeren Schwierigkeiten begegnet natürlich die Ausführung der Encephalographie; es ist gewiß bedauerlich, daß diese bedeutsame Methode, die des Ausbaues und der Nachprüfung durch zahlreichste Forscher bedarf, bei Begutachtungsfällen etwas esoterisch bleiben muß; aber es heißt die Schwierigkeiten der Praxis verkennen, die so groß sind, daß man schon nach einfachen Punktionen verbitterndsten Angriffen ausgesetzt ist, wenn man die Encephalographie als eine obligate Methodik bei Kopfverletzten fordern wollte. Wir sollen darum nicht prinzipiell auf diese Methoden verzichten; es gibt noch genügend Fälle, in denen nicht nur auch ohne Punktion die E. M. genügend eingeschätzt werden kann und durch die Liquoruntersuchung die Erwerbsschätzung vielleicht verfeinert wird, sondern darüber hinaus eine für das Leben des Begutachteten wichtige Frage entschieden werden muß, die ohne Punktion nicht zu lösen ist — wie etwa die Feststellung, ob eine luische Erkrankung vorliegt, ganz gleich, ob sie mit einem Trauma oder einer D. B. zusammenhängt oder nicht. Es ist gewiß gerechtfertigt, daß hier der Gutachter energischer versuchen wird, die Erlaubnis zur Punktion zu erreichen, namentlich, wenn er vermuten darf, daß der Rentenbewerber nicht an anderem Ort gute Gelegenheit zur Punktion haben wird. Hier überwiegt ein medizinisch-menschliches Interesse die Bedenken, welche sonst bei Punktionen von Begutachtungsfällen bestehen. In Kliniken sind diese Schwierigkeiten selbstverständlich geringer.

11. Eine gute *Beobachtung* ist bei außerordentlich vielen Begutachtungsfällen wichtig, beim Hysteriker ebenso wie beim Kopfverletzten. Das Verhalten des Begutachteten bei unauffälliger Beobachtung auf einer Station stellt eine Zwischenstufe zwischen dem natürlich freien Verhalten „im Leben" und dem gespannten gezwungenen bei der ärztlichen Untersuchung da, wo auch schwer geschädigte Menschen sich selten unbefangen

und natürlich geben. Die Möglichkeit zur Beobachtung auf geeigneten Spezialabteilungen, auf denen Fachärzte der verschiedensten Disziplinen Hand in Hand miteinander arbeiten, ist im Versorgungswesen gegeben; ähnliche Abteilungen und Anstalten gibt es auch in der Unfallversicherung, doch wird es sich als zweckmäßig erweisen, diese Abteilungen zu vermehren und bei jeder Verletzung, die eine Rente erforderlich macht und nicht ganz eindeutig liegt, eine Beobachtung auf einer Spezialabteilung vornehmen zu lassen. Der Gutachter darf sich auch nicht genieren, im Notfall selbst unauffällige Beobachtungen über Verhalten, Gehfähigkeit usw. des Begutachteten außerhalb des Untersuchungszimmers anzustellen.

V. Die Methodik der Urteilsgewinnung in der Unfall- und D. B.-Begutachtung.

1. Bedeutung der klinischen Diagnose.

Die Forderung nach einer exakten klinischen Diagnose besteht in *jedem* Fall. Mit der fatalistischen Feststellung, daß die Erkrankung schwer zu klären sei, ist der Begutachtung nicht gedient. Denn die Entscheidung, ob zwischen einer entschädigungspflichtigen „Ursache" und einem Leidenszustand ein Zusammenhang angenommen werden kann, hängt in erheblichem Maße von der Natur des vorliegenden Krankheitszustandes ab (s. u.), nicht bloß von der Art der Schädigung und dem zeitlichen Zusammenhang. Mit einem Gefühl der Beschämung erfährt man aus vielen Aktenstücken, daß die neurologische (und auch psychiatrische) Begutachtung viel häufiger an der Oberfläche kleben bleibt, als dies in anderen medizinischen Disziplinen möglich wäre, daß die Rentengewährung auf nichtssagenden Diagnosen, wie Nervenleiden oder Nervenschwäche, aufbaut, die der Bescheinigung, daß Husten, Auswurf oder Bauchweh bestehen, auf internistischem Gebiet äquivalent wären. Und Niemand würde es wagen als Internist eine solche rudimentäre Alles-und-nichts-Diagnose abzugeben. Es können daraus für die Begutachtung sehr erhebliche Folgen sich ergeben, namentlich, wenn außer der ungenügenden Diagnose auch noch ein mangelhafter Untersuchungsbefund der Erstentscheidung zugrunde liegt; wird etwa 10 Jahre später irgendein gut diagnostizierbares „Nervenleiden" festgestellt, das seinem Wesen nach nicht als entschädigungspflichtig angesehen werden kann, so ist es nicht ganz einfach auseinanderzusetzen, daß dieses Nervenleiden nicht entschädigungspflichtig ist, obwohl ein Nervenleiden schlechthin als D. B.- oder Unfallfolge anerkannt ist. Es entspricht aber durchaus dem Sinne des Gesetzes, daß man aus den früheren Gutachten nachzuweisen sucht, was seinerzeit nun wirklich als entschädigungspflichtiges

Nervenleiden gemeint war, und ob das jetzige Leiden inhaltlich und ursächlich damit zusammenhängt. Wenn etwa offenbar aus den Akten hervorgeht, daß das „Nervenleiden" eine Erschöpfungsneurose darstellt, so ist man nicht berechtigt, Anfangssymptome einer Tabes, die man später findet, auch noch als entschädigungspflichtig anzuerkennen.

Dem Rahmen des Buchs entsprechend können die einzelnen Erkrankungen des Nervensystems nicht im einzelnen beschrieben werden. Eine genaue Schilderung ist nur bei den direkt traumatischen Erkrankungen und teilweise den Neurosen erforderlich.

2. Die Einstellung des Gutachters bei der Urteilsfindung.

Überall findet man im Gesetz die Forderung, daß der Zusammenhang zwischen Schädigung und aktuellem Leidenszustand wahrscheinlich oder sehr wahrscheinlich sein muß, das RVA. beruft sich auf die Auffassung des „praktischen Lebens"; die Forderung, daß man ein nüchternes Denken in seinen Urteilen zeigt, ist also eigentlich selbstverständlich, aber sie wird nicht immer befolgt.

Daß zwischen zwei Gegebenheiten im Naturgeschehen irgendein Zusammenhang bestehen könnte, wird man niemals als unmöglich bezeichnen können. Mit Geschicklichkeit und dialektischer Gewandheit kann man auch ausgefallene Kombinationen „konstruieren". Auch Forscher von Rang unterliegen derartigen Künsteleien. Doch haben wir alle Spekulationen in der Begutachtung zu vermeiden. Nur wenn zwischen Schädigung und Leiden der Zusammenhang sich auf natürliche, zwanglose Weise ergibt, ist der Zusammenhang gegeben. Gewiß ist es leider möglich, daß man auf diese Weise einmal eine ungewöhnliche Krankheitsentstehung zuungunsten eines Rentenbewerbers verkennt, aber die Gefahr, durch „Konstruktionen" unrichtige Zusammenhänge anzunehmen, ist größer. Durch genaue neurologische Kenntnisse und Erfahrung wird die Gefahr, einen Rentenbewerber zu schädigen, eingeschränkt.

Die Gesetze verlangen auch wörtlich oder doch dem Sinne nach, daß die Schädigung dem Leidenszustande adäquat ist. Es ist schon weiter oben gezeigt worden, daß Arbeiterversicherung und Versorgungsgesetz den Spielraum dieses Begriffs weit fassen, da es ja genügt, daß die Schädigung eine wesentliche Teilursache ist. Aber der Begriff ist nicht einfach zu übersehen; bei sehr vielen Leidenszuständen wird der Zusammenhang mit einer entschädigungspflichtigen Ursache von vornherein dadurch unwahrscheinlich, daß eine adäquate Schädigung gar nicht stattgefunden hat. Man sollte auch bei der D. B.-Frage nicht vergessen, daß der Mensch auch im Zivilleben Strapazen, Emotionen und anderen unangenehmen Außeneinflüssen ausgesetzt ist. Bei vielen Neurosen und Aufbrauchskrankheiten wird genau überlegt werden müssen, ob die Geschehnisse, deren Folgen entschädigt werden dürfen, mit Extraschädigungen verbunden waren.

Ebenso verpönt wie die Sucht zu Konstruktionen von zweifelhaften Zusammenhängen ist die entgegengesetzte Neigung zur prinzipiellen Ablehnung von Zusammenhängen auch dort, wo doch erhebliche Argumente dafür sprechen. Auch eine solche Tendenz braucht durchaus nicht absichtlich zu sein, sondern kann auf einer zu starren dogmatischen Auffassung von der Alleinwirkung bekannter ätiologischer Faktoren oder Anklammerung an statistische Feststellungen, die für den Einzelfall nicht allein gültig sind, beruhen. Wie bei den einzelnen Erkrankungen geurteilt werden darf, wird noch auseinanderzusetzen sein.

Auch wenn man diese Grundsätze der Gutachterlogik zu erfüllen sucht, wird man unzweifelhaft nicht immer eine Übereinstimmung verschiedener Meinungen erzielen, auch wenn die voneinander abweichenden Gutachter beide über gute Erfahrungen verfügen. In der großen Mehrheit der Fälle sind aber die Differenzen gering oder betreffen selten grundsätzliche Fragen, wenn man von der Auffassung von „Outsiders" absieht, welche prinzipiell in wichtigen Fragen den überwiegenden Consensus einer „herrschenden Lehre" ablehnen. Wenn derartige „herrschende Auffassungen" auf Grund sehr eingehender Untersuchungen mit starken Argumenten gewonnen wurden, ist es durchaus berechtigt, ihnen zu folgen und abweichende Auffassungen abzulehnen, auch wenn man Majoritätsurteile nicht für unfehlbar hält. Das gilt namentlich in der sog. Neurosenfrage (s. d.).

Auf anderen Gebieten gibt es noch keine generell anerkannten „herrschenden Lehren". Hier können gewiß nicht grundsätzliche Regeln dafür aufgestellt werden, welche Beurteilung die richtige ist, wenn zwei erfahrene und unparteiisch urteilende Gutachter zu verschiedenen Urteilen gelangen.

Aber man kann von dem Gutachter erwarten, daß er über die Fortschritte der Wissenschaft in wesentlichen Zügen unterrichtet ist und nicht auf Argumenten baut, die noch vor 30 Jahren Stich hielten, aber es heute nicht mehr tun. Diese Forderung hat nichts mit der Idee zu tun, als ob die Menschen klüger geworden seien oder mit Sicherheit bessere Urteile als früher fällen können, geht aber von der Tatsache aus, daß der Erfahrungsschatz erheblich zugenommen hat und auch das Ursachenproblem vertieft wird. Berücksichtigt man diesen Wunsch, möglichst auch die neuesten Erfahrungen bei Begutachtungen zu berücksichtigen, dann wird man sowohl zu ungünstigeren wie in anderen Fällen zu günstigeren Entscheidungen für den Untersuchten gelangen. Man wird z. B. endogene Erkrankungen nicht mehr so leicht in ursächliche Beziehung zu Unfällen usw. setzen; andererseits wird man bei Encephalitikern häufiger D. B. anerkennen, als es diejenigen Gutachter taten, die Encephalitis und Grippe miteinander identifizierten oder noch nicht wußten, daß auch schon vor 1919 die Erkrankung häufiger auftrat.

3. Organisch-funktionell.

Die Begutachtung der Neurosen macht einige sehr wichtige besondere Überlegungen erforderlich, welche im speziellen Teil genauer geschildert werden. Man könnte meinen, daß die Begutachtung verschieden zu sein hat, je nachdem ein organischer oder funktioneller Leidenszustand besteht, doch ist diese Differenzierung nicht ganz richtig.

Funktionell sind viele Krankheitszustände, deren organische Grundlage wir *vorläufig* noch nicht kennen, oder solche, die zwar vermutlich nicht mit gröberen materiellen Veränderungen verbunden sind, aber im Laufe der Zeit dazu führen können. Funktionell ist eine Blutdrucksteigerung auf vegetativer Grundlage, die im Laufe der Zeit zu einer schweren Nephrosklerose Anlaß gibt; wir haben aber auch allen Grund, anzunehmen, daß im Anschluß an schwere Kopfverletzungen und Intoxikationen Störungen der Vasomotoreninnervation auftreten, die funktionell und doch sowohl organogen sind wie auch zu organischen Schädigungen führen können. Außerdem gibt es Automatisierungen, Gewöhnungen, die ursprünglich auf organischer Basis erwachsen mechanisch weiterlaufen, wenn die organische Störung beseitigt ist (wie etwa ein Singultus oder Diabetes insipidus nach epidemischer Encephalitis, wenn die Läsion geheilt ist. Solche Störungen können sogar psychotherapeutisch gut angreifbar, obwohl nicht direkt psychogen sein). Die Trennungslinie, die für die Begutachtung wichtig ist, muß anders gezogen werden. Die Besonderheiten der Begutachtung gelten für die Psychoneurosen, die psychogenen Reaktionen und angeborenen psychopathischen und neuropathischen Zustände, dazu kommen in mancher Beziehung als Grenzland die Erschöpfungsneurosen. Die Gegengruppe besteht aus den „anderen" Krankheiten, die eine materielle Basis haben oder organogen sind, auch wenn keine nachweisbar materielle Grundlage vorliegt. Der Begriff des Funktionellen genügt uns nicht mehr.

4. Allgemeine gutachtliche Regeln bei organischen (und organogenen) Erkrankungen.

Die Fälle, bei denen ein Zusammenhang mit einem Unfall oder einer D. B. (nach Aktenkenntnis!) ohne weiteres anerkannt werden kann, beschränken sich

a) auf die direkten traumatischen Erkrankungen (einschließlich Frühepilepsie und Infektionen, die offenbar durch die Verletzung bedingt sind);

b) im Falle der D. B. auf die meisten Infektionskrankheiten, die nach ihrer Inkubationsfrist offenbar während der Zugehörigkeit zum Militär, und zwar während der Diensttätigkeit erworben wurden, vorausgesetzt, daß nicht eine Pandemie herrschte, die im Lande überall gleich stark war (genauere Erörterungen bei Encephalitis);

c) nach der neuesten Arbeitergesetzgebung auf bestimmte Berufskrankheiten (s. spezieller Teil).

In den meisten Fällen handelt es sich aber um viel kompliziertere Bedingungen. Die Zahl der direkt „traumatischen Erkrankungen" hat sich im Lauf der Zeit erheblich eingeengt (VAN SCHELVEN). Es hat für uns aber auch gar keinen *Sinn* mehr, an eine traumatische Tabes oder Paralyse oder multiple Sklerose usw. zu denken, denn wir verstehen jetzt unter diesen Erkrankungen anatomisch und womöglich ätiologisch einheitlich determinierte Erkrankungen. Fänden wir wirklich eine traumatische Krankheit, die klinisch und anatomisch einer Paralyse ganz gleich wäre (— es ist eine Fiktion —), so wäre es nach unserer heutigen Definition doch nur eine Pseudoparalyse. Und ebenso kann es für uns eine multiple Sklerose *durch* Trauma der Definition nach nicht geben; denn wenn wir auch noch viel über diese Krankheit nicht wissen, so doch das eine, daß das Kerngebiet von klinisch, verlaufsmäßig und anatomisch gekennzeichneten Erkrankungen, die wir m. S. nennen, nicht traumatisch ist.

Gutachtlich ist nun trotzdem auch bei nicht traumatischen Erkrankungen ein Unfall (ebenso m. m. eine D. B.) anzuerkennen, wenn die Schädigung eine wesentliche Teilursache des Leidens im Sinne der Provokation oder Verschlimmerung war.

Es ist nun zuzugeben, daß die wissenschaftliche Basis unserer Überlegungen hier in vieler Beziehung noch völlig in den Kinderschuhen steckt. Reifer sind wir nur insofern geworden, als wir etwas kritischer als früher sind. Fragen wir, welche Methoden uns zur Verfügung stehen, so wäre folgendes zu sagen:

a) Man stellt den zeitlichen oder auch nur sachlichen Zusammenhang zwischen einer Schädigung und einer Krankheit fest. Auf diese Weise war früher ein leichtes Kopftrauma Mitursache einer Paralyse, das gleiche galt aber auch für sexuelle Ausschweifungen und Durchnässungen, die unzweifelhaft in der Vorgeschichte solcher Patienten öfters festzustellen sind. Diese Betrachtungsweise, die früher die gewöhnliche war, abstrahiert vom Wesen der Erkrankungen, die in Frage kommen, und führt ins Absurde, wenn sie für sich steht.

b) In Abhängigkeit von dieser Betrachtungsart stellt sich die zweite Frage ein, wie lange das *Intervall* zwischen der betreffenden Schädigung und der aktuellen Krankheit sein darf. Diese Frage hat nur dann einen Sinn, wenn es sich um eine Infektionskrankheit mit bekannter Inkubation handelt, die vielleicht durch ein Trauma oder Erkältung provoziert sein soll (hierüber s. spez. Teil). Dann gibt es Krankheiten, bei denen wir unter Berücksichtigung anatomischer Vergleichsfälle sagen dürfen, daß das Intervall praktisch ebenso kurz wie unendlich lang sein kann (Epilepsie nach Hirn-Meningealnarben). Aber in der Mehrheit der nichttraumatischen Erkrankungen läßt sich über diese Frage nur spekulieren oder, was wir heute vielleicht noch *müssen, konventionell* eine gewisse Bestimmung treffen (wir sollen uns dann aber nicht einbilden, daß wir wissenschaftliche Überlegungen anstellen).

c) *Statistische Erfahrungen* sind gewiß nicht gleichgültig; wir können sie gar nicht entbehren. Aber wir sollen nicht vergessen, daß die wenigsten Erkrankungen statistisch so weit durchgearbeitet sind, daß wir über den Anteil äußerer Schädigungen an ihrer Entstehung und ihrem Verlauf *exakte Angaben* unter Berücksichtigung der Wahrscheinlichkeitsrechnung machen könnten. Das gilt für Nervenkrankheiten weit mehr noch, als für psychische Erkrankungen. Die Statistik ist auf keinen Fall so weit, daß sie in jedem konkreten Fall das Alleinvotum abgibt; sie *unterstützt* nur die wissenschaftlichen Überlegungen. Ein wissenschaftlicher Ausbau der Statistik (Kriegserfahrungen!) ist im übrigen dringend notwendig.

Gewohnheitserfahrungen über Wirkung von Strapazen auf den Verlauf verschiedener Erkrankungen können *reserviert* dort verwertet werden, wo exakte statistische Feststellungen fehlen. Ebenso geht es mit der Wirkung von besonders schweren Außengeschehnissen in besonderen Situationen (interessante Erfahrungen bei der Belagerung von Przemysl durch Stiefler).

d) Die Schwere des erlittenen Traumas muß natürlich mit berücksichtigt werden, obwohl unsere Überlegungen auch auf diesem Gebiet noch selten weiter als über allgemeine Analogieschlüsse hinauskommen. Nur bei wenigen Erkrankungen (entzündlicher Natur) hat uns das Experiment bisher weitergebracht; hier sind weitere Untersuchungen ebenfalls erwünscht; obwohl es ja nicht viele Krankheiten beim Menschen gibt, für die ein Versuch am Tier als Modell herangezogen werden kann.

e) Anatomische Feststellungen sind vereinzelt von entscheidender Wichtigkeit und dann zehnmal wichtiger, als alle Spekulationen über Zeitintervalle usw.

f) Die Pathogenese des Leidens ist zu berücksichtigen. Im Anschluß an diese Überlegungen ist in eine Würdigung des konkreten Falles einzutreten.

5. Endogen und exogen.

In diesem Zusammenhang ist darauf hinzuweisen, daß die Differenzierung nach endogenen und exogenen Erkrankungen tatsächlich von Wichtigkeit ist (Reichardt). Gewiß gibt es nicht rein endogene und rein exogene Erkrankungen (KEHRER), aber der Nachweis einer vorwiegend anlagebedingten Erkrankung ist doch für die Begutachtung von größter Wichtigkeit.

Eine exakte Methodik führt uns heute schon zur Trennung (vorwiegend) endogener, exogener Erkrankungen und solcher Erkrankungen, in denen der pathogenetische Komplex noch unklar ist. Es ist aber hier ein großer Fehler, der in Gutachten sehr häufig gemacht wird, zu rügen, daß die Krankheitsursachen bei Krankheiten, die wir (nach dem gegenwärtigen Wissensstandpunkte!) als endogene, als Heredodegenerationen, *kennen*, als ätiologisch ungeklärt bezeichnet werden. Hier liegt offenbar eine *Verkennung* und eine Verwechslung wissenschaftlicher Fragekomplexe mit gutachtlich-praktischen vor. Gewiß: Unklar ist, was in den Chromosomen vor sich geht, wenn ein Erbleiden später zur Entwicklung kommt. Unklar ist vor allem häufig auch, ob die Anlagestörung primär im Gehirn oder in endokrinen Organen manifest wird, ob die psychische oder neurologische Erkrankung also erst auf dem Umwege über eine „Selbstvergiftung" sich einstellt, worin dieselbe besteht usw. Das ist aber gutachtlich belanglos, wenn man auf Grund der Erbforschung, klinischen und anatomischen Prüfung genügend Argumente für die Annahme hat, daß das Leiden ein Erbleiden ist. In diesem Falle ist der Erbfaktor oder Anlagefaktor der pathogenetische Hauptfaktor und *völlig äquivalent* einem exogenen Hauptfaktor (Trauma, Vergiftung, Krankheitserreger) bei anderen Krankheiten.

Diese Feststellung ist praktisch wichtig. Stellt man fest, daß der Krankheitsfall einer endogenen Krankheit mit genügender Sicherheit zugehört, dann ist gewiß noch nicht eindeutig festgelegt, daß die vielen Nebenbedingungen, die an dem Verlauf aller Krankheiten mitbeteiligt sind, gutachtlich völlig belanglos sind; aber die *Penetranz* der Erbfaktoren, die Neigung bei vorhandener Erbanlage sich durchzusetzen, kann bei den Krankheiten, die wir als Erbkrankheiten oder endogene Erkrankungen anerkennen, als so groß angesehen werden, daß wir nur bei sehr massiven äußeren Schädigungen einen wirksamen Einfluß auf den Verlauf der Krankheit anzuerkennen haben, wenn gleichzeitig der zeitliche Zusammenhang und Art der Symptomentwicklung das wahrscheinlich macht.

Diese Regeln werden nicht dadurch über den Haufen geworfen, daß man bei bestimmten Krankheiten, auf die im speziellen Teil eingegangen wird, Provokationsmöglichkeiten durch Traumen unter bestimmten Umständen als wissenschaftlich erwiesen ansehen darf, und daß man bei anderen neben den heredodegenerativen Formen symptomatische durch Infektion anerkennt. An solchen Stellen hat man eben besondere *positive* Argumente, die unsere Ansicht leiten, und nicht bloß hypothetische Spekulationen, die den wissenschaftlichen Zeitstatus nicht berühren.

Die (vorwiegend) exogenen Krankheiten sind insofern schon anders zu würdigen, als die exogene Noxe, welche die pathogene Hauptbedingung ist, ja vielfach schon den entschädigungspflichtigen Faktor darstellt (Trauma oder Infektion). Es liegt auch viel näher, bei Personen, die an einer exogenen Erkrankung leiden und längere Zeit hindurch erheblichen, schädigenden Außeneinflüssen ausgesetzt waren, danach zu *suchen*, ob nicht die Krankheitsbedingungen in der Zeit dieser besonders schädigenden Außeneinflüsse (Krieg) statthatten; natürlich wird man auch hier nicht unkritisch sein dürfen.

6. Die komplizierenden Erkrankungen (Reichardt, Lische, Baumm und Eisenhardt).

Hierunter werden die häufig nicht genügend gewerteten Erkrankungen verstanden, welche *neben* einer entschädigungspflichtigen Krankheit ohne Zusammenhang damit bestehen. Ob die Bezeichnung ganz zweckmäßig ist, mag dahingestellt bleiben. Die Neigung, alle Beschwerden auf eine gemeinsame (entschädigungspflichtige) Ursache zu beziehen, ist entschieden vielfach zu groß. In Wirklichkeit haben die meisten Menschen, namentlich im höheren Lebensalter, verschiedenartige Leidenszustände, die ganz verschiedenartige Entstehungsbedingungen (wie etwa von Jugend an manifeste Anlagestörungen, Reste von Infektionskrankheiten oder Giftwirkungen, Aufbrauchsstörungen) haben. So fanden z. B. Baumm und Eisenhardt bei 1250 Hirnverletzten in 22,2% komplizierende Erkrankungen, wobei natürlich belanglose Anomalien und Störungen unberücksichtigt blieben, Lische bei Unfallverletzten sogar 50% (meist Personen in höherem Lebensalter). Selbst die Idee ist generell irrig, daß es gekünstelt sei, wenn man Krankheiten, die sich am gleichen Organ oder Organsystem auswirken, auf verschiedene Ursachen oder Ursachenreihen zurückzuführen sucht, die (in praktischer Beziehung) beziehungslos nebeneinander stehen. Schon in früherer Zeit hat man Kombinationen von Hirnkrankheiten beschrieben, die beziehungslos nebeneinander stehen, wie etwa Gliom-Paralyse, Tabes-Parkinsonsche Krankheit. Ebenso ist es nach den einfachsten Wahrscheinlichkeitsgesetzen selbstverständlich, daß z. B. unter den vielen Tausenden Kopfverletzter aus dem Kriege einige sich finden, welche ganz unabhängig von der Kopfverletzung an einer Paralyse oder einem Hirntumor leiden, als an Erkrankungen, die keineswegs selten sind. Solche Beobachtungen macht auch tatsächlich der Gutachter, welcher in der Lage ist, eine große Menge von Hirnverletzten zu begutachten; über alle solche Kombinationen könnte ich Beispiele geben. Der Verletzte selbst oder sein Vertreter pflegen solche Feststellungen je nach ihrer Einstellung mit Hohn oder Schärfe und Gegenattesten zurückzuweisen; aber das wird uns nicht hindern, in jedem Falle kritisch zu prüfen, ob nach Lage des Falls *ausnahmsweise* ein Zusammenhang zwischen den zwei verschiedenen Erkrankungen angenommen werden darf oder nicht.

Besonders häufig werden die komplizierenden Erkrankungen auch der Kopfverletzten im höheren Lebensalter. Die Aufbrauchserkrankungen des höheren Lebensalters, insbesondere Arteriosklerose, sind keinem Menschen erspart. Wieweit solche Erkrankungen durch Traumen provoziert werden können, wird in einem Spezialkapitel auseinandergesetzt werden.

Anders ist die Komplikation dann, wenn zur Zeit eines entschädigungspflichtigen Geschehnisses ein Krankheitszustand bereits bestand und zwar entweder latent (Anlage) oder manifest. Hier sind mehrere wichtige Unterschiede möglich.

a) Der Schaden (Unfall) hat nicht die latente oder manifeste vorher bestehende Krankheit beeinflußt, sondern umgekehrt, der „Unfall" war allein die Folge der (eventuell) bisher verkannten Krankheit. Ein nicht seltenes Beispiel: Eine Epilepsie ist nicht durch Unfall verursacht, sondern in Wirklichkeit litt der Verletzte schon vor dem Unfall an Epilepsie und hat in einem epileptischen Anfall den sog. „Unfall" erlitten. Ebenso kann die tabische Ataxie einen Unfall herbeiführen und fälschlich zu der Ansicht führen, daß die Tabes Unfallfolge oder durch den Unfall verschlimmert ist. Um Fehlerquellen in dieser Hinsicht zu vermeiden, sind drei Maßnahmen erforderlich.

α) Nach jeder Verletzung sollte alsbald eine genaue Untersuchung, die auch das Nervensystem und die inneren Organe umfaßt, vorgenommen werden, also nicht nur eine Beaugenscheinigung des verletzten Körperteils, ganz unabhängig von den etwaigen Klagen.

β) Jeder Unfallvorgang muß darauf untersucht werden, ob nicht Verdachtsmomente dafür sprechen, daß ein Krankheitszustand die Verletzung herbeigeführt oder dabei mitgewirkt hat.

γ) In jedem Fall, in dem epileptische Anfälle auftreten, ist es *unbedingt* notwendig, vor der Begutachtung eingehende und zuverlässige Ermittlungen darüber vorzunehmen, ob schon vor dem Unfall Anzeichen für Epilepsie bestanden (Anfälle, Bewußtseinstrübungen, Absenzen, Angst-Verstimmungen usw.). Angaben des Verletzten selbst und seiner Angehörigen sind naturgemäß ungenügend. Es wäre sehr zweckmäßig, wenn die Berufsgenossenschaften von sich aus diese Ermittlungen anstellen, bevor das G. A. verlangt wird. Ermittlungen sind auch dann am Platz, wenn epileptische Anfälle nach einer schweren Schädelverletzung auftreten, da ja die schwere Schädelverletzung im epileptischen Anfall eingetreten sein kann.

b) Dem Vorgang a) steht nahe der Vorgang, wo eine bestehende

Krankheit bewirkt, daß eine an sich leichte mechanische Einwirkung einen schweren Schaden herbeiführt.

Beispiel: Bei Syringomyelie kann durch unzweckmäßige Zerrung eines Armes infolge der Osteopathie oder Arthropathie ein Armbruch herbeigeführt werden. Ein Schlag gegen den Kopf, der beim Gesunden vorübergehende Commotion bedingt, kann beim schwer Arteriosklerotischen Hirnblutung bedingen.

Auch in den Fällen a und b ist die Entschädigungsfrage nicht a limine abzulehnen.

Wenn z. B. ein Epileptiker in einem versicherten Betriebe im Anfall stürzt und sich dadurch besonders schädigt, daß er in eine Maschine gerät (evtl. tödlich schädigt), so ist dieser durch den Betrieb verursachte Schaden zu ersetzen. In Haftpflicht- und Privatversicherungsfällen hat man sich nach formulierten Fragen zu richten. Im übrigen ist über die gesetzlichen Bestimmungen schon weiter oben berichtet.

c) Der Unfall wird durch den bestehenden Krankheitszustand nicht beeinflußt und führt seinerseits nicht zu einem besonderen Verlauf dieses Krankheitszustandes.

d) Der Unfall führt zu einer Verschlimmerung eines besonderen Krankheitszustandes oder provoziert die manifeste Krankheit aus der Latenz heraus. Da hier immer von Fall zu Fall entschieden werden muß, wird auf den speziellen Teil verwiesen.

7. Die Gutachtenfassung.

Das Gutachten erfolgt nach einem konventionellen Schema, das sich als brauchbar erwiesen hat und im allgemeinen befolgt werden soll, wenn auch dem erfahrenen Gutachter einige Freiheiten, wie z. B. kritische Bemerkungen zum Befundbericht selbst, unbenommen sind. Vielfach werden Formulare mit bestimmten Fragen, die beantwortet werden müssen, benützt; im übrigen ist folgende Reihenfolge angemessen.

a) Titelkopf, Name, Beruf, Alter des zu Begutachtenden. Zweck der Begutachtung. Bezeichnung der auftraggebenden Behörde erübrigt sich vielfach, da sie aus den Akten, in die das Gutachten eingesetzt wird, ohne weiteres ersichtlich ist. Wohl aber darf nicht fehlen das Datum der Untersuchung oder Beobachtung, gegebenenfalls die Angabe der Zeitdauer etwaiger Behandlung des Exploraten.

Vielfach ist es üblich, genau sämtliche Beweismittel, auf die sich die Begutachtung stützt, anzugeben, wie die zur Verfügung stehenden Akten, besonderen Ermittlungen usw. Im allgemeinen ist dies entbehrlich, da sich aus dem Text des Gutachtens meist ergibt, worauf sich das Urteil stützt.

b) Die Vorgeschichte nach den Akten. So wichtig das genaue Aktenstudium ist, so unnötig ist es häufig, den Akteninhalt in extenso wiederzugeben, namentlich wenn schon in vorausgehenden Gutachten ein hinreichendes Aktenexcerpt vorliegt. Für den Gutachter, der sein Werk wissenschaftlich verwerten will, ist ein solcher Auszug von Interesse, für die Akten kann er Ballast sein, und der Gutachter kann sich die ihn allein interessierenden Notizen privatim machen. Häufig genügt es, auf einen früheren genauen Auszug und das Ergebnis der letzten Begutachtung zu verweisen.

Anders ist es, wenn die bisherigen Aktenauszüge mangelhaft sind. Hier muß unter Umständen alles für die Beurteilung Notwendige kurz, gegebenenfalls im Depeschenstil, mit Hinweis auf die Aktenstelle wiedergegeben werden, oder unter Hinweis auf früheren Akteninhalt wird alles bisher Übersehene für Begutachtung Wichtige nun aufgenommen.

Hieran schließen sich zweckmäßigerweise kurze Zusammenfassungen der entweder für den jetzigen Zustand und in früheren Fällen für die Krankheitsentstehung bedeutsamen, oder bei früheren Begutachtungen versäumten Ermittlungen an, wie etwa das Ergebnis von Schulzeugnissen, die eine Imbecillität erweisen können, nachdem zehn Jahre lang wegen traumatischer Demenz Rente gewährt war, an.

In vielen Fällen ist dann eine „Anamnese" notwendig von Begleitpersonen und Angehörigen des Exploraten, und zwar sowohl um die Angaben des zu Begutachtenden zu ergänzen und zu vergleichen, oder aber auch dort, wo der Explorat psychische Mängel zeigt, zu *ersetzen*. Das wird viel zu oft versäumt. *Ebenso muß man genau aus dem Gutachten ersehen können, ob die „Anamnese" von dem Untersuchten oder von Fremdpersonen stammt.*

c) Die Eigenanamnese. Sie erfolgt am besten, namentlich bei dem Bericht über die subjektiven Beschwerden, in Form der *wortgetreuen Wiedergabe der Aussagen* des Exploraten. Dadurch wird der Bericht viel lebendiger, plastischer, oft erst erkennt der das Gutachten Prüfende die charakteristische Natur der Beschwerden, die Persönlichkeit des Exploraten tritt ans Licht, und wir vermeiden die Abschleifungen und Transformierungen der Aussagen, die wir oft so schmerzlich z. B. in richterlichen Vernehmungen lesen und die in Wirklichkeit zum Ausdruck bringen, wie der Richter (oder Polizeibeamte) sich die Zeugenaussage in seiner Vorstellung übersetzt.

Ob der Eigenbericht sich auf die subjektiven Beschwerden, Krankheiten und Erlebnisse der letzten Zeit beschränken oder den gesamten Lebensgang umfassen soll, hängt ganz von der Lage des Falls und der bisherigen Aktenforschung ab. In vielen Fällen kann er kurz sein; nicht selten aber ist eine genaue Eigenanamnese, die jeder Student schon in der Klinik lernen kann, selbst wenn schon viele Gutachten vorausgegangen sind, von größter Bedeutung, bei einer Erstbegutachtung soll sie nie fehlen. Hierauf ist schon früher genau hingewiesen worden.

d) Es folgt der objektive, durch Untersuchung festgelegte Befund. Hier wird auf das unter IV Ausgesagte verwiesen.

e) Nach diesem kommt das Ergebnis des Befundes, die „Beurteilung". In diesem für den Richter oder die Verwaltungsbehörde wichtigsten Teil des Gutachtens werden oft vielleicht gutgemeinte Fehler durch Weitschweifigkeit gemacht, die oft gar nicht am Platze ist. Oft steht ja das Rentenleiden als solches fest, und es braucht da nicht umständlich erneut auseinandergesetzt zu werden, worauf sich die Diagnose stützt und warum der Zusammenhang mit einer bestimmten Schädigung angenommen wird. Es genügt, wenn die bisherigen Gutachtenergebnisse eindeutig sind, kurz und prägnant die Diagnose in einer auch dem Nichtmediziner verständlichen Form zusammenzufassen, oder erst die wissenschaftliche Diagnose zu nennen und daran die für den Rentenbescheid passende Form anzufügen. *Zweckmäßig ist es immer, ätiologisch-nosologische und nicht symptomatische Diagnosen zu stellen.* Es heiße also z. B., wenn eine Kopf- oder Gesichtsverletzung durch Opticuslaesion zu einer einseitigen Erblindung geführt hat, im Rentenbescheid nicht „einseitige Erblindung", sondern: Kopf-(oder Gesichtsschuß-)verletzung mit ihren Folgeerscheinungen, insbesondere einseitiger Erblindung. Aus einer solchen wissenschaftlich gerechtfertigten Bezeichnung des Versorgungsleidens ergibt sich automatisch, daß etwaige spätere wirkliche Folgen der Kopfverletzung ohne weiteres als D. B.-Leiden anerkannt werden, während im andern Falle, namentlich unter dem Einfluß rentenbeschränkender Notverordnungen, Schwierigkeiten entstehen können.

In strittigen Fällen ist allerdings gegebenenfalls eine eingehende Begründung der Diagnose sowohl wie der „Causalfrage", inwieweit ein Zusammenhang zwischen dem Leiden und dem entschädigungspflichtigen Geschehnis besteht, nach früher entwickelten Prinzipien notwendig. Frühere Urteile anderer Gutachter, die der eigenen Meinung widersprechen, sind in rein sachlicher Weise zu kritisieren, auch dann ohne jede Überheblichkeit, wenn der Zeugnisaussteller tatsächlich über eine erheblich größere Erfahrung verfügt. Die Zitierung besonders bekannter oder wenigstens dem Gutachter bekannter Autoren ist im Allgemeinen zu vermeiden; wissenschaftlich kontroverse Fragen sind nicht in Gutachten auszutragen. Wohl aber kann es in bestimmten strittigen Fällen geboten sein, einen kurzen allgemeinen Überblick über die wichtigsten Forschungsergebnisse der letzten Zeit, welche den Standpunkt im gegebenen Falle besonders begründen, zu geben. Eine ausführlichere Darstellung ist in dieser Hinsicht namentlich in solchen Obergutachten berechtigt, welche einer oberen Spruchbehörde als Richtlinien für grundsätzliche Entscheidungen dienen sollen. In solchen Fällen sind auch Ausnahmen von der gewöhnlichen Regel, wonach man Autorenzitate vermeiden soll, gestattet, wenn auch nicht notwendig.

Ein ausgiebiges Material, welches nicht nur über die Auffassung einzelnen Krankheiten gegenüber, sondern auch über die Technik der Gutachtenbegründung bei solchen Obergutachten Aufschluß gibt, findet sich z. B. in der Sammlung ärztlicher Gutachten in der Schriftenreihe Arbeit und Gesundheit, Heft 17.

In dieser Sammlung finden sich recht verschiedenartige Gutachtenformulierungen; doch ist das kein Nachteil, da das Kleben an einem Einheitsschema gar nicht erwünscht ist.

Am Schluß der „Beurteilung" erfolgt in den Gutachten, in denen eine längere Darlegung erforderlich war, eine kurze Zusammenfassung der wichtigsten Ergebnisse.

I. Die Neurosen.

1. Umgrenzung und Definition.

Das wichtigste Gebiet auf dem Gebiet der Begutachtungen bilden noch immer die sog. *Neurosen*. Wir werden sie daher an erster Stelle besprechen.

Es ist vielfach üblich geworden, dieses Gebiet in einer viel zu vereinheitlichenden Weise zu betrachten und davon zu sprechen, wie man sich *der* Neurose gegenüber gutachtlich zu verhalten habe. Diese Betrachtungsweise ist eine zu summarische; und, obwohl schließlich für manche Begutachtungsfragen aus der mangelhaften Differenzierung der Neurosen keine großen Fehlerquellen entstehen, ist es doch erforderlich, sich erst einmal darüber klar zu werden, daß sehr heterogene Zustände und Vorgänge in den Begriff der Neurose zusammengefaßt sind.

Diese Heterogenität bringt es schon mit sich, daß die Gesamtdefinition der Neurosen keine ganz einfache ist. Die wissenschaftlich einigermaßen befriedigendste und die meisten Fälle erfassende Umgrenzung legt den pathogenetischen Hauptwert auf die abnorme Konstitution und betrachtet danach Neurosen und Psychoneurosen als diejenigen nervösen Störungen und subjektiven Leidenszustände, die auf dem Boden einer abnormen seelischen Veranlagung oder (als Äquivalent) abnormen Reizbarkeit des Nervensystems als pathogenetischen Hauptfaktoren entstehen, ohne daß eine materielle Veränderung des Nervensystems eingetreten ist. Ausgesprochene psychopathische Erscheinungen werden nur aus konventionellen Gründen von den Neurosen (und Psychoneurosen) getrennt.

Diese Definition hat aber (abgesehen davon, daß sie einzelne neurotische Reaktionen nicht mit umschließt) gewisse praktische Schwierigkeiten. Es ist nicht zu leugnen, daß die abnorme Konstitution in zahlreichen Fällen (nicht nur solchen der Begutachtung) der Feststellung entgeht oder auch erst wirklich im Laufe des späteren Lebens manifest wird (was wissenschaftlich im übrigen gegen die Konstitution ebensowenig spricht als wie die Feststellung, daß ein Huntington erst im höheren Lebensalter eintritt, der Annahme widerspricht, daß letztere Krankheit eine Erbkrankheit im engsten Sinne ist). Zweckmäßig ist es jedenfalls nicht, in den Fällen, in denen die abnorme Konstitution oder die psychoneuropathische Heredität nicht erweislich ist, diesen Faktor in der Begutachtung zu betonen.

Abgesehen von den Schwierigkeiten, im konkreten Fall die Persönlichkeitsgrundlagen kennen zu lernen, ist nun aber auch die Bedeutung der mannigfachen Erlebnisse und körperlichen Schädigungen auf die Entwicklung zahlreicher Neurosen nicht zu unterschätzen. Wenn unter dem Einfluß quälender Konflikte oder langdauernder, mit Enttäuschungen verbundener Überarbeit neurotische Erscheinungen eintreten, kann die Bedeutung der abnormen Konstitution so weit zurücktreten, daß sie im Sinne der Strukturanalyse höchstens noch zu einem prädisponierenden Faktor wird und den Erlebnissen die pathogenetische Hauptbedeutung zukommt. Reaktionen, in denen ein einmaliges Erlebnis als pathogenetischer Hauptfaktor anzuerkennen ist, werden später noch besprochen werden. Wenn auch in der Entstehung der sog. Erschöpfungsneurosen chronisch psychischen Erlebnissen (dauernden Affektspannungen, „Überarbeit" mit Enttäuschungen usw.) besondere Bedeutung zukommt, so ist doch nicht zu bezweifeln, daß dem körperlichen Zustand (sowohl dem asthenischen Habitus als körperlicher Konstitutionsanomalie wie auch somatischen Schädigungen, z. B. mangelhafter oder unzweckmäßiger Ernährung), die Bedeutung eines wesentlich mitwirkenden Faktors zukommen kann. In dieser Beziehung ist besonders auch an die Mitwirkung verschiedenartiger endokriner Störungen zu denken; allerdings gelangt man hier an eine Grenze des Neurosengebiets, da man alle diejenigen Syndrome, in deren Entstehung eine Endokrinopathie (z. B. eine Hyperthyrose) die feststellbare Hauptrolle spielt, aus dem Gebiet der eigentlichen Neurosen ausscheiden muß.

Man wird geneigt sein, die Neurosen als funktionelle Störungen von den organischen Erkrankungen des Nervensystems abzugrenzen; doch ist schon früher ausgeführt worden, daß wir diese Alternative funktionell-organisch nicht mehr anerkennen können, insofern als wir funktionelle Vorgänge kennen, welche organogen sind, und in deren Gefolge materielle Veränderungen des Nervensystems auftreten können. Dem organogenen Vorgang an sich braucht aber eine materielle Veränderung nicht zu entsprechen. Genannt wurden schon: die Hypertonie mit ihren nervösen Begleiterscheinungen, die Beschwerden nach schweren Kopftraumen. Daß man solche Zustände von den Neurosen abtrennen soll, erscheint natürlich.

Es muß für uns heut als selbstverständlich gelten, daß wir alle diejenigen Krankheiten oder pathologischen Zustände, deren organische Grundlage wir noch nicht kennen, aber unbedingt vermuten müssen, von den Neurosen zu trennen haben. Es ist deshalb unverständlich, wie z. B. noch immer mitunter Krankheiten wie die Paralysis agitans oder Chorea minor (deren pathologisches Substrat wir übrigens zum Teil gut

kennen) zu Neurosen gerechnet werden. Das gleiche gilt übrigens auch
für die Epilepsie (mit Ausnahme jener epileptiformen Anfälle auf dem
Boden verschiedenartiger psychopathischer Veranlagungen, die von der
eigentlichen Epilepsie doch wohl zu trennen sind, s. u.).

Für eine größere Gruppe organogener Erscheinungen leichterer Art
hat sich der Begriff *pseudoneurasthenisch* eingebürgert. Er umfaßt
Syndrome verschiedener Entstehung, die neurasthenischen ähneln, bei
denen also die für eine materielle Schädigung des Nervensystems *beweiskräftigen* Symptome fehlen, während das pathologisch-anatomische
Substrat mitunter bekannt, in anderen Fällen aber noch nicht genügend
bekannt, gewöhnlich jedenfalls nicht sehr grob ist. Pseudoneurasthenische Syndrome kennen wir vor allem nach epidemischer Encephalitis
und im Beginn der Hirnarteriosklerose, auch im Beginn der multiplen
Sklerose. Viele Zustände nach schwerer Kopfverletzung und bei manchen Endokrinopathien könnte man ebenso bezeichnen. Man muß sich
nur bewußt sein, daß diese Zustände grundsätzlich von neurotischen verschieden und ihnen nur grob phänomenologisch verwandt sind, und daß
man die Pflicht hat, sich jedesmal genau zu überlegen, ob ein pseudoneurasthenisch organischer oder ob ein rein neurotischer Zustand vorliegt.

Da der Gegensatz organisch-funktionell bei der Definition nicht —
wenigstens nicht allein — Verwendung finden kann, und Konventions-
gründe die Reaktionen auf dem Boden psychopathischer Grundlage
(sprachlich nicht ganz richtig psychopathische Reaktionen genannt) in
zwei Teile zerschneiden, ist eine ganz kurze Schlagwortbezeichnung der
Neurosen nicht gut möglich. Hier sind sie zusammengefaßt als: alle
Zustände konstitutioneller Nervosität und Psychopathie, soweit sie in
mehr subjektiven nervösen Beschwerden sich äußern, sowie die meist
auf konstitutionell abnormer Basis entwickelten nervösen Erschöpfungszustände und psychogenen Reaktionen.

Der Einbeziehung psychogener Reaktionen in die Gruppe der Neurosen widerspricht nicht die Feststellung, daß psychische Einflüsse auf
alle organischen Krankheiten, auf alle Vorgänge des Organismus überhaupt, wirksam sind. Dieser Umstand kann diagnostisch von Bedeutung
sein. Die Verstärkung eines Zustandes unter suggestiven oder emotionellen Einflüssen kommt auch z. B. beim Parkinsonismus vor. Heftige
Emotionen sind von starken Vasomotorenreaktionen begleitet, unter
deren Einfluß etwa bei schwerer Arteriosklerose ein apoplektischer Insult oder ein epileptischer Anfall (aber nicht die Krankheit Epilepsie)
provoziert werden kann. Psychotraumatische Anlässe können also auch
einmal an dem Ablauf organischer Erkrankungen beteiligt sein (gutachtlich sehr vorsichtig zu verwerten!), ebenso wie nicht zu bezweifeln ist,
daß das Bestehen eines Dauerkonflikts mit Unlustspannungen manche

organische Krankheit ungünstig beeinflußt. Bei den psychogenen Reaktionen im engeren Sinne kommt das Motiv des Konflikts, des erregenden Anlasses oft inhaltlich in der Neurose zur Geltung. (Daß ein ähnliches Verhalten sich auch bei grob organischen Erkrankungen zeigen soll, erscheint uns nicht bewiesen.)

Die große Mannigfaltigkeit der nervösen Erscheinungen nach Aufbau und *Symptomatik macht es zur gebieterischen Pflicht mit der so oft gestellten Diagnose Nervenschwäche ein für allemal Schluß zu machen.* Jeder erfahrene Gutachter weiß, daß mit diesem Wort ebensooft die pseudoneurasthenischen Zustände nach schweren Kopfverletzungen, Encephalitis usw. wie einwandfreie Neuropathien und Psychopathien, Erschöpfungszustände und psychogene Reaktionen der verschiedensten Art damit bezeichnet werden. Der Begriff ist also nichtssagend. Statt dessen sollte man in jedem Fall sich genau die Aufbaumomente klar machen und danach sein Urteil abgeben. Im Gegensatz dazu ist in zahlreichen Fällen nach dem Krieg ohne den Versuch einer Analyse die Diagnose Nervenschwäche gestellt und einschränkungslos als D. B. anerkannt worden. Dieser Bescheid bleibt evtl. für das ganze Leben, auch wenn der spätere Gutachter erkennt, daß etwa eine angeborene Neuropathie oder Berufsnervosität die „Nervenschwäche" erklärt; eine etwaige Rente bleibt, auch wenn sie die wesentliche Ursache der Fixation der Neurose darstellt und den Staat wie den Rentenempfänger gleichmäßig schädigt. Gelingt es aber einmal nach medizinischen Feststellungen einen Rentenberichtigungsbescheid oder eine Rentenentziehung zu begründen, so entsteht bei dem auf seine langgewöhnte Rente eingestellten Rentenempfänger eine verständliche Erbitterung und ein langdauernder Rechtsstreit, die beide vermieden worden wären, wenn man gleich im Anfang etwas die Natur des Leidens berücksichtigt und sein Urteil danach abgegeben hätte.

2. Einzelne Neuroseformen.

Bei der Vielfachheit der sich überschneidenden Ursachen und Bedingungen kann es eine befriedigende Einteilung der Neurosen, die jeden Fall exakt in ein bestimmtes Fach einzuordnen gestattet, nicht geben. Es ist nun nicht erforderlich, hier das ganze Problem der Neurosen in eingehender Weise aufzurollen; nur der Fragekomplex der sog. traumatischen Neurosen wird nachher im Gegensatz zu der sonstigen Stoffverarbeitung in diesem Buch wegen seiner besonderen Wichtigkeit historisch abgehandelt werden. Sonst sollen nur in summarischer Form die Neurosen in einer für praktische Zwecke hinreichenden Einteilung geordnet werden. Die Beantwortung gutachtlicher Fragen wird auch von demjenigen, der mehr psychoanalytischen Gedankengängen folgt und Aktual- von Complexneurosen unterscheidet, nicht anders als von uns gegeben zu werden brauchen. Ohne die fließenden Übergänge oder richtiger, die Verkettung der verschiedenen Bedingungen in jedem Einzelfall zu verkennen, können folgende hauptsächlichen Verläufe und Zustände genannt werden.

a) Erschöpfungsneurose.

Die *Neurasthenie, Erschöpfungsneurose,* das *Beardsche Syndrom,* die nervösen Symptome infolge chronischer Überlastungen, namentlich langdauernder affektiver Belastungen mit Verantwortung verbundener Arbeiten, auch seelischer Konflikte. Doch äußert sich die Neurose mehr in den allgemeinen Symptomen der Reizbarkeit und Erschöpfung, als daß der pathogene Komplex inhaltlich in der Neurose zutage tritt. Die Neurasthenie ist die typische Neurose zahlreicher geistiger Arbeiter. Ausgesprochen neurasthenische Erscheinungen treten naturgemäß besonders bei endogen-neuropathischen oder nervösen Menschen auf, doch manifestieren sich die Symptome häufig erst nach langdauernden Belastungen im reiferen Alter. Körperliche Strapazen können unterstützend wirken, sind aber nicht pathogenetische Hauptfaktoren. (Immerhin ist es für die Behandlung wichtig, daß man nicht nervöse Erschöpfungen nach affektiv-geistigen Überlastungen durch körperliche Parforceübungen bessert.)

Die Beschwerden des Neurasthenikers sind monoton: Reizbarkeit, Morosität, Hastigkeit, mannigfache körperliche Mißempfindungen, namentlich Kopfdruck, etwas seltener vegetative Mißempfindungen, Arbeiten gegen subjektiven Widerstand, mit Insuffizienzgefühlen, in schwereren Fällen Konzentrationsstörungen, Reproduktionserschwerung, Fahrigkeit, Entschlußlosigkeit, mäßige Angst. Besonders unangenehm wirkt die neurasthenische Schlaflosigkeit, meist Einschlafstörung. Sie wirkt sich oft als Circulus vitiosus aus, insofern die Agrypnie die assimilatorischen Erholungsvorgänge hemmt, den nervösen Zustand verstärkt, wodurch wieder die Einschlafstörung vermehrt wird. In ähnlicher Weise wirkt das Insuffizienzgefühl; das Gefühl, mit dem Pensum nicht fertig zu werden, bewirkt Scheu vor notwendigen Erholungen und Entspannungen, worunter wieder die Leistungsfähigkeit leidet. Bei den echten Kriegsneurasthenien, bei denen die Insuffizienzgefühle oft gegenüber Schreckhaftigkeit, Konzentrationsschwäche und Schlafstörungen zurücktraten, waren neben den affektiv starken Dauererlebnissen und Strapazen viele schlaflose Nächte, auch Ernährungsmangel von Bedeutung.

Die Erkennung der neurasthenischen Symptome erscheint einfach; die „Echtheit" des Affekts macht insbesondere die Abtrennung gegenüber hysterischen Symptomen nicht schwer. Man darf nur nicht vergessen, daß viele organische Erkrankungen mit neurastheniformen Symptomen beginnen, insbesondere Paralyse, Arteriosklerose, auch Hirntumoren oder eine Erkrankung interner Organe kleiden sich in die Maske der Neurasthenie. Es ist selbstverständlich, daß eine genaue Untersuchung aller Organe einschließlich des Fundus oc. stattzufinden hat. Vor allem darf man nicht neurasthenische Symptome mit den leichten Formen der Depressionen verwechseln, die sich häufig in körperlich „hypochondrischen" Beschwerden (Herz, Magen, Darm) manifestieren.

Die Begutachtung neurasthenischer Erscheinungen wird zunächst zu berücksichtigen haben, daß es geistige Arbeiter gibt, die außerordentlich starke nervöse Beschwerden haben und doch voll berufsfähig sind. Gewiß wird man zugeben, daß selbständige geistige Arbeit planvoller und erfolgreicher ohne neurasthenische Fahrigkeit ausgeführt werden kann; aber in zahlreichen Berufen, in denen die geistige Leistung eine mehr reproduktive ist, kann eine ernsthafte Erwerbs- oder Berufsminderung durch neurasthenische Erscheinungen doch nicht anerkannt werden. Weiterhin ist zu berücksichtigen, daß die erschöpfenden Erlebnisse nicht zu einer Dauerbeschädigung des Nervensystems führen; wenn eine neurasthenische Reaktion sich nicht zurückbildet, so kommt das entweder daher, daß die pathophoren Reize andauern („Berufsnervosität", Konflikte) oder (bzw. und), daß die endogene nervöse Veranlagung den pathogenen Hauptfaktor bildet. Daß neurasthenische Reaktionen zu bleibenden organischen Schädigungen führen (wie etwa Aufbrauchserkrankungen), ist *nicht* erwiesen. Man hat vielfach anzunehmen geglaubt, daß Neurastheniker ebenso wie Menschen, die geistig viel arbeiten, eher an Hirnarteriosklerose erkranken als andere Menschen; doch ist das sehr zweifelhaft. Gutachtliche Folgerungen aus einer solchen Annahme zu ziehen, wäre verfehlt (zahlreiche Neurastheniker, die gleichzeitig körperlich asthenisch sind, bekommen ihre Hirnarteriosklerose eher später als der Durchschnitt oder gar die Menschen mit arthritisch-pyknischem Habitus).

Daß man bei Kriegsneurasthenikern eine D. B. einst anerkannte, war richtig, wenn wirklich Erschöpfungen vorgelegen hatten (tatsächlich wurde D. B. oft selbst dann anerkannt, wenn besondere Leistungen beim Dienst hinter der Front nicht stattgefunden hatten, wie etwa bei einem Küchenunteroffizier einer Train-Abteilung). Auf jeden Fall hätte man aber D. B. nur für eine beschränkte Zeit begrenzen dürfen, da eine Dauerbeschädigung nach Cessieren der erschöpfenden Erlebnisse nicht anzuerkennen ist. Eine Erwerbsminderung ist im allgemeinen nur für vorübergehende Zeit anzuerkennen. Da wir jeden Schematismus vermeiden, erkennen wir einzelne *Ausnahmefälle* an (auf das Wort Ausnahme ist Hauptwert zu legen). Wir nennen einen Studenten, der bis 1926 in sibirischer Gefangenschaft abnorm lange und starke Ent-

behrungen, Strapazen, Emotionen hatte, entwurzelt und verbittert in die
Heimat zurückkehrte und jetzt noch nicht ganz ausgeglichen ist; aber
auch in diesem Fall tritt Besserung ein. Invalidität ist bei Neurasthenie
nicht am Platze, auch keine Pensionierung eines Beamten, wohl aber
dürften Kuren und Urlaubsverlängerung empfehlenswert sein. Ein ein-
maliger Unfall ruft keine Neurasthenie hervor!

b) Endogene Nervosität.

Die *endogene Nervosität* (*Neuropathie*) ist teilweise als Grundlage
neurasthenischer Erschöpfungszustände gewürdigt, sie ist deutlicher in
den Fällen zu erkennen, welche von Kindheit an auf Belastungen,
namentlich affektiver Art, mit nervösen Reaktionen antworten. Man
kann in dieser Gruppe auch sehr wohl tiefergehende Persönlichkeits-
anomalien unterbringen, welche die Dysharmonie des Aufbaues psychopathischer Menschen deutlich erkennen lassen, diese aber in der Maskie-
rung des nervenschwachen Menschen zeigen: oft gute Intelligenz, natür-
liches Gesundheitsgewissen, weniger ausgesprochene Affekt- oder
Temperamentsanomalien, als Entschlußlosigkeit („Willensschwäche")
hypochondrische Befangenheit oder auch Eingespanntheit in hemmenden
und quälenden Zwangsvorgängen (z. T. entsprechend Janetscher
Psychasthenie), oft werden die Störungen im Laufe des Lebens erst langsam manifest, genau so wie das bei körperlichen Erbkrankheiten sein
kann. Wieweit hier Komplexe im Freudschen Sinne mitwirken, braucht
uns hier — da es für die Begutachtung belanglos ist — nicht zu interessieren. Jedenfalls darf die Wirkung der Konstitution nicht unterschätzt werden; hierher gehört vielfach das „nervöse Kind"!

c) Vegetative Stigmatisierung.

In einer anderen Ebene wächst die endogene Nervosität zur konstitutionellen Reizbarkeitssteigerung oder Änderung im vegetativen
Nervensystem, zur vegetativen Neurose oder vegetativen Stigmatisierung aus (v. BERGMANN). Eine wichtige Grundlage unserer Kenntnisse
dieser Zustände brachte die Lehre von der Vagotonie (EPPINGER, HESS);
doch ist gewöhnlich die Regulationsstörung der vegetativen Innervation
keine einseitige. Die vegetative Stigmatisierung coincidiert klinisch in
weiten Grenzen mit den Organneurosen früherer Zeiten („Herzneurosen",
nervösen Magen-Darmstörungen), mit vasomotorischen Neurosen soweit,
als diese nicht — was heute für viele wahrscheinlich gemacht ist — in
einer organischen Veränderung vegetativer Apparate ihre Grundlage
haben. Daß auch Erlebnisse und hysterische Mechanismen an der Entstehung vegetativer Übererregbarkeitserscheinungen beteiligt sein können, ist gewiß; nur die Analyse des Einzelfalls lehrt, welchem Faktor,

Konstitution oder hysterischem Mechanismus, die Hauptrolle zufällt. Ob Überlastungen, die zu neurasthenischen Erscheinungen führen, an sich eine dauernde Übererregbarkeit der Vasomotoren herbeiführen können, ist noch nicht ganz klar; eine derartige Schädigung nach einem einmaligen Trauma ist nicht anzuerkennen, vorausgesetzt, daß nicht eine organische Hirnläsion vorliegt, die zur Vasomotorenregulationsstörung geführt hat. Dann handelt es sich aber nicht mehr um eine Neurose, sondern um eine pseudoneurasthenische Störung. Vegetativ stigmatisierte Menschen zeigen häufig allgemein neuropathische Symptome und Neigung zu hypochondrischen Befürchtungen. Die Diagnose ist einfach, wenn Vasomotorenphänomene (Congestion und Erblassen, starke Pulslabilität, respiratorische Arrhythmieen, deutliche Pulsverlangsamung bei Druck auf die Augäpfel (ASCHNER), Vagusdruck (TSCHERMAK), im Hockversuch (ERBEN) nachweisbar sind oder die Reaktion auf die Pharmaka des vegetativen Nervensystems (Adrenalin, Atropin, Pilocarpin) eine abnorme ist, und wenn gleichzeitig nicht eine organische Erkrankung des Nervensystems die abnorme Reaktion auf Reizmittel erklärt. Doch muß man bei Begutachtungen wohl etwas vorsichtig mit pharmakologischen Prüfungen sein. Die vegetativen Neuropathien gehören zum Grenzland der Neurosen, zum Teil schon zu jenen Störungen, die von den Neurosen abwandern werden.

Daß es auf dem Boden der vegetativen Stigmatisierung, der Organneurose leicht zu Organläsionen kommt, daß z. B. aus der vagotonischen Magenneurose ein Magengeschwür, dem nervösen Asthma ein Emphysemasthma entsteht, muß heute wohl als erwiesen angesehen werden. Vieles von dem, was HOCHE als mangelnde Gewebsrüstigkeit bezeichnet, gehört in das Gebiet der vegetativen Stigmatisierung, der Übererregbarkeit oder Empfindlichkeit einzelner Organe oder Organsysteme. Die wissenschaftliche Problematik, in welchem Maße hier neben der nervösen Regulationsstörung auch eine solche der Ionenzusammensetzung des Blutes und der Gewebssäfte besteht, braucht hier nicht erörtert zu werden. Wohl aber ist darauf hinzuweisen, daß auch die nicht primär auf Arteriosklerose oder Nierenleiden beruhende Blutdrucksteigerung, die *essentielle Hypertonie*, nach dem Urteil maßgebender Autoren in das Gebiet der vegetativen Stigmatisierung gehört. Diese Affektion ist schon früher als Beispiel dafür, daß die Alternative organisch-funktionell unzutreffend ist, genannt worden. Die wichtigste Ursache der essentiellen Hypertonie ist eine endogene Veranlagung. Es ist aber nicht zu bestreiten, daß chronische affektive Belastungen auf den Verlauf des Leidens von wesentlichem Einfluß sein können, und daß es gelungen ist, hohe Blutdrucksteigerungen, die zu einer irreparablen Nierenschädigung im Sinne der Nephrosklerose zu führen drohten, durch eine psychische Behandlung, die im wesentlichen eine Entlastungs- oder Entspannungstherapie darstellt, wieder weitgehend zurückzubilden (OTF. MÜLLER, WICHURA).

Unter diesen Umständen wird man auch gutachtlich zwischen seelischen Erlebnissen und essentieller Hypertonie, evtl. auch anderen vegetativen Neurosen nicht ohne weiteres einen ursächlichen Zusammenhang negieren. Es muß freilich eindeutig nachgewiesen werden, daß schwerere seelische *Dauer*belastungen auch tatsächlich vorgelegen haben, und daß sich erst während der Zeit der Dauerbelastungen der Hochdruck entwickelt hat. Der Nachweis kann erschwert sein, da der Blutdruck häufig erst gemessen wird, wenn stärkere auf Blutdruck hinweisende Symptome bestehen. Der Wahrscheinlichkeitsbeweis dürfte aber auch dann schon als erbracht gelten, wenn vor der Einwirkung der Dauerbelastungen subjektiv völlige Frische und Arbeitskraft bestanden haben, und die Blutdrucksteigerung unmittelbar nach der Einwirkung nachweisbar ist. Außerdem muß festgestellt sein, daß es sich um eine tatsächliche dauernde Hypertonie und nicht um eine vorübergehende situativ bedingte Blutdrucksteigerung handelt. Ein Trauma kann nicht als provokatorischer Faktor angesehen werden (über Kopftrauma und Arteriosklerose siehe Genaueres später). Aber auch neurasthenische oder hysterische Reaktionen auf ein Erlebnis sind nicht als Ursachen im gesetzlichen Sinne anzuerkennen. Umfangreiche Erfahrungen zeigen insbesondere, daß die sog. Kriegs- und Unfallneurotiker in keiner Weise besonders für Hypertonie disponiert sind.

Invalidisierung wird bei schwerer vegetativer Stigmatisierung gestattet sein, wenn gründliche Behandlung keinen Erfolg gebracht hat. Die Frage, wieweit durch ein Trauma eine Organkrankheit, etwa ein Magengeschwür, durch einen Stoß vor den Bauch, hervorgerufen werden kann, ist kein neurologisches Problem.

d) Verschlimmerung nervöser Erscheinungen durch Organkrankheiten.

Dagegen bedarf es noch einiger Worte über die *Verschlimmerung neurasthenischer oder endogen nervöser Zustände durch eine andere als entschädigungspflichtig anerkannte organische Erkrankung.* Hier kommt hauptsächlich die Wirkung dauernder Schmerzen irgendwelcher Art oder äquivalenter organischer Beschwerden auf den Nervenzustand in Betracht. Es ist natürlich zuzugeben, daß erhebliche Schmerzen, insbesondere wenn sie auch die Nachtruhe und den Appetit stören, eine erhebliche Reizbarkeit, Morosität, auch weitergehende subjektiv nervöse Beschwerden bedingen und dies besonders, wenn eine neuropathische Disposition besteht. Ähnlich wie Schmerzen wirken andere quälende Beschwerden (Herzangst, Schwindel usw.). Es ist aber ebenso richtig, daß diese nervösen Begleiterscheinungen zu dem entschädigungspflichtigen Grundleiden *unmittelbar* gehören und implicite bei der Entschädigung des Grundleidens mitberücksichtigt werden müssen. Sind die Beschwerden und damit auch glaubwürdig die nervösen Begleiterscheinungen stärker, dann ist die Gewährung einer höheren Rente möglich, ohne daß darum ein besonderes entschädigungspflichtiges Nervenleiden diagnostiziert zu werden braucht. Dabei macht es keine Schwierigkeiten und man hat auch keine Bedenken, die persönliche Empfindlichkeit Schmerzen gegenüber in der Einschätzung der Rentenhöhe mitzuberücksichtigen, soweit der organische Schmerz die wesentliche Ursache der nervösen Beschwerden ist. Einen Maßstab, wieweit das möglich ist, kann die Würdigung der Störung des Allgemeinzustandes (Körpergewicht usw.) geben. Dagegen ist die Anerkennung eines besonderen Nervenleidens schädlich, weil der Name unnötige Hypochondrisierungsquellen setzt und die Möglichkeit naheliegt, jede einfache Wehleidigkeitsreaktion auch noch als Folge des entschädigungspflichtigen Leidenszustandes aufzufassen. Entschädigungspflichtig ist aber nicht jede persönliche Reaktion auf einen entschädigungspflichtigen Leidenszustand (hypochondrische oder hysterische Reaktion), vielmehr wird man bei der Einschätzung der Erwerbsminderung nur berücksichtigen dürfen, daß man nicht von den Rentenberechtigten ein heroisches Ertragen von Schmerzen oder Indolenz überhaupt verlangen darf, wohl aber erwarten muß, daß sie sich Beschwerden gegenüber nicht anders verhalten, als wenigstens der große Durchschnitt derjenigen Menschen mit gleichen Leidenszuständen, die keine Rente zu erwarten haben. Stehen die nervösen Beschwerden in keinem Verhältnis zu dem objektiven Befund, oder sind die Klagen offenbar viel erheblicher als von dem Durchschnitt der Menschen bei gleichem Befund erwartet werden kann, dann liegt eine Persönlichkeitsreaktion vor, die nicht mehr entschädigungspflichtig ist. Mit dieser Umgrenzung werden nicht die Schwierigkeiten überwunden bei vielen schwer objektivierbaren organischen Erkrankungen (z. B. Neuralgien) die Erwerbsminderung festzustellen, aber es wird prinzipiell ein Merkmal gewonnen unberechtigten Rentenforderungen einen Riegel vorzuschieben, während doch die Möglichkeit gegeben ist, einem etwa auch körperlich schwächlichen Menschen bei gleichem Organbefund eine höhere Rente als einem robusten Menschen zu gewähren. Der objektive Zustand oder sein Äquivalent, der beim Durchschnitt zu erwartende Leidenszustand, ist also das Zentrum bei der Rentenfixierung; die individuelle nervöse Reaktion ist insofern verwertbar, als ein gewisser Spielraum der Rentenbemessung darauf Rücksicht zu nehmen hat. Anerkennung besonderer nervöser Reaktionen als entschädigungspflichtiges Leiden ist im allgemeinen zu vermeiden.

Die Beurteilung von Arzneimittelsuchten, die im Anschluß an entschädigungspflichtige Krankheiten auftreten, ist etwa der von nervösen

Beschwerden analog. Bei der Mehrzahl der Narkomanien ist die psychopathische Konstitution von besonderer Wichtigkeit. Trotzdem ist es notwendig, daß man bei einem schwer Verletzten, der — womöglich noch unter dem Einfluß fahrlässiger Arzneimittelverschreibung — Morphinist geworden ist, die Sucht als Folge des entschädigungspflichtigen Ereignisses anerkennt; insbesondere auch dann, wenn nach einer Entziehung erhebliche Schmerzen durch das anerkannte Leiden fortbestehen. Es hängt im wesentlichen von der Natur der zur Sucht Anlaß gebenden Ereignisse ab, ob man den Zusammenhang anerkennt oder nicht.

e) Psychogene Reaktionen[1].

Die Gliederung der psychogenen Reaktionen stößt durch das Ineinandergreifen verschiedener pathogenetischer Faktoren auf Schwierigkeiten, welche zum Teil mehr therapeutische und allgemein psychopathologische als gerade gutachtliche Bedeutung haben. Bei manchen Fragestellungen (Arbeitsfähigkeit, Erwerbs-, Berufsfähigkeit) ist die Rubrizierung der Reaktion von geringerer Bedeutung, als die Feststellung der Art und Schwere der psychopathischen Grundlage und des gegenwärtigen Zustandes allgemein. Wenn einer der letzten Bearbeiter dieses Gebietes (E. BRAUN), ohne die pathogenetischen Kompliziertheiten zu verkennen, eine Trennung von Persönlichkeits- und Milieureaktionen durchführt und in der ersten Klasse eine Reihe von Depressionen, Erregungen, Anfällen und Dämmerzuständen zusammenfaßt, bei denen es erlaubt ist, die Reaktion vom Gesichtspunkt der konstitutionellen Grundlage aus zu betrachten, so halte ich diese Differenzierung unbeschadet von dem Wunsch auch noch Komplex- von Aktualneurosen zu trennen, für zweckmäßig, muß aber empfehlen, statt von Milieureaktionen, von Situationsreaktionen zu sprechen, entsprechend dem auf einen Vorschlag SIEMERLINGS von *mir* entwickelten Begriff der Situationspsychose; denn die die Reaktion erhaltenden Bedingungen sind nicht durch die gegenwärtige Umwelt erschöpft, sondern durch eine Reihe äußerer und innerer einer bestimmten Lebenslage entsprechender Umstände bedingt. (Das Neurotischwerden unter dem Einfluß eines Rentenwunsches hat nichts mit einem Milieu zu tun.) Diese Situationsreaktionen, wie sie auch WEICHBRODT nennt, sind für die Beurteilung von besonderer Wichtigkeit. Allerdings stehen ihnen auch noch die direkt psychotraumatischen Reaktionen zur Seite, also diejenigen, die man eigentlich von den psychogenen Reaktionen trennen muß. Wir können also unterscheiden:

α) die direkten **Schreckreaktionen** (Schreckneurose, psychotrau-

---

[1] Dieser Abschnitt war schon fertiggestellt, als die umfassende Arbeit REICHARDTS, über diesen Gegenstand erschien. Die Umgrenzung psychog. Reaktionen ist hier etwas anders.

matische Reaktion). Diese waren schon vor dem Kriege eingehend beschrieben und am besten von den Massenkatastrophen, die mit besonderen Emotionen verbunden sind (Erdbeben, Grubenunglück), bekannt (STIERLIN, BAELZ u. a.). Bei Eisenbahnunglücken kann man ähnliche Feststellungen machen. Als höchster Ausdruck des Entsetzens tritt mitunter ein Stupor, ein Zustand der Regungslosigkeit, ein, der gerade da, wo Geistesgegenwart des Handelns erforderlich ist, verhängnisvoll sein kann; doch werden auch mitunter zweckmäßige Handlungen maschinenhaft ausgeführt mit einem Wissen um die Gefährlichkeit des Zustandes, aber abgesprengter Affektivität (scheinbare Kaltblütigkeit). Auf körperlichem Gebiet können starke Vasomotorenreaktionen auftreten. Auch psychogene Dämmer-, Verwirrtheits- und Krampfzustände, pathologische Erregungen („Kriegsknall") unter der unmittelbaren Schreckwirkung kommen, wie auch der Krieg gezeigt hat, unzweifelhaft vor. In leichten Fällen ähneln die Schreckreaktionen denjenigen, die auch bei anderen schweren Emotionen (Wut, Haß usw.) beobachtet werden; der Körper zittert, die Knie versagen den Dienst, man ist wie gelähmt, die Schließmuskeln funktionieren nicht mehr. Kriegserlebnisse sind übrigens insofern nicht ganz vergleichbar mit den Friedensemotionen katastrophaler Natur, als zwar die affektiven Belastungen durch ihre Dauer schwerer wirken, andererseits aber die Einstellung auf das Erlebnis die Affektwucht im Vergleich mit den unerwarteten Katastrophen abschwächt. Hierauf ist es zurückzuführen, daß doch nur bei einem Teil der Kriegsteilnehmer im Trommelfeuer und nach Granateinschlägen usw. heftige Schreckreaktionen eintraten.

Gutachtliche Wichtigkeit besitzt nun die Feststellung, daß die Schreckreaktionen, selbst wenn Anlaß und primäres Symptomenbild schwer waren, im allgemeinen sehr rasch zurückgehen. MURRI-BOLOGNA stellte bei der Erdbebenkatastrophe in Messina, bei der 60 000 Menschen den Tod fanden, fest, daß es unmittelbar nach dem Erdbeben kein normales Individuum gab; alle waren wie verrückt, aber schon nach wenigen Tagen war die Zahl der Gesunden sehr groß. Nach 1, 2 oder 3 Monaten waren nur noch ganz wenige Neurotiker vorhanden, und zwar Disponierte. Nach 5—6 Monaten war kein einziger an Erdbebenneurose Erkrankter vorhanden. BIANCHI sah sogar 4 Wochen nach der Katastrophe unter 500 Personen keinen einzigen Neurotiker. Die Feststellungen nach dem Explosionsunglück in Oppau in der Rheinpfalz nach dem Kriege sind ganz analog (KROISS). Gelegentlich kann das Erlebnis, wenn es aus dem Wachbewußtsein ausgeschaltet ist, im Traumleben noch eine Zeitlang Wirkung ausüben.

Die Feststellung der sehr begrenzten Dauer schwerster Katastrophenrecktionen ist gutachtlich von außerordentlicher Bedeutung, auch wenn man jeden Schematismus vermeidet und nicht verlangt, daß die Schreckreaktion in einer bestimmten Zeit beendet sein *muß*. Auf jeden Fall muß man den Verdacht haben, daß sekundäre, mit dem Unfallerlebnis nicht mehr direkt zusammenhängende Momente wirksam sind, wenn die psychogene Reaktion anhält und man muß den positiven Beweis führen, daß die Schreckreaktion ohne den störenden Einfluß solcher akzidenteller Vorgänge weiterläuft. In solchen Fällen kann gutachtlich die konstitutionelle Grundlage vernachlässigt werden. Dies ist etwa der Fall, wenn schwerere Zwangsbefürchtungen dem Erlebnis folgen.

β) die **Zwangszustände** nach Schreckerlebnissen. Erwin STRAUS hat in einer schönen Analyse gezeigt, wie etwa ein erschütterndes Erlebnis, der Anblick eines grausigen Unglücks, bei einem behüteten, vielleicht etwas sensitiven Kinde zu einer langdauernden echten Erlebnisreaktion führt, die sich in zwangsmäßigem Wiedererleben des erschütternden Vorfalls und anderer affektiver Reaktionen, evtl. selbst in einem bleibenden Einfluß auf die Charakterentwicklung äußert. Eine solche Erlebnisreaktion steht in völligem Gegensatz zu den gewöhnlichen psychogenen Reaktionen, die man bei den Begutachtungsfällen sieht. Es liegt in dem Strausschen Beispiel gewissermaßen eine thymogene Dauerreaktion in Reinkultur vor, wie man sie in der Gutachterpraxis selten findet. Es soll aber doch nicht geleugnet werden, daß es auch bei Erwachsenen nach Schreckerlebnissen hin und wieder Zwangszustände von längerer Dauer gibt, die zu dem Schreckerlebnis in inhaltlicher Beziehung stehen und sehr wenig in andere (und andersartige) nervöse Erscheinungen eingewoben sind. Allerdings begegnet es uns unter den sog. Kriegsneurotikern, die zur Begutachtung kommen, kaum, daß sie wirklich noch unter den durchgemachten Erlebnissen des Schrecks und des Grauens leiden, daß sie die gewonnenen Bilder nicht los werden können. Jedenfalls stehen hier, so verschiedenartig die zugrunde liegenden Konstitutionen auch sind, ganz andere Reaktionen im Vordergrund. Ich will keineswegs leugnen, daß es sensitive Menschen gibt, die noch von den Kriegserlebnissen beeindruckt sind und vielleicht eine Dauereinwirkung auf ihr Gemüt dadurch empfangen haben; aber diese Wirkung beeinflußt nicht die Erwerbsfähigkeit und führt auch, wie die Erfahrung zeigt, nicht zur Berentung. Die seltenen (nicht rein endogenen) Zwangszustände resultieren als Rest der Kraepelinschen Erwartungsneurose dann, wenn die Möglichkeit eines Wiedereintritts des Erlebnisses droht. Ein Beispiel ist der Chauffeur, der nach einem Autounfall sonst völlig leistungsfähig ist, aber sich nicht wieder auf ein Auto traut, oder das Mädchen, das nach Schreck über einen Blitzschlag lange Zeit hindurch eine nicht schon seit Kindheit bestehende Gewitterangst bekommt, ohne je an Rente oder Arbeitseinstellung zu denken; allerdings läßt diese Ängstlichkeit allmählich nach (Eigenbeobachtung). Ob der Höhenschwindel beim Besteigen von Leitern, Gerüsten usw. nach Kopfverletzungen zu diesen Phobien gehört, ist zweifelhaft, da ja, soweit nicht eine psychogene Reaktion anderer Natur vorliegt, in solchen Fällen an eine organische Veränderung der Vestibulariserregbarkeit als Grundlage der Mißempfindung zu denken ist.

Die Beurteilung dieser seltenen anankastischen Zustände und Phobien hat drei Punkte zu berücksichtigen: 1. Aus dem Verhalten bei Beobachtung und aus der Schilderung der Zwangserlebnisse muß einwandfrei erwiesen werden, daß unüberwindbare Phobien bestehen. Derartige Personen können oft sehr tüchtige, schneidige, im Gesamtverhalten ganz unneurotisch erscheinende Menschen sein, und nur in der adäquaten Situation stellt sich die Phobie ein. 2. Die Vorgeschichte ist genau (natürlich nicht nur durch die Angaben des Verletzten) zu erforschen. Ein Zusammenhang mit einem Unfall kann dann nicht anerkannt werden, wenn anankastisch-phobische Erscheinungen schon vor dem Unfall bestanden und das Unfallerlebnis vielleicht nur den Inhalt der Zwangsgedanken beeinflußt. Die Tatsache allein, daß leichtere Temperaments- und Charaktereigentümlichkeiten schon bestanden als Zeichen einer „Disposition" ist nicht entscheidend, sondern nur ob der entschädigungspflichtige Vorgang eine *wesentliche* Bedeutung in der Entstehung der Störung hatte. Man würde den Zusammenhang also auch etwa bei einem sensitiven Menschen dann anerkennen, wenn eine Emotion von erheblicher Wucht den Anlaß zur Phobie gegeben hat. 3. Man wird sich gerade bei den emotionsbedingten Phobien sehr überlegen müssen, ob bzw. ob eine wesentliche Erwerbsminderung besteht. Mir ist aus den wenigen Fällen, die auch bei großer Gutachtertätigkeit einem durch die Hände gehen, nicht bekannt, daß durch diese emotionellen monosymptomatischen Phobien annähernd so schwere und groteske Verhaltensanomalien bedingt werden, wie uns das aus dem Konzern der vorwiegend anlagemäßig bedingten anankastischen Zustände zur Genüge bekannt ist. Auch dürften gerade diese Fälle energischer Psychotherapie zugänglich sein, und es muß mit dem Verblassen der Phobie meist gerechnet werden. Es wäre interessant, festzustellen, ob unter den zahlreichen abgefundenen Passagieren nach Eisenbahnunfällen noch einer ist, der (obwohl nicht von jeher phobisch) eine so erhebliche Eisenbahnphobie zurückbehalten hat, daß er nicht mehr in den Zug steigt. Dies wird man auch dann bezweifeln, wenn man diese phobischen Zustände nicht mit den Rentenneurosen zusammenwirft.

γ) **Depression und hypochondrische Reaktionen.** Depressionen nicht zwangsmäßigen Charakters als langdauernde Reaktion auf ein entschädigungspflichtiges Erlebnis sind noch seltener als phobische Reaktionen. Wenn wir sie unter den Begutachtungsfällen aus der Kriegszeit vermissen, so hat das, soweit es sich um Situationsreaktionen handelt, seinen verständlichen Grund, den der definitiven Beseitigung der dysphorisch wirkenden Situation (Heimweh, Kriegsgefangenschaft, erschütternde Fronteindrücke usw.). Vereinzelt kommen sehr hartnäckige Unlust- und Morositätsreaktionen bei Personen vor, die besonders Schweres, z. B. durch langdauernde Gefangenschaft erduldet haben; Entwurzelungsvorgänge und Ressentiments spielen neben prolongierten Erschöpfungsvorgängen in der Entstehung dieser Zustände eine Rolle; aber sie entfernen sich symptomatisch von den einfachen Depressionen mitunter nicht unerheblich. Im übrigen kommt unter den Kriegsbeschädigten außerordentlich selten eine Begleitdepression bei schwereren verstümmelnden Verletzungen unter der Wirkung von Minderwertigkeitsgefühlen, beruflichen, mit der Verstümmelung zusammenhängenden Enttäuschungen, chronischen Schmerzen usw. vor. Besteht eine solche Begleitdepression, wird man eine D. B. auch dann anerkennen, wenn eine cyclothyme Konstitution die Ausbildung der Depression erleichtert oder ermöglicht hat. Daß die Zustände so selten sind, erklärt sich wohl aus verschiedenen Umständen. Infolge des Krieges sind schwere Verstümmelungen so häufig geworden, daß sie der Umwelt nicht mehr auffallen. Die Minderwertigkeitsgefühle werden durch das Bewußtsein des Verletzten, die Verstümmelung seiner Tapferkeit zu verdanken, kompensiert. Erotische Mißerfolge derartiger Kriegsverletzter infolge der Verwundung sind auch bei erheblichen Entstellungen offenbar selten. Sozial wird für die „Schwerkriegsbeschädigten" besonders gesorgt. Daß auch langdauernde Schmerzen viel häufiger zu anderen nervösen Reaktionen als zu tiefgehenden Verstimmungszuständen führen, muß man als einfache Feststellung buchen.

Hypochondrische Mißempfindungen sind nun unter den Begutachtungsfällen jeder Kategorie gang und gebe; aber sie sind nicht tief gewurzelt, nicht eine primäre Erlebnisreaktion auf den angeschuldigten Vorgang, es handelt sich nach der KEHRERschen Umschreibung nicht um ein Wehleiden, sondern um Wehleidigkeit; die Verbindung von Klagsamkeit mit mannigfachen hysterischen Zeichen gibt uns das Recht in diesen hypochondrischen Beschwerden vorwiegend die sinnvolle Atrappe von Vorgängen, die ganz anderen Tendenzen entsprechen, zu sehen. Natürlich muß man sich davor hüten, die unter der scheinhypochondrischen Decke liegenden etwaigen organischen Beschwerden zu übersehen (s. Abschnitt Kopfverletzungen). Die Ausbildung eines echten hypochondrischen Wahns nach einem entschädigungspflichtigen Unfall ist theoretisch denkbar; ich kenne keinen solchen Fall (im Gegensatz zu den psychogenen querulatorischen Wahnbildungen, die mit dem Rentenverfahren zusammenhängen).

Eindringlich wird man hervorheben müssen, daß die schweren Lebenskonflikte (Erotik, Beruf usw.) viel eher zu langdauernden psycho-

genen, nicht hysterisch gefärbten Reaktionen führen als die zu Rentenverfahren Anlaß gebenden Situationen.

f) Hysterische Reaktionen.

Die Hysterie früherer Zeiten als Krankheitseinheit existiert für uns
nicht. Wir verdanken namentlich WILMANNS die Erkenntnis, daß es
geboten ist, eine Unterform der psychopathischen Veranlagung als
hysterische Persönlichkeiten von bestimmten psychogenen Reaktionen,
die mangels eines besseren Namens vorläufig noch mit dem Namen
hysterischer Reaktionen bezeichnet werden dürfen, zu trennen. Als
hysterische Psychopathen kann man namentlich diejenigen Persönlichkeiten bezeichnen, die durch rasches aber oberflächliches psychogenes
Schwanken der Gefühle, Suggestibilität, Egocentricität, Geltungssucht
und Neigung zu Entstellungen ausgezeichnet sind. Ihre natürliche
Haltung ist die Pose (BUMKE). Übergänge zu anderen Persönlichkeits-
spielarten, namentlich pseudologischen Phantasten, Renommisten und
auch verbissenen Kampfnaturen sind fließend. Die Begrenzung des
Begriffs der hysterischen Reaktion hat im Laufe der Zeit mancherlei
Wechsel erfahren. Die KRAEPELINsche Definition hysterischer Reaktionen als die Umsetzung seelischer Erlebnisse in körperliche Störungen
(z. B. Lähmungen, Empfindungsstörungen usw.) genügt uns nicht mehr,
da es sowohl psychogene Störungen der Körperlichkeit gibt, die wir nicht
hysterisch nennen (z. B. vegetative Störungen) als auch Störungen auf
seelischem Gebiet, die für uns geradezu Prototypen hysterischer Störungen sind, wie etwa die Ganserzustände. Es ist schließlich noch das Beste
in der Definition die Entstehungsbedingungen mit zu verwerten und
etwa mit BONHOEFFER diejenigen psychogenen Reaktionen als hysterisch
zu bezeichnen, in deren Entstehung der Krankheitswille eine wesentliche
Rolle spielt. Man spricht deshalb auch von bulogenen (KEHRER) oder
epithymischen (BRAUN) Reaktionen; der Begriff des Epithymogenen
im Gegensatz zum rein Schreck-Emotions bedingten (Thymogen) war
uns übrigens auch schon in der Kriegszeit bekannt. Gewiß hat diese
Umgrenzung auch ihre Schönheitsfehler; gleiche Symptome, Primitiv-
entladungen wie Zittern und Krämpfe kommen kurzschlußartig unmittelbar nach Schreck ebenso wie in den Situationen vor, welche die
Flucht in die Krankheit nahelegen. Schon DUBOIS hat vor längerer Zeit
ausgeführt, daß erst die Fixation einer (hysteriformen emotionsbedingten)
Störung erlaubte das Symptom hysterisch zu nennen. Das ist richtig;
ebenso aber braucht man nicht zu bezweifeln, daß diese Fixation ihre
Ursache gewöhnlich in Tendenzen hat, welche BONHOEFFER als Krankheitswille bezeichnet. Das erkennen wir sowohl in dem Hohlen, Gemachten, Theatralischen, oft direkt Demonstrativen der psychogenen
Manifestationen; wir haben aber auch noch andere Argumente für diese

Auffassung, welche später in dem Abschnitt über die sog. traumatischen Neurosen genauer abgehandelt werden sollen und die erlauben, auch manche viel weniger gekünstelt erscheinenden, sog. nervösen Symptome als Äquivalente zu betrachten.

Mit dieser Anschauung ist keineswegs die weitere der Identität von hysterischer Reaktion und Simulation verbunden. Ebenso liegt uns die Absicht fern, die hysterische Reaktion moralisch bewerten zu wollen. Ein sensitiver Mensch, der unter dem Einfluß erdrückender Lebenskonflikte den Weg in die Krankheit findet, die ihm nach einem trostlosen Familienleben allein etwas Mitleid und Schonung sichert, kann nicht verurteilt werden, und wenn auch in anderen Fällen die Motive weniger mitleiderweckend sind, so sind wir als Ärzte nicht dazu da, ethische Werturteile zu fällen. Es begegnet auch keinem Zweifel, daß in der Psychogenese der Störung sehr erhebliche Variationsmöglichkeiten zwischen den kurzschlüssig, triebhaften in der Bewußtseinsphäre sich abspielenden Reaktionen, die KRETSCHMER als hyponoische und hypobulische Reaktionen bezeichnet hat, und sehr bewußten Demonstrationen vorkommen; am stärksten reflexartig sind die unmittelbar nach heftigen Schreck-Emotionen eintretenden hysteriformen Zustände; aber selbst wenn wir den Verdacht einer solchen Kurzschlüssigkeit haben, wie bei manchen Situationspsychosen der Untersuchungshaft, machen uns Erfahrungen über die differente Häufigkeit dieser Störungen in verschiedenen Gegenden etwas stutzig über den Bewußtseinsgrad der pathophoren Tendenzen. Wissentliche Demonstrationen, d. h. simulatorische Beimengungen, sind unter den Begutachtungsfällen häufiger als früher angenommen wurde. Ihre (schwierige) Entlarvung hat nicht immer entscheidende Bedeutung, da die Begutachtung unter dem Einfluß unserer Anschauungen vom Wesen hysterischer Reaktionen ohnehin ihren vorgezeichneten Weg gehen muß.

Die Umgrenzung der hysterischen Reaktionen als bulogener oder epithymogener Störungen steht nicht im Widerspruch zu den Auffassungen, welche die Reaktion auf die Ingangsetzung phylogenetisch und ontogenetisch alter Mechanismen (Totstellreflex, Massensturm-KRETSCHMER u. a.) zurückführen. Es wäre durchaus möglich, daß solche der Bewußtseinsklarheit fremd gewordenen Primitiverscheinungen im Schreck aufgeklinkt und den krankheitsfixierenden Tendenzen unterworfen werden. In welchem Maße tatsächlich diese Primitivmechanismen in den hysterischen Syndromen vorkommen, ist hier nicht zu besprechen. Der Vergleich der hysterischen Störungen mit bestimmten organischen Hirnstörungen erscheint uns weniger glücklich; wenn man meint, daß die hysterische Reaktion dieselben Wege benutzt, welche man bei symptomatisch ähnlichen Hirnstörungen findet, so übersieht man doch, daß es sich um ziemlich unvergleichbare Dinge handelt. Eine hysterische pseudospastische Lähmung ist einer organischen ja doch auch nur *scheinbar* ähnlich, die charakteristischen Reflexstörungen, welche die Pyramidenstörung kenntlich machen, sind bei der hysterischen Imitation nicht vorhanden, da eben keine Pyramidenstörung, sondern eine Willensstörung vorliegt, die wir nicht lokalisieren können und der wir auch mit lokalisatorischen Vergleichen nicht näher kommen.

Hysterische Reaktionen treten nun keineswegs bloß bei hysterischen Psychopathen auf. Schreckreaktionen mit hysteriformen Erscheinungen treten bei hinreichend starker Gemütserschütterung auch bei Menschen auf, die keine psychopathischen Erscheinungen früher gehabt haben, auch können solche Symptome unter dem Einfluß der Tendenzen im hysterischen Sinne fixiert werden. Im übrigen treten die hysterischen Reaktionen ebensowohl bei sensitiven, psychisch Asthenischen wie intellektuell Debilen oder auch querulatorisch verbissenen Menschen auf; die Reaktion kann durch die Persönlichkeitsgrundlage ihre Gesamtfärbung wie aber auch ihre spezifische Richtung erlangen. Psychogene Taubheiten wurden vielfach gerade bei Schwachsinnigen gefunden (KEHRER). In anderen Fällen hängt die Art der Reaktion auch mehr von der körperlichen Minderwertigkeit bestimmter Organe ab, wie auf dem Gebiet der Hör- und Sehstörungen auch besonders von KEHRER gezeigt worden ist.

Obwohl also die Mehrzahl der hysterischen Reaktionen bei Psychopathen oder psychisch Abnormen überhaupt vorkommt und ohne die Persönlichkeitsveränderungen in diesen Fällen nicht möglich wäre, scheint es uns doch nicht zweckmäßig zu sein, die psychopathische Grundlage gutachtlich zu betonen, wenn man sie nicht sicher nachweisen kann. Der Ausdruck „psychopathische Reaktion" scheint uns sprachlich falsch gebildet zu sein.

Die hysterischen Symptome sind so mannigfaltig, als Instinkte und Willensvorgänge überhaupt auf die Funktionen des Organismus Einfluß gewinnen können. Im Vordergrunde stehen körperlicherseits die psychogenen Lähmungszustände, Contracturen (letztere jetzt sehr selten), Krampfzustände, Schüttelzittern, veitstanzartige Zuckungen (jetzt ebenfalls sehr selten), Tiks, Empfindungsstörungen, Störungen seitens der Sinnesorgane, insbesondere Auge und Ohr, Schmerzen mit meist nicht ganz auf die Valleixschen Punkte beschränkten Druckzonen, allgemeine hysterische Querelen; auch besteht kein Zweifel, daß viele vegetative Funktionsstörungen, Organneurosen, wie Herz- und Darmneurosen in hysterisches Regime übernommen werden können. Inkontinenzerscheinungen unter dem Einfluß hysterischer Mechanismen, während des Krieges nicht selten, sind jetzt exzeptionell, was diagnostisch wichtig ist. Hy. Fieber soll vorkommen (Schlaf, Appetit oft wenig gestört). Auf psychischem Gebiet: Die hysterischen Dämmerzustände mit Vorbei-

reden (GANSER), Erstarrungszustände (Stuporen) meist ziemlich ober-
flächlicher Natur, Verkindlichungs- und Scheindemenzzustände und
Delirien mit dem Inhalt der Reminiszenz an ein vergangenes Glück oder
Schreckerlebnis.

Der Krankheitswert aller dieser Erscheinungen ist ein außerordentlich
verschiedener; seine Feststellung hängt allerdings nicht so sehr vom
Einzelsymptom als von der Beurteilung der Gesamtsituation, in der die
hysterischen Phänomene manifest geworden sind, und der Gesamt-
persönlichkeit ab. Bei einer unmittelbar nach einem Schreck auf-
geklinkten Reflexhysterie, die allerdings ihren Entstehungsbedingungen
nach noch „prähysterisch“ ist, haben Lähmungs-, Zitter- und Krampf-
erscheinungen, die dem bewußten Willen noch mehr oder weniger entzogen sind, einen anderen Wert als bei den hysterischen Gewöhnungen
(KRETSCHMER) und diese wieder mehr als die hysterischen Übertrei-
bungen, die Manifestierung früher einmal automatisch abgelaufener
Phänomene in besonderen Situationen, die ein Kranksein erforderlich
machen. Wie lange der reflexhysterische Zustand dauert, kann natürlich
nicht schematisch bestimmt werden; im allgemeinen dauert diese
Phase, soweit sie bei dem betreffenden „Fall“ überhaupt vorliegt, ja nur
kurz, immerhin gibt es monosymptomatische Reaktionen, in denen
man die JANETsche Vorstellung der Bewußtseinsabspaltung wohl wenigstens bildlich brauchen kann, und bei denen trotz langer Dauer die
Mitwirkung von Willensvorgängen nicht überwiegend wahrscheinlich
ist. So sah ich einen im Feld nach Schreck und leichter Hornhautver-
letzung hysterisch blind gewordenen Mann, der jahrelang in einer Blin-
denanstalt bei unhysterischem Gesamtverhalten wie ein wirklich Blin-
der sich benahm und alle schauspielerischen Verhaltensstörungen vermissen ließ; er wurde von mir in Hypnose mit galvanischem Lichtblitz
und entsprechender Suggestion geheilt. Bei manchen hysterischen
Taubheitszuständen mag die instinktmäßig automatische Absprengung
vom Bewußtsein auch längere Zeit dauern. Die amnestischen Lähmungszustände sind nicht alle gleichsinnig zu beurteilen. Wenn nach einer
Facialislähmung die Funktion nicht wieder eintritt, obwohl die elektrische Erregbarkeit lange wiederhergestellt ist, so handelt es sich um
einen rein funktionellen Innervationsausfall, aber noch nicht einmal
eine psychogene Lähmung; jedenfalls kann man sich die Fixiertheit der
Lähmung auch ohne Interferieren von psychischen Vorgängen ebenso
verständlich machen wie das Fortbestehen eines Diabetes insipidus bzw.
einer Polyurie bei Encephalitis nach Beseitigung der organischen Störung. Es gibt funktionelle Automatisierungen nicht nur von Funktionen,
sondern auch Funktionsausfällen. Wenn aber nach einem Oberarm-
bruch, der nie mit einer Nervenschädigung verbunden war, im Anschluß an einen Gipsverband eine hartnäckige Lähmung des Arms

zurückbleibt, so ist in diesem Fall, wo nie eine Leitungsunterbrechung von Nervenbahnen vorgelegen hatte, eine rein funktionelle nicht-psychogene Genese nicht denkbar, ebensowenig eine reflektorisch instinktive Entstehung. Rein ideogene Funktionsausfälle sind aber wenig wahrscheinlich, und so ist die Mitwirkung bulogener Faktoren in einem solchen Fall wahrscheinlich, der Krankheitswert geringer als bei einer Reflexhysterie, wenn auch natürlich die pathophoren Tendenzen in weiten Grenzen zwischen der Unlust Bewegungsversuche bei noch bestehenden Schmerzen auszuführen, dem Wunsche Anstrengungen zu vermeiden bis zu dem wissentlichen Verlangen den Arm zu schonen, um bestimmte Vorteile durch die Krankheit zu erhalten, schwanken. Wenn der Krankheitswert auf der vom Schreck herkommenden Straße in der Richtung Reflexhysterie, Gewöhnung und Übertreibung absinkt, so sind die Differenzen auf der Parallelstraße, auf der die chronischen Konflikte des Lebens zur hysterischen Reaktion führen, nicht minder groß. Wenn Ophelia nach unerträglichen Schicksalen einem hysterischen Dämmerzustand erliegt, so zeigt das tragische Gefühl der Erschütterung des Hörers, daß dem Dichter eine sehr tiefgehende Veränderung, die doch als durchaus lebenswahr empfunden wird, vorschwebte. Und doch handelt es sich um eine „Flucht in die Krankheit". Am anderen Pol steht die Witzblattfigur der Dame, die ihre Ehequerelen und Intrigen mit pseudomigranösen Anfällen und Heulattaquen unterstützt und dazwischen der Kriminelle, der in der Untersuchungshaft, und dies durchaus nicht etwa nur unter dem unmittelbaren Erlebnis der Verhaftung, sondern oft erst nach längerem „Grübeln" sich in ein Baby oder einen Yoga verwandelt. Auch in dem Kreise dieser Situationspsychotiker sehen wir doch übrigens recht verschiedene Bewußtseinstufen, was zum Teil darauf zurückzuführen ist, daß Psychopathen recht verschiedener Natur daran teilnehmen.

Es gibt dann noch einige Symptome, denen ein besonders geringer Krankheitswert zugesprochen wird, vor allem die Sensibilitäts- und die gewöhnlichen Gesichtsfeldstörungen. Obwohl ja wohl nicht daran zu zweifeln ist, daß bei manchen Reflexhysterien ebenso wie im physiologischen Affekt Schmerzreize nicht (oder weniger als normal) empfunden werden, spricht doch sehr Vieles dafür, daß in der Mehrheit länger dauernder Fälle, in denen keine Bewußtseinseinengung besteht, diese früher so stark hervorgehobenen Erscheinungen, entweder iatrogen, durch die Untersuchung suggestiv erzeugt, oder noch häufiger einfache Demonstrationen und dem Willen unterworfen sind. Daß sich nicht die Folgen der Empfindungs- und ähnlichen Störungen wie bei organischen Störungen bemerkbar machen, ist nicht das Einzige; davon abgesehen findet man gerade hier einem so starken Situationswechsel, ein so krasses Hereinfallen auf einfache Simulationsproben, daß man wohl nur mit einiger Leichtgläubigkeit pathologische Suggestivvorgänge in Rechnung setzen kann. Übrigens benutzen gerade auch organisch Kranke, die sonst ganz unhysterisch sind, bei Begutachtungen diese Prüfungen (und auch Intelligenzprüfungen), um psychogene oder richtiger wohl simulatorische Auflagerungen zu entwickeln, die dem Gutachter unnötigerweise die Stärke der Krankheit offenbaren sollen. Bei Encephalitikern findet sich das nicht selten; nach gutem Zureden weicht hier allerdings die Empfindungsstörung meist sehr rasch. Bemerkenswert sind die Untersuchungen von O. LÖWENSTEIN, der in sehr interessanten Experimenten den Nachweis führte, wie hysterisch Taube, Gelähmte, Empfindungslose usw. bei entsprechenden Reizen, die *scheinbar* nicht wirkten, doch Ausdrucksbewegungen zeigten, die nur durch seelische *Verwertung* des Reizes erklärbar waren. Die Symptome des Hysterikers im einzelnen stehen den simulatorischen nahe, die gesamten seelischen Grundlagen sind allerdings differente.

Die Oberflächlichkeit der hysterischen Erscheinungen, die Mitwirkung von Tendenzfaktoren und das Übergleiten zum Simulatorischen haben namhafte Forscher dazu geführt, der Hysterie einen Krankheitscharakter überhaupt abzusprechen. Daran ist nun richtig, daß Hysterie ja keine Einheit ist und daß der hysterische Psychopath, etwa eine hysterische Kanaille vom Charakter der Hedda Gabler, oft ihr ganzes Leben lang keine hysterische Reaktion zu bekommen braucht und umgekehrt hysterische Reaktionen bei Nichthysterikern vorkommen. Eine Krankheit wie ein Magengeschwür oder Hirntumor ist Hysterie natürlich ebensowenig wie eine Zwangspsychopathie. Ebenso ist gewiß zuzugeben, daß der Krankheitswert der hysterischen Symptome seiner Entstehung und seinem Sinn nach anders als bei anderen Leidenszuständen zu bewerten ist. Solange man aber nicht den Nachweis führen kann, daß alle hysterischen Reaktionen mit Simulation *identisch* sind (und das wird doch wohl mindestens bei den akuten Reflexhysterien und manchen kurzschlüssigen Reaktionen schwer Degenerativer Niemand behaupten wollen), solange also noch hysterische Erscheinungen überhaupt als abnorme Phänomene anerkannt werden müssen, kann man auch nichts dagegen haben, wenn man generell diese Erscheinungen als krankhaft bezeichnet. Unsere Begutachtung kann trotzdem in dem gleichen Rahmen erfolgen, welche von den Vorkämpfern der Nichtkrankhaftigkeit der Hysterie angestrebt wird.

Bevor man aber die Begutachtung hysterischer Störungen begreift, ist es erforderlich, einen Blick auf jene Lehre der traumatischen Neurose zu werfen, die soviel Unheil angerichtet hat.

g) Die Lehre von der sog. traumatischen Neurose und die Begutachtung hysterischer und anderer neurotischer Erscheinungen.

Im Jahre 1867 wurde von einem Professor der Chirurgie JOHN ERIC ERICKSEN auf eigenartige mit Lähmungen, Steifhaltung der Wirbelsäule und Allgemeinsymptomen verbundene Krankheitszustände vorwiegend (nicht allein) nach Eisenbahnunfällen aufmerksam gemacht, die als railway spine bezeichnet und als organische Folgen einer Rückenmarkserschütterung mit im allgemeinen schlechter Prognose (Meningo myelitis) aufgefaßt wurden.

Die Lektüre der Broschüre ERICKSENS ist für uns reizvoll, weil sie zeigt, auf wie unsicheren Fundamenten die neurologische Diagnostik in einer Zeit, wo man noch nicht einmal Reflexprüfungen heranziehen konnte und subjektiven Mißempfindungen viel mehr Wirklichkeitsbedeutung als heut beimessen mußte, war. Tatsächlich ist das Material, auf das sich ERICKSEN stützte, offenbar ein recht heterogenes gewesen; z. T. handelt es sich anscheinend um psychogene Reaktionen, die nach den (z. T. recht hohen bis über 6000 Pfund gehenden) Entschädigungen nicht lange genug weiter katamnestisch verfolgt wurden, z. T. auch um organische Krankheiten traumatischer und nichttraumatischer Natur. Interessant ist, daß der Autor auch die Differentialdiagnose gegen Hysterie erläutert, aber sich wundert, wie man das railway spine mit Hysterie verwechseln könne, welch letztere bei jüngeren, vorwiegend weiblichen Personen vorkomme und durch den starken Wechsel der Symptome ausgezeichnet sei, auch eine reizbare, phantastische oder emotionelle Disposition zur Vorbedingung habe; der Gedanke an eine besondere Entschädigungsreaktion ist ERICKSEN jedenfalls nicht gekommen. Auch in anderen Arbeiten, wie z. B. dem bekannten Buche von v. LEYDEN über die Rückenmarkskrankheiten, ähnlich in einem Werke von RIGLER (1879) wurden solche Affektionen von offenbar psychogenem Charakter auf organische Krankheitsprozesse (Rückenmarkssklerose) zurückgeführt. Auch bei diesen Arbeiten ist zu bedenken, daß zahlreiche uns geläufige Phänomene, die eine Unterscheidung von organischen und psychogenen Leiden uns ermöglichen, damals noch unbekannt waren. Der deutsche Psychiater MOELI hat 1881 auf das psychogene Moment dieser Störungen schon hingewiesen, in England zuerst wohl HODGES.

Es ist nun kein Zweifel, daß sich in Deutschland in den 80er Jahren im Anschluß an die soziale Versicherung die Neurosen nach Unfällen häuften, welche durch ihre Hartnäckigkeit auffielen und OPPENHEIM veranlaßten das Krankheitsbild der *traumatischen Neurosen* aufzustellen, welche neben die bisher bekannten Neurosen (Neurasthenie, Hysterie, Hypochondrie) gestellt wurden und dem Gutachter die Meinung aufzwangen, daß es nervöse Erkrankungen funktioneller Art nach Unfällen gibt, die ernst zu bewerten sind und im allgemeinen eine schlechte Prognose geben. Die Lehre OPPENHEIMS hat im Laufe der Jahre gewiß manche Wandlung erfahren, wichtige Grundsätze seiner Anschauungen hat OPPENHEIM aber noch zuletzt 1916 auf der Kriegstagung der Neurologen aufrecht erhalten (so die Trennung bestimmter Störungen, der amnestischen Lähmungen, Reflexlähmungen, Myotonoclonia trepidans usw. von der Hysterie und anderes). Neben psychischen Ursachen spielt eine körperliche Erschütterung in der Entstehung der traumatischen Neurose eine große Rolle (namentlich anfangs).

In der zweiten Auflage seines Buchs (1892) gibt OPPENHEIM zu, daß das psychische Trauma, der Schreck, die Gemütserschütterung eine wichtige, in vielen Fällen wohl die Hauptrolle spielt; ein wichtiger Faktor ist aber auch der lokale oder periphere Shock, eine peripherische Erschütterung, welche sich auf die entsprechenden Nervenzentren fortpflanzt und sie lähmt, wohl zu einem Verlust des Erinnerungsbildes, der Bewegungsvorstellungen führt; in den Fällen, in denen sich die Störungen erst später entwickeln, werden sensible Reiz- und Lähmungserscheinungen nach Art der Reflexepilepsie (einem für uns obsolet gewordenen Begriff) angenommen. Beziehungen zu anderen Neurosen werden zugegeben, aber eine Identifizierung mit anderen Neurosen abgelehnt. Eine vollständige Heilung in den schweren Fällen ist selten; und OPPENHEIM meint sogar, daß sich auf dem Boden der traumatischen Neurose eine schwere Psychose entwickeln kann. Eine Epilepsie oder „Dementia" kann zu den Krankheitserscheinungen gehören. In anderen Fällen ist die Prognose günstiger (viele spätere Gutachter der traumatischen Neurose hoben aber sehr die ungünstige Prognose hervor). Im übrigen werden als Hauptsymptome Zittern, Lähmungen, Sensibilitäts- und Gesichtsfeldstörungen, Kopfschmerzen, Aufgeregtheit, hypochondrische Mißempfindungen usw. genannt.

Es ist heut nicht mehr ganz leicht aus den umfangreichen Krankengeschichten des Oppenheimschen Buchs das tatsächliche Leidensbild zu rekonstruieren, da die Untersuchungen aus einer Zeit stammen, die wir diagnostisch kurz als die Vor-Babinski, Vor-Röntgen- und Vor-Lumbalpunktionszeit bezeichnen können und da eine Differenzierung in organische Encephalopathien, hysterische Reaktionen, Mischzustände und Psychosen bzw. organische Erkrankungen, die wahrscheinlich ohne Zusammenhang mit dem Trauma standen, nicht vorgenommen wurde. Diese Mängel trüben auch etwas unsere Freude an der Akribie, mit der OPPENHEIM auch hier seine Fälle untersucht, und durch die er seine Kritiker z. T. zweifellos überragte. Seine Fälle bilden ein Gemisch von organischen und hysterischen Affektionen ziemlich verschiedenartiger Entstehung. Auffallend ist namentlich aber das Eine, daß er wohl viel von funktionellen Störungen spricht, aber an der suggestiven Entstehung der Störungen ganz vorübergeht, simulatorische Beimengungen bagatellisiert und dem Verletzten psychisch oktroyierte Symptome wie eine Gesichtsfeldeinengung ebenso als „objektive" Symptome wertet, wie eine echte Pupillenstarre.

OPPENHEIMS Lehre hat von Anfang an viel Widerstand gefunden. In Frankreich hat man unter CHARCOTS Leitung wohl allseits die Annahme einer besonderen traumatischen Neurose abgelehnt und die entsprechenden Störungen als psychogen hysterisch (Hystero-Traumatisme) gedeutet; in Deutschland wurde von einzelnen Forschern zuviel reine Simulation angenommen, frühzeitig aber auch neben der Psychogenese im ganzen der Wichtigkeit der „Begehrungsvorstellungen" (v. STRÜM-

PELL) in der Entstehung dieser Neurosen gedacht. Hiermit war die Kompliziertheit dieser Störungen vielleicht zu unscharf erfaßt, aber ein außerordentlich wichtiger ursächlicher Faktor richtig gekennzeichnet.

Es kann nun nicht bestritten werden, daß die besonderen psychologischen Faktoren, welche die Entstehung der Neurosen nach Unfällen herbeiführen, auch vor dem Kriege schon vielen Forschern durchaus bekannt waren. Wenn HOCHE von unerwünschten Folgen der Deutschen Sozialversicherung sprach, so war der Nagel auf den Kopf getroffen und es hieß nun nur eigentlich noch diesen Erfahrungen entsprechend konsequent zu urteilen. Daß nach Kapitalabfindungen die Neurosen überraschend häufig schwinden, während sie bei Berentung immer schlimmer werden, war durch NÄGELI, HORN u. a. bekannt, und diese Feststellungen hätten jeden Gutachter in seinen Anschauungen beeinflussen müssen. Die Kapitalabfindung war allerdings gerade bei den Sozialversicherten nach § 616 RVO. nur auf einige Gruppen leicht Erwerbsgeminderter beschränkt und gerade bei den Unfallneurotikern wertlos, da bei einer „Verschlimmerung" jederzeit erneut Rente beantragt werden konnte. Nur wenige Forscher wie besonders H. SACHS waren wirklich konsequent und forderten Beseitigung der Entschädigung von Unfallneurotikern, oder wenigstens wie K. MENDEL von Unfallquerulanten.

Das 1909 erschienene Buch von SACHS bietet auch dem heutigen Leser großes Interesse, da es von einem sehr erfahrenen und besonnenen Autor stammt, der z. B. die Besonderheit der Störungen nach Kopfverletzungen durchaus anerkennt. SACHS bestreitet auch nicht, daß mit der Aberkennung der traumatischen Neurosen als Unfallfolgen einzelne Fehlurteile vorkommen werden, wie das auch bei anderen Rechtsurteilen möglich ist und fordert eine besondere Vertiefung und Sorgfalt der ärztlichen Begutachtung; der Schluß seiner Arbeit ist ganz modern: „diesen unvermeidlichen Fehlgriffen gegenüber würde aber der große Vorteil sich ergeben, daß aller Wahrscheinlichkeit nach die traumatische Neurose im Laufe absehbarer Zeit aus unserer Bevölkerung mit wenigen Ausnahmen wieder verschwinden würde, daß eine große Zahl derjenigen Personen, die unter der Herrschaft der gegenwärtigen ärztlichen Anschauungen und der gegenwärtigen Rechtsprechung zu Rentenempfängern werden und von einem oft recht geringen Einkommen mit samt ihren Familien kümmerlich sich durchbringen, dann nützliche Mitglieder der menschlichen Gesellschaft bleiben und nicht erst zu kranken von hypochondrischen Gedanken und Beschwerden geplagten lebensunfrohen Menschen herabsinken würden."

Andere suchten durch die Mittel der Kapitalabfindung und ähnliche Verfahren die Gefahren der Unfallneurose einzuschränken. Man kann also keineswegs sagen, daß die heute „herrschende" Lehre von den Neurosen etwas Neues ist; die psychischen Motive waren von vielen im Wesentlichen auch vor dem Kriege erfaßt, und in vielen Gutachten wurde zum Ausdruck gebracht, daß die Berentung anders als bei organischen Kranken ausfallen müßte. Nur in der Folgerichtigkeit des Handelns war man noch nicht so weit wie jetzt, vielleicht weil die dira necessitas keine so große wie heute war.

Und dann ist nicht zu leugnen, daß trotz der gewonnenen psychogenetischen Anschauungen vielfach auch von erfahrenen Autoren in der Literatur die Gewährung hoher Renten bei den Unfallneurosen bis in Ewigkeit, solange die Krankheit dauerte, als etwas Selbstverständliches angesehen wurde, als wenn Krankheit gleich Krankheit wäre. Hierüber kann man sich an ganz umfassenden Bearbeitungen der Frage orientieren. Für hysterische Depression oder pseudospastische Parese mit Tremor etwa wird Erwerbsunfähigkeit oder Erwerbsminderung von mindestens 75% angenommen usw.; hierbei kommen die mit „einfach neurasthenischem Typ" nach Kopfverletzung, d. h. die Kommotionellen, welche auch ohne ihr Versichertsein Beschwerden haben würden, also vielleicht die Einzigen, die wirklich durch einen Unfall Schaden erlitten haben, am schlechtesten weg. Wenn dies am grünen Holz geschah, braucht man sich nicht zu wundern, daß so in der allgemeinen Gutachtenpraxis — und vielfach entschieden unter dem Einfluß der OPPENHEIMschen Lehre von der düsteren Prognose der traumatischen Neurosen — gründlich dafür gesorgt wurde, daß durch immer höhere Renten, Badekuren und Ernährungs- und Kräftigungsmittel im Werte von Tausenden (ein Fall von Sachs bekam in einem Jahr ¾ kg Migränin verordnet) aus episodisch neurotischen Menschen Ruinen und Rentenartefakte wurden.

Wie unklar die Anschauungen über Unfallneurose geworden sind, zeigt beispielsweise die Ausführung eines Gutachters noch im Jahre 1924 (nach einer Veröffentlichung in der Literatur), wonach eine schwere Unfallneurose bei einem intellektuell geschwächten Mann diagnostiziert wurde, der den Eindruck eines vollkommenen Trottels machte. Der Gutachter merkt also nicht, daß entweder eine hysterische Demonstration oder aber eine nicht neurotische Demenz in einem solchen Falle vorliegt. Wie oft unter diesen Umständen die „traumatischen Neurosen" wurden, haben wir nie mit Sicherheit erfahren, da zahlreiche Diagnosen mit falschem Namen gingen. *Erwiesen* ist aber, daß die Zahl der Unfallneurosen um so größer wurde, je höher die Entschädigungsmöglichkeiten waren, am größten war ihre Häufigkeit demgemäß nach Eisenbahnunfällen, die oft sehr gewinnbringende Entschädigungen brachten. In der sozialen Versicherung (Unfälle) soll ihre relative Zahl gering gewesen sein, wobei von den leichteren „Auflagerungen" und den habituellen Modifikationen der Heilungsdauer unter dem Einfluß der sozialen Situation abgesehen werden muß.

Schon hier sei bemerkt, daß nervöse, nicht psychogene Störungen nach schweren Kopfverletzungen von den hysterischen Reaktionen nach Unfällen anfangs oft nicht genügend getrennt wurden. In einer Zeit, in der die traumatischen Neurosen als schwere Krankheiten aufgefaßt und entschädigt wurden, erschien die Notwendigkeit scharfer Differenzierung noch nicht so brennend wie heut. Aber auch schon vor dem

Kriege waren erfahrenen Autoren die Unterschiede der kommotionell Geschädigten von den typischen traumatischen Neurosen wohlbekannt (HORN), der vasomotorische Symptomenkomplex nach Kopfverletzungen war von FRIEDMANN aufgestellt, allerdings überschätzt worden, die Besonderheiten der „Kommotionsneurose", die allerdings keine Neurose ist, von HORN genauer untersucht, auch der Sondernamen der traumatischen Encephalopathie von TRÖMNER gebildet worden. Eine genauere Schilderung dieser traumatischen Störungen wird später erfolgen, hier bleiben wir zunächst bei den psychogenen Reaktionen.

Mit dem Kriege trat die Lehre der Unfallneurosen in ein neues Stadium insofern, als große Massenerfahrungen über psychogene Reaktionen gewonnen wurden und zwar in so großer Menge, daß sich die dringende Notwendigkeit ergab, dieser Schädigungen möglichst bald Herr zu werden. Man sah recht eigenartige Erscheinungen. Erscheinungen einer Psychopathie auf endogenem Boden, z. B. Zwangszustände, konnten unter dem Einfluß des Kriegselans wenigstens vorübergehend gebessert werden. Viel häufiger war es natürlich, daß erst im Anschluß an Kriegserlebnisse nervöse Folgen eintraten, und zwar zunächst in ziemlich großer Menge Erschöpfungsneurosen. Diese hatten im allgemeinen eine recht gute Prognose (GAUPP); sie heilten wieder ab, wenn nicht komplizierende Faktoren hinzutraten. Daß bei den heut wegen „Nervenschwäche" noch Berenteten gewöhnlich ganz andere Störungen vorliegen, wurde bereits erwähnt. Auch von den eigentlichen Schreckneurosen, den direkten Schreckreaktionen ist schon früher gesprochen worden. Es ist bereits erwähnt worden, daß sich die Schreckreaktion unter dem Bilde hysteriformer Symptome, einer sog. „Reflexhysterie", manifestieren kann und sich nicht rasch wieder zurückbildet, sondern immer stärker fixiert wird. In immer größeren Mengen strömten den Heimatlazaretten, insbesondere den Neurotikerlazaretten, die Personen mit oft sehr massiven hysterischen Symptomen zu, unter denen besonders die groben hysterischen Schüttler, die das Mitleid der Menge vielleicht in besonderem Maße wachzurufen verstanden, die hysterisch Gelähmten, Leute mit schweren Kontrakturen, mit furibunden Abwehrkrämpfen, Taube und (seltener) Stuporöse u. a. hervorstachen. Von besonderer Wichtigkeit aber wurde es, daß sich die hysterische Reaktion außerordentlich oft in die Maske eines Organleidens, eines Herzleidens, Magenleidens oder Rheumatismus, verkleidete. Manche Rheumatismusbäder waren damals geradezu „Brutstätten" hysterischer Artefarkte, was wir auf Grund sehr umfangreicher Erfahrungen auch dann aufrecht erhalten dürfen, wenn wir zugeben, daß die Kriegsgeschehnisse auch recht viele echte rheumatische Störungen manifest machten. Schließlich werden wir nicht vergessen, daß sehr häufig auch die einfach nervösen Zustände keine reinen Erschöpfungsneurosen waren; eine Flucht aus einer unleidlichen oder unerträglichen Situation war auch in diesen Zuständen nicht selten instinktives pathophores Motiv; soweit diese Zustände in den günstigeren Heimatsituationen von selbst wieder zurückgingen, hatten sie kein besonders sozialmedizinisches Interesse. Die Häufung dieser Zustände in den letzten Kriegsjahren konnte ebensogut mit der langen Dauer des Krieges und der Verstärkung der Kampfmittel wie damit zusammenhängen, daß immer mehr körperlich und seelisch Widerstandslose, auch ausgesprochene Neuropathen und Psychopathen zum Heeresdienst berufen wurden. Daß aber zum wenigsten bei den *fixierten* psychogenen Reaktionen der emotive Faktor immer mehr hinter dem epithymogenen zurücktrat, wurde durch eine Reihe von Erfahrungen, an deren Wichtigkeit ein Zweifel nicht erlaubt scheint, erwiesen:

a) Bei Kriegsgefangenen wurden diese psychogenen Zustände so gut wie niemals beobachtet (MÖRCHEN, LILIENSTEIN, WILMANNS), auch nicht bei denen, die eben erst aus den katastrophalen Erlebnissen des Kampfes in Gefangenschaft kamen; jedenfalls dauerten die Schreckreaktionen nur ganz kurze Zeit. So sah WILMANNS unter 80 000 Kriegsgefangenen nur 5 Hysteriker, darunter nur eine hysterische Schreckneurose; ebenso fehlten diese Fälle bei den Austauschgefangenen in Konstanz. In französischen Kriegsgefangenenlagern und in der Schweiz wurden ähnliche Erfahrungen gesammelt. Selbst bei den hochgradig erschöpften serbischen Kriegsgefangenen nach dem Feldzuge 1915 sah BONHÖFFER keine Hysteriker. Die Heimwehreaktion, die neben anderen seelischen Druckerlebnissen zur „Stacheldrahtkrankheit" führte, war nicht mit den hysterischen Krampf-, Zitter-, Lähmungszuständen usw. verbunden, weil eine solche Reaktion nicht nötig oder sogar unzweckmäßig war.

b) Bei den schwer Verletzten fehlten die hysterischen Reaktionen wenigstens in der ersten Zeit nach der Verletzung. Wenn aber der Schreck alle Sicherungen der Seele kurzschlußartig zerreißen und zu Dauerreaktionen führen kann, dann müßte man bei den Schwerverletzten, die den Emotionen ebenso wie die Nicht- oder Leichtverletzten ausgesetzt waren und dazu noch an eventuell peinigenden Schmerzen litten, ebenso häufig wie bei Unverletzten hysterische Reaktionen erwarten müssen. Die hysterischen Auflagerungen bei Schwerverletzten haben sich aber erst im Laufe langer Berentung entwickelt.

c) Reine Schreckreaktionen sind, wie uns z. B. die Erdbebenkatastrophen gezeigt haben, gleich nach der Emotion am stärksten, und blassen allmählich ab. Soweit durch eine heftige Emotion eine organische Erkrankung (etwa bei einem Arteriosklerotiker ein Insult) bzw. eine endokrine Störung provoziert wird, gelten für den Verlauf natürlich die besonderen Gesetzlichkeiten der betreffenden Krankheit, aber an der Tatsache des allmählichen Abblassens der reinen Schreckreaktion namentlich in bezug auf ihre hysteriformen Symptome kann man festhalten; selbst die seltenen bei Kriegsteilnehmern kaum gesehenen anankastischen Reaktionen blassen ja allmählich ab (die Verhältnisse bei den sog. Komplexneurosen, bei denen ja ein innerer Konflikt noch nicht abreagiert ist, sind ganz andere). Nun machte man aber während des Krieges die Erfahrung, daß diejenigen Schreckneurotiker, welche bei vernünftigem ärztlichem Zuspruch in den Feldlazaretten blieben, oft sehr rasch wieder gesund wurden, während sie in den Heimatlazaretten immer kränker wurden. Außerdem häuften sich die symptomatisch ganz gleichen Reaktionen bei Personen, die keinen oder noch keinen Schreck erlitten hatten — auf dem Kasernenhofe, auf dem Wege zur Front usw. An der Front stellten sich z. B. nur allgemein nervöse Symptome wie bei Erschöpfungsneurose ein; bei längerer Behandlung im Heimatlazarett wurde die Symptomatologie polymorpher und schwerer; Schütteln, Krämpfe usw. traten hinzu. Auch bei den sog. Verschüttungs- und Granatkontusionsneurosen war keineswegs immer gleich nach dem Geschehnis die schwere Reaktion da. Wir kennen auch aus der heutigen Begutachtung noch Fälle, die nach diesem Geschehnis noch lange Dienst taten, noch bei der Reichswehr waren, und erst nach der Verabschiedung an progressiv neurotischen Erscheinungen erkrankten, die auf die Verschüttung zurückgeführt wurden, was auch behördlich anerkannt wurde. (Daß Verschüttungen und Granatkontusionen manchmal nur in der Darstellung des Neurotikers bestanden, was jeder Gutachter weiß, sei am Rande vermerkt; der Gutachter wird dadurch natürlich nicht der Notwendigkeit enthoben, genau die Schwere eines solchen Geschehnisses, das auch schwere organische Folgen haben kann, zu erforschen.)

Auch die eben berichteten Feststellungen sind mit der Annahme, daß die Emotion das *wesentliche* Moment der fixierten hysterischen Reaktion ist, nicht vereinbar.

d) Den letzten Beweis brachte die Therapie der Störungen. Handelt es sich bei den hysterischen Störungen um fixierte thymogene, emotionell bedingte Reaktionen, dann mußte eine seelische Schonungsbehandlung Besserung bringen, eine Behandlung dagegen, die neue seelisch erregende Faktoren anwandte, schädlich wirken. Große Massenerfahrungen aber haben gezeigt, daß das nicht der Fall ist. Die Not der Zeit hat dazu geführt, bei Zehntausenden derartiger Neurotiker die sog. aktive Behandlung durchzuführen, welche, unterstützt von dem Machtmittel der militärischen Autorität und Disziplin, die Beseitigung der Störung, selbst eines schweren Schüttelzitterns oder einer vollkommenen Lähmung, in möglichst *einer* therapeutischen Sitzung erzwang. Die Voraussetzung jeder Behandlung war, daß nicht eine Simulation, sondern eine pathologische psychogene Reaktion angenommen wurde, welche einer Suggestivheilung zugänglich sein mußte; das — relativ [1] — Neue war, daß dieser therapeutische Erfolg auf jeden Fall durchgeführt, *erzwungen* wurde. Konnte dieser Erfolg mit den sanfteren Methoden der Hypnose oder ähnlichen Maßnahmen erzielt werden (wie es namentlich bei frischen Reflexhysterien und manchen besonders suggestiv wirkenden Therapeuten auch anderwärts glückte), durfte man zufrieden sein. Oft genug führten aber erst energische Methoden wie das — allerdings mit mancherlei Suggestion verbundene — kräftige Faradisieren, oder Zwangsexerzieren mit Übungen auf Kommando zum Ziel. Man mag es beklagen, daß solche Behandlungen, die oft nicht allein vom wissenschaftlichen Können des Therapeuten, sondern auch von seinem Temperament und seiner Ausdauer abhängig waren, nötig wurden, aber es ist nicht der geringste Zweifel, daß wir sie ausüben *mußten*, daß das Ziel, der hysterischen Störung Herr zu werden, mit allen Mitteln versucht werden mußte. Und die Erfolge waren verblüffende. Es ist nicht merkwürdig, daß das Neurotikerlazarett in der Gegend oft als ein Ort ärztlichen Zauberns angesehen und die Ärzte bestürmt wurden, auch Zivilpersonen mit ganz verschiedenartigen Krankheiten zu heilen. In gut arbeitenden Lazaretten wurden weit über 90% der neurotischen Reaktionen in einer Sitzung soweit geheilt, daß ihre Symptome beseitigt wurden. Die „suggestive Luft" der Abteilung wurde allmählich so stark, daß die Symptombeseitigung bei einer Mehrheit von Fällen leichter wurde als in der ersten Zeit. Ein solcher Erfolg darf aber in seiner Bedeutung nicht unterschätzt werden. Gewiß ist mit den Symptomen nicht die Reaktionsbereitschaft beseitigt. Aber 1. war durch die Feststellung, daß es auch mit brüsken Methoden gelingt, der neurotischen Störung Herr zu werden, wieder drastisch gezeigt, daß nicht das Nachwirken der Emotion die Hauptursache des fixierten hysterischen Phänomens sein kann, und 2. war es von erheblicher Wichtigkeit, daß der Neurotiker die Oberflächlichkeit und leichte Heilbarkeit seiner Störung erkennen konnte. Zur Vervollkommnung der Heilresultate dienten dann Maßnahmen, welche dem „geheilten" Neurotiker bei Fortdauer der Lazarettbeobachtung die Festigung seiner Gesundheit demonstrieren konnten, wie die namentlich von KEHRER begründete Arbeitsbehandlung, welche sich als sehr segensreich erwiesen hat. Es war dabei wichtig, den Nachweis zu erbringen, daß der symptombefreite Neurotiker lohnbringende Arbeit, evtl. in der Industrie oder einem sonstigen, seinem Beruf entsprechenden Gebiet, leisten konnte, solange er noch in Lazarettbeobachtung war. Diese Therapie hat ihre Probe bestanden. Wie außerordentlich wenige so geheilte Neurotiker später nach dem Kriege wieder Rückfälle bekom-

---

[1] Relativ insofern, als wir bei hysterischen Situationspsychosen die Beseitigung des Stupors durch Suggestivfaradisation auch schon vor dem Kriege durchgeführt haben.

men haben, hat JOLLY gezeigt, und ich kann durchaus bestätigen, daß
unter den jetzt noch Rente beziehenden Kriegshysterikern nur ganz
wenige erfolgreich aktiv behandelt waren; bei diesen aber war die
Therapie überhaupt nur etwas zaghaft durchgeführt oder der Erfolg
nicht durch die folgende Arbeitstherapie garantiert worden. Wenn die
Therapie nicht in allen Neurotikerlazaretten gleichen Erfolg hatte, so
ist das bei der Verschiedenheit des Naturells der Therapeuten verständlich, und Niemandem kann ein Vorwurf gemacht werden, daß ihm diese
Behandlungsart nicht „lag". Sicher ist jedenfalls wohl, daß ohne die
aktive Behandlung die Zahl der hohe Rente beziehenden Hysteriker
heut um viele Tausende größer sein würde, als sie es ist.

Ein Schlußstein unserer Auffassung von der „Bedeutung" hysterischer Reaktionen im Kriege liegt darin, daß mit dem Waffenstillstand in
vielen Neurotikerabteilungen Hysteriker, die noch nicht behandelt
waren, ihre zwecklos gewordene hysterische Reaktion plötzlich verloren,
z. B. in dem mir seinerzeit unterstehenden Lazarett ein Mann eine
psychogene „Hemiplegie", der am Tage vorher angekommen war.

Wie viele Kriegsneurotiker jetzt noch Rente beziehen, ist statistisch
nicht sicher erfaßt. Nach den Berechnungen von JOLLY dürften es
noch ungefähr 23 800 sein, doch ist die Zahl wohl noch erheblich größer,
da Viele unter einer anderen Diagnose geführt werden. Die Zahl ist darum
noch so groß, weil viele Neurosen erst nach dem Kriege, nach Aufhören
der aktiven Behandlung, manifest wurden und weil bei den Massen-
untersuchungen nach der Demobilisierung sehr häufig eine D. B. für
Nervenschwäche ohne wesentliche Begründung angenommen worden
war.

Nach dem Kriege sind noch wertvolle weitere Feststellungen über
das Wesen und die Prognose der Friedensunfallneurosen gemacht worden. Über die rasche Beseitigung der Neurosen nach dem Oppauer
Unglück ist schon gesprochen worden. Nicht selten wird von verschiedenen Unfällen der leichtere, wenn er nämlich entschädigungspflichtig
ist, der Ursprung der Unfallneurose (WEICHBRODT). Die psychogenen
Reaktionen nach sog. Telephonunfällen, die früher zu zahlreichen Pensio-
nierungen führten, kommen nach entsprechender Aufklärung überhaupt
nicht mehr vor (STIER). Die Prognose der abgefundenen und abgewiese-
nen Rentenneurotiker ist auch in Deutschland durchaus günstig
(PANSE); über 80% werden wieder erwerbsfähig; andere leiden an
komplizierenden Krankheiten, die nicht mit dem Unfall zusammenhängen, außerdem findet auch in wirtschaftlich besseren Zeiten nicht
Jeder Arbeit. In anderen Ländern, wie Dänemark (MALLINK) sind
ähnliche Erfahrungen gemacht, die als durchaus zuverlässig gelten
können. Endlich ist darauf hingewiesen worden, daß es in Ländern
ohne Sozialversicherung die sog. Unfallneurosen nicht gibt (KNAUER).

Man ersieht nach alledem, was von den traumatischen Neurosen übrig bleibt: In einem Teil der Fälle liegt gar keine Neurose, sondern eine organische Folge einer Schädelläsion vor, und diese Störungen werden gesondert besprochen werden; ihre Erkennung ist diagnostisch sehr wichtig. Von den übrigen Störungen, die OPPENHEIM als traumatische Neurose bezeichnet hat, bleibt nun eine *sehr seltene* Sonderform, sog. Reflexneurosen, die wohl irrtümlich mit in den großen Topf der hysterischen Störungen geworfen wurde; es sind die sog. *Physiopathien*, die ebenfalls noch kurz gesondert abzuhandeln sind. Im übrigen handelt es sich um psychogene Reaktionen, die bei bestimmten neuropathischen oder psychopathischen Menschen, gelegentlich auch ohne manifeste psychopathische Grundlage nach bestimmten Vorgängen zum Ausbruch kommen. Die Provokation kann durch heftige Emotionen bedingt sein, sie muß es nicht! Das Vorkommen der Schreckneurosen und seltener anankastischer Zustände ist ohne Zweifel zuzugeben. Bleiben die neurotischen Reaktionen fixiert, dann kann man, namentlich wenn die Reaktion hysterisch gefärbt ist, mit gutem Gewissen sagen, daß neben das „Trauma", die „Emotion", wichtige andere (situative) Bedingungen getreten sind. In manchen Fällen ist die psychopathische Grundlage so überwältigend, daß sie als pathogenetischer Faktor Kat'exochen zu gelten hat. In anderen Fällen und wohl der Mehrheit, ist das Hauptgewicht auf die bestimmte neurosefixierende *Situation* zu legen. Die Situation bedingt, daß ein Erlebnis gefürchtet, ein Gewinn gewünscht wird, und andere Vorgänge zustande kommen, welche die Flucht ins Kranksein ermöglichen. In einem Fall ist es der Krieg, im anderen die Rente. Wenn man es psychologisch für richtiger hält die Angst vor der Rentenentziehung, die instinktive Furcht vor der Notwendigkeit in den Lebenskampf wieder gerissen zu werden, an Stelle des Rentenwunsches zu stellen, so kommt das im Effekt doch auf dasselbe heraus. Daß wir uns die psychologischen Vorgänge weder nach ihrer Durchdringung von instinktiven und bewußten Erlebnissen, noch nach der Mannigfaltigkeit der Motive zu einfach denken sollen, ist zuzugeben. Wir kennen den Kriegsneurotiker, der in seiner ambivalenten Gefühlseinstellung nach der hypnotischen Heilung einer hysterischen Lähmung auf der einen Seite lebhaft für seine Heilung dankt und uns instinktiv haßt, weil ihm seine Krankheit genommen ist (freilich konnte man ihm nicht aus Schwäche, sondern aus vernünftigen Überlegungen, goldene Brücken bauen, indem man ihn trotz der Heilung nicht wieder an die Front schickte). Und auch der Rentenkomplex nach einem Friedenstrauma ist besser durch den Namen Versicherungs- oder Entschädigungskomplex zu ersetzen. v. STRÜMPELL hatte nicht Unrecht, wenn er von Rentenbegehrungsvorstellungen sprach; aber es braucht nicht bezweifelt zu werden, daß bei einer Reihe von Verletzten auch ein gekränktes Rechtsbewußtsein, ein Dominantwerden der Vorstellung ein Recht auf Rente zu haben, z. B. bei jenen Neurotikern, die gleich in „Zorn und Wut geraten, wenn man sich nach ihrer Arbeitsfähigkeit erkundigt", mitwirkt. Überbeobachtung subjektiver Mißempfindungen und mangelndes Zutrauen in die wiederhergestellte Leistungsfähigkeit sind auch bei anderen Versicherten nach beliebigen Krankheiten bekannt, beim Renten- oder Versicherungsneurotiker sind diese Vorgänge gesteigert und äußern sich oft in starker betonter Leidsamkeit. Daß eine oft berechtigte Sorge vor der Zukunft namentlich in Wirtschaftskrisen den Rentenvorstellungen Nahrung gibt, daß falsche hypochondrisierende Erklärungen durch Ärzte und Bekannte ebenso wie die genauen Rentenbescheide schädigend wirken, daß die heutigen sozialen Bedingungen des Fabrikarbeiters dem Verletzten wenig Genuß aus der Arbeit versprechen und das Abgleiten in einen Wunsch nach Ruhe und Securität erleichtern, das alles ist gewiß richtig. Immerhin sehen wir starke, oft besonders demonstrativ gefärbte, hysterische Reaktionen auch bei sehr bemittelten, in interessanten Berufen beschäftigten Personen nach entschädigungspflichtigen Unfällen (Haftpflicht), allerdings sind die Entschädigungsmöglichkeiten in diesen Fällen oft bedeutende. *Der entscheidende pathogene Faktor bei diesen Neurosen* in fast allen Fällen (mit Ausnahme der Kriegsneurosen während der Dauer des Krieges) *ist jedenfalls die Tatsache, daß das Leiden ein entschädigungspflichtiges ist, daß es ohne das Versichertsein nicht zustande kommt bzw. nicht fixiert bleibt.* Die Wirkung psychologischer Vorgänge, die mit dem Versicherungsverfahren zusammenhängen, findet sich etwas bei vielen entschädigungspflichtigen Krankheiten, sie ist bei diesen psychogenen Reaktionen, den fälschlich sog. traumatischen Neurosen, nur pathologisch verstärkt. Warum sich die psychogenen „Auflagerungen" auch bei anderen Krankheiten entwickeln können, ist uns aus der Bewertung der entsprechenden Situation ganz verständlich. Wir brauchen auch nicht bei den hysterischen Reaktionen im engeren Sinne stehen zu bleiben; bei den nervösen Allgemeinbeschwerden, die sich nach einem versicherungspflichtigen Unfall entwickeln (soweit es sich nicht um eine organische pseudoneurasthenische Störung handelt) sind die Entstehungsbedingungen und ihre Bewertung gleich. Entweder handelt es sich um endogene oder echte Erschöpfungsneurosen (die nicht mit dem Traume zusammenhängen), oder ebenfalls um Versicherungsneurosen situativer Natur, die nur symptomatisch gedämpfter sind als die hysterischen Reaktionen, sei es daß die betroffene Persönlichkeit weniger hysterophil und zu Demonstrationen geneigt ist, sei es, daß das Unfallerlebnis nicht Anlaß zu besonderen hysterischen Reaktionen gab. Eine traumatische Neurasthenie gibt es nicht, denn Neurasthenie ist Ausdruck einer chronischen affektiv erschöpfenden Überlastung.

Diese Erklärung der psychogenen Reaktionen nach Traumen wird den wichtigen empirischen Feststellungen gerecht und vermeidet jeden einseitigen Dogmatismus; sie kann auch von Jedem angenommen werden, der befürchten würde, daß man dem Neurotiker einen moralischen Vorwurf wegen seines Leidens machen wollte. Davon kann man aber ruhig absehen, denn der Arzt hat ja nur ganz nüchtern sachlich zu urteilen, und außerdem ist, wenn man wirklich abseits vom Arzttum als Privatmann moralische Werturteile anwenden wollte, nicht zu bezweifeln, daß von sehr bewußtem Schwindel und Demonstrieren bis zu den verwickeltsten Konflikten, die dem Betroffenen gar nicht bewußt zu sein brauchen, alle Übergänge in vielfachen Variationen vorkommen. Außerdem schwindeln viele Menschen in manchen Situationen und wenn es sich nur darum handelt, sich einem Besuch gegenüber zu verleugnen oder über die schlechten Zeiten zu klagen, obwohl es einem gar nicht schlecht geht. Ist es so unmoralisch, wenn ein Verunfallter, der vielleicht in erbärmlicher wirtschaftlicher Lage ist, ein Erlebnis bewußt oder instinktiv benutzt um Kapital daraus zu schlagen?

Darüber wollen wir nicht entscheiden, aber als Ärzte sind wir verpflichtet, die richtigen Konsequenzen aus den Feststellungen zu ziehen, welche die situative Natur der psychogenen Reaktion nach Unfällen beweiskräftig feststellen.

Diese Erkenntnis hat schon während des Krieges — leider nicht überall — Platz gewonnen. Es ist etwa an die von starkem Verantwortungsgefühl getragenen Worte zu erinnern, mit denen GAUPP auf der Kriegstagung der Gesellschaft Deutscher Nervenärzte 1916 sein eindrucksvolles Referat über die *Kriegs*neurosen schloß. Unberechtigten Wünschen sei entgegenzutreten, die Arbeit im Frieden muß das Leben auch derer wieder ausfüllen, die der Arbeit des Krieges nicht gewachsen waren. Dafür zu sorgen ist Pflicht . . . „um der Gerechtigkeit willen und um der Leute selbst willen, damit sie nicht untergehen in hypochondrischer Verzagtheit oder unfruchtbarer Willensschwäche. Die Lebens- und Arbeitsfreude muß auch nach dem Kriege des Menschen höchstes Gut bleiben".

Wenn damals noch vielfach an eine Kapitalabfindung gedacht wurde, überwog späterhin die Ansicht, die epithymogenen Reaktionen überhaupt nicht zu entschädigen (REICHARDT, STIER, BONHOEFFER, HIS usw.). BONHOEFFER führte 1925 aus, daß er keine sachlichen klinischen und sozialen Bedenken sehen würde einer gesetzlichen Bestimmung dahingehend zuzustimmen, daß in den Fällen, in denen sich das dem Arzt dargebotene Bild lediglich in hysterischen Symptomen darstellt, Rentenansprüche abzulehnen sind. Man kann dann erwarten, daß die traumatische Neurose dann endgültig begraben wird; HIS vertrat einen ganz identischen Standpunkt.

Dem Druck dieser Erfahrungen hat die Gesetzgebung teilweise Folge geleistet. Die privaten Versicherungen haben seit einer Reihe von Jahren geschlossen eine Klausel in ihre Versicherungen aufgenommen, worin sie psychogene Störungen nach Unfällen grundsätzlich nicht entschädigen.

Bei Haftpflichtstreitigkeiten und in staatlichen Versicherungen (Unfallversicherung, Versorgung) sind derartige Klauseln nicht möglich. Aber das Reichsversicherungsamt hat die Berechtigung unserer Anschauungen in einer wichtigen grundsätzlichen Entscheidung vom 24. November 1926 anerkannt, in der es heißt:

> Hat die Erwerbsunfähigkeit eines Versicherten ihren Grund lediglich in seiner Vorstellung krank zu sein oder in mehr oder minder bewußten Wünschen, so ist ein vorangegangener Unfall auch dann nicht eine wesentliche Ursache der Erwerbsunfähigkeit, wenn der Versicherte sich aus Anlaß des Unfalls in den Gedanken krank zu sein hineingelebt hat oder wenn die sein Vorstellungsleben beherrschenden Wünsche auf eine Unfallentschädigung hinzielen oder die schädigenden Vorstellungen durch ungünstige Einflüsse des Entschädigungsverfahrens verstärkt worden sind.

Das Reichsversorgungsgebiet hat sich in seiner Entscheidung vom 11. Mai 1928 dieser Ansicht angeschlossen. Hiernach wurde D. B. für eine früher anerkannte hysterische Störung abgelehnt, obwohl ein freies Intervall in der Zwischenzeit nicht mit Sicherheit nachweisbar war: „Es besteht kein Anlaß von der herrschenden medizinisch-wissenschaftlichen Lehre abzuweichen, zumal die gegenteilige ärztliche Auffassung sich nicht derart durchzusetzen vermochte, daß sie zur Grundlage einer oberstrichterlichen Rechtsprechung gemacht werden könnte und dürfte." Auch wenn man die Formulierung der Entscheidung nicht in jeder Beziehung für glücklich halten kann, wird man den inhaltlichen Forderungen beitreten müssen.

Das Reichsgericht hat sich von der Feststellung, daß psychogene Reaktionen nach Unfällen durch Rentenablehnung geheilt werden können und sollten, noch nicht so leiten lassen, aber es hat doch auch schon zum Ausdruck gebracht, daß eine Rentenneurose durchaus nicht immer entschädigungspflichtig ist. So entschied der VI. Zivilsenat am 5. Febr. 1931: „Da der Zustand der Klägerin weder auf einer organischen Veränderung beruht, noch auf einer durch den Unfall hervorgerufenen psychischen Veränderung, ist der innere Zusammenhang zwischen dem Unfall und den die Arbeitsfähigkeit beeinträchtigenden Erscheinungen abzulehnen." Danach stützt sich das RG. auf eine andere Entscheidung vom 12. November 1928, in dem ausgeführt worden ist, daß für die Entschädigungsfrage bei den sog. Unfallneurosen maßgebend ist, ob der Unfall nur der äußere Anlaß der neurotischen Symptome ist oder ob zwischen dem Unfall und den Erscheinungen, also auch der Rentenneurose, ein innerer Zusammenhang besteht. Dieser innere Zusammenhang ist anzunehmen, wenn auch nur durch psychischen Shok der Unfall eine nervöse Störung hervorgerufen oder eine vorhandene krankhafte Anlage verstärkt hat, und auf dieser Grundlage die weitere Erkrankung Prozeßneurose, Rentenneurose erwachsen ist. Dann liegt ein adäquater Zusammenhang vor. — Diese Entscheidung berücksichtigt zu wenig die psychologischen „tendenziösen" Charaktere der „Prozeßneurose". Die adäquate Ursache ist für den Psychologen die Aussicht auf Gewinn, und es wäre für den Staat wie für den Rentenkämpfer das Beste, wenn durch grundsätzliche Entscheidung die Aussicht wegen einer psychogenen Unfallreaktion Entschädigung zu bekommen, a limine ausgeschlossen wird, ehe aus einem gesunden arbeitsfähigen und lebensfrohen Menschen ein Michael Kohlhaas mit hysterischer Färbung geworden ist. Großes Leid könnte durch eine solche Bestimmung verhütet werden! Die Hauptsache ist doch, daß ohne den Rechtsstreit die Neurose nicht existiert oder rasch wieder verschwindet und mit dem Rechtsstreit immer schlimmer wird, bis schließlich ganz jammervolle Prozeßruinen entstehen, die in einem unentwirrbaren Knäuel von Wehleidigkeit, Theatralik, Verbissenheit und echtem Leiden für Jahre hindurch, ja für ihr Leben versiecht sind. Muß das so sein ?

Von den Gegnern dieser Anschauung über das Wesen der „Unfallneurosen", die man besser psychogene Reaktionen nach Unfällen nennt, fallen alle diejenigen aus, die von einem politischen oder gar parteipolitischen Standpunkt aus, Gegenargumente suchen. Auf diese Plattform kann der rein medizinisch und naturwissenschaftlich orientierte Gutachter nicht folgen; im übrigen handelt es sich um Anschauungen, die bei *jeder* parteipolitischen Einstellung berechtigt sind. In keinem Idealstaat wird es erwünscht sein, Menschen unnötig zu hysterisieren. Dem Verlangen HOCHES, daß durch entsprechende Gesetze anstatt grundsätzlicher Entscheidungen der Spruchbehörden die Eliminierung der Unfallneurosen ermöglicht wird, kann man sich gewiß anschließen; inzwischen versucht man den Brand zu löschen, so gut man kann. Ob die genannten Entscheidungen oberster Spruchbehörden gesetzlich einwandfrei sind, kann der Arzt nicht entscheiden; uns fehlt jeder Grund sie zu desavouieren. Der theoretische Einwand HOCHES, daß Wünsche nicht zu Krankheiten führen können braucht hier darum nicht genauer bekämpft zu werden, weil HOCHE ja selbst einer der Vorkämpfer der Auffassung ist, daß die Unfallsreaktionen eine vermeidbare Begleiterscheinung der sozialen Versicherung sind. HOCHE formulierte seinen Vorschlag, den er als Gesetz wünscht, so: „Nicht entschädigungspflichtig sind diejenigen nervösen oder psychischen Störungen, die ihre Entstehung nicht einem Unfall als solchem, sondern der Tatsache des Versichertseins verdanken." Hinzufügen müßte man vielleicht noch: „. . . oder offenbar im wesentlichen den Ausdruck einer psychopathischen Konstitution darstellen."

Der Einwand, daß ähnliche Neurosen auch nach nichtversicherungspflichtigen Unfällen vorkommen, kann in seiner gutachtlichen Bedeutung nicht anerkannt werden. Ich habe auch *gelegentlich* Erscheinungen gesehen, die theoretisch nicht vorkommen sollen, daß bei Studenten nach Mensur, sogar nach Fechtübungen, einzelne hysterische Erscheinungen auftraten (ebenso wie ausnahmsweise das theoretisch Unerlaubte vorkommt, daß ein sog. „Telephonunfall“ eine organische Schädigung hervorruft). Aber es werden keine fixierten hysterischen Störungen daraus, nach kurzer Beruhigung geht die Reaktion wieder vorüber. Daß aber ein sensitiver Mensch einmal auch nach einem Sporterlebnis kurz hysterisch reagiert, ist gewiß kein Argument gegen die heutige Auffassung der Unfallneurosen. Fixierte *hysterische* Reaktionen nach nichtentschädigungspflichtigen Unfällen müssen bei Menschen, die nicht bei jeder Gelegenheit hysterophil sind (ich kenne keinen Fall) eine gewaltige Rarität sein; es wäre verhängnisvoll, wenn man sich in der Eliminierung schwerer Volksschäden von solchen exzeptionellen Fällen leiten lassen wollte. In dem einen Falle des OPPENHEIMschen Buches (Fall 30) handelt es sich um einen schweren konstitutionellen Psychopathen, der von jeher ein „ängstliches Gemüt“ war und eigenartige Dämmerzustände epileptiformer Natur schon vor dem Unfall (Unterschenkelbruch) hatte. Ein Anfall mit hysterischer Halbseitenlähmung trat erst über ein Jahr nach dem Unfall auf. Welche Emotion oder Erschütterung soll diese Halbseitenlähmung herbeigeführt haben? Möglich ist es, daß in den Fällen, in denen *angeblich* eine traumatische Neurose nach nichtentschädigungspflichtigem Unfall auftrat, in Wirklichkeit eine traumatische Encephalopathie vorlag, die man früher noch nicht immer so sorgfältig von den Neurosen trennte.

Auch den Einwand, daß die hysterisch Reagierenden, wenn man die Entschädigungspflicht der Unfallversicherung nicht anerkennt, anderen Fürsorgeeinrichtungen zur Last fallen, kann man nicht gelten lassen. Es ist ja weiter vorn schon dargelegt worden, daß es im allgemeinen gar nicht zur hysterischen Reaktion kommt, wenn dem Verletzten bewußt ist, daß eine Entschädigung nicht zu erwarten ist. Es scheint hier aber von großer Wichtigkeit zu sein, zwei Entwicklungsformen der psychogenen Reaktion zu unterscheiden. Die erste betrifft jene Neurotiker, bei denen sich im Rentenentschädigungs- und *Kampf*verfahren erst allmählich die Beschwerden, mehr oder weniger in Verbindung mit verbissen querulatorischen Zügen entwickeln. Wenn der Rentenbewerber von vornherein weiß, daß seine „nervösen“ Beschwerden gar nicht zu dem Entschädigungskomplex gehören, ist der Entwicklung der psychogenen Reaktion von vornherein die Spitze abgebrochen. In der zweiten Gruppe finden sich jene Neurotiker, bei denen sofort nach dem Unfallereignis eine emotionell bedingte neurotische Reaktion, gegebenenfalls

mit hysterischen Symptomen, da ist (z. B. Beginn mit starker schreck-
neurotischer Reaktion nach einem Eisenbahnunfall). In der Sozialversicherung beginnt die Entschädigungspflicht erst nach der 13. Woche,
und in dieser Zeit kann auch eine Schreckneurose beseitigt sein. Die
Berufsgenossenschaft müßte aber sofort ausgesprochene Neurotiker dieser
Art geeigneten, evtl. noch zu schaffenden Nervenabteilungen über-
weisen, in denen die Garantie gegeben ist, daß eine vernünftige seelische
Behandlung durch Ärzte stattfindet, welche in dem Verletzten den Hei-
lungs- und Aussprachebedürftigen, aber nicht den Rentenjäger sehen
(s. etwa die Ausführungen von WEIZSÄCKERS); dies ist so wichtig, daß
alle formalistischen Bedenken fortfallen müssen. Eine Dauerrente
dürfte auch in diesen Fällen nicht gegeben werden, höchstens in besonders
gelagerten Fällen eine *kurzdauernde,* von vornherein begrenzte Über-
gangsrente. In denjenigen Fällen, die nicht durch Sozialversicherung
entschädigt werden, sondern durch Haftpflicht, Eisenbahn usw. würde
dann, wenn wirklich eine stärkere schreckneurotische Reaktion stattgefunden hatte, am besten doch wohl eine begrenzte Abfindung und zwar
sofort dann, wenn die Diagnose hinreichend gesichert ist, stattzufinden
haben. Bei einer psychogenen Reaktion kann die Dauer der Erwerbsminderung auf $\frac{1}{4}$—1 Jahr je nach der Stärke der unmittelbaren Reaktion
begrenzt werden. „Kuren“ zur Beseitigung der Reaktion kommen nur
für die ersten Wochen nach der Reaktion in Betracht und haben im allgemeinen (wenn nicht etwa eine hyst. Lähmung besteht) nur in Entspan-
nung, Ruhe und vorsichtiger psychischer Aufklärung zu bestehen. Ein
Erfolg von diesen Maßnahmen ist zu erwarten, wenn auch das Reichsgericht konsequent den ärztlichen Anschauungen folgt, und wenn die
vielen unterirdischen Kanäle, auf denen der Rentenbewerber bisher Erfahrungen und Suggestionen über den Fortgang seines Rechtsstreits
bekommt, das reine Wasser dieser Erkenntnisse zuleiten. Alle Maßnahmen, welche die Aufregungen eines Rentenverfahrens mindern, d. h.
dem Rentenkampf entgegenwirken, werden vom Arzt als erlösend angesehen werden. In diesem Sinne wäre auch eine Änderung der Rentenbescheide, der Bestimmungen über Akteneinsicht nötig. Gewiß wäre es
auch erwünscht, alle Neurotiker rasch in gewinnbringende geeignete
Arbeit wieder zu überführen; wenn dies praktisch nicht immer möglich ist, so sollte doch diese Forderung vom Arzt immer und immer
wieder erhoben werden.

Einige Schwierigkeiten bereiten nun noch jene Kriegs- und Unfallneurotiker, die noch von früher her Renten bekommen und durch die langjährige Rentengewährung vielleicht erheblich hysterisch fixiert sind.
Daß auch in solchen Fällen noch durch eine Kapitalabfindung Heilungen
möglich sind, ist bekannt. Nach den Entscheidungen des Reichsversor-
gungsgerichts ist in solchen Fällen auch gegebenenfalls eine Renten-

entziehung möglich. Aber man muß doch hier individuell urteilen. Die Rentenempfänger sind doch schließlich nicht dafür verantwortlich zu machen, daß man ihre hysterische Reaktion durch die langjährige Bewilligung einer hohen Rente arg fixiert hat; von einer Verantwortlichkeit im juristischen Sinne könnte man nur dann sprechen, wenn gar keine hysterische Gewöhnung, sondern nur noch eine hysterische Übertreibung, ein betontes Sichgehenlassen mit ganz temporärer Ingangsetzung der alten Mechanismen, vorläge, und so verhält es sich nur in einem Teil der Fälle. Das Reichsarbeitsministerium hat auch mit Recht Direktiven seinen Versorgungsärzten gegeben, die eine vorsichtige Beurteilung empfehlen. Beim anerkannt „Kriegsbeschädigten" wird man nur dann eine Rentenherabsetzung oder Entziehung vornehmen dürfen, wenn eine „wesentliche Änderung des Zustandes" erweislich ist. Eine solche Änderung ist eingetreten, wenn der Nachweis geführt werden kann, daß Störungen, die bei früherer Rentenfestsetzung für krankhaft hysterisch gehalten waren, jetzt nur noch simuliert, demonstriert sind, bei der Berufsarbeit z. B. gar nicht bestehen (auch wenn die Manifestation vor dem Arzt, bei der Beobachtung auf eingeschliffenen Bahnen automatisiert erfolgt). Eine Änderung liegt aber nach gesetzlichen Bestimmungen auch dann vor, wenn der Rentenempfänger einen Beruf gefunden hat, in dem er viel besser in der Lage ist erwerbsbringende Arbeit auszuführen als in dem Beruf, der für die Rentenfestsetzung maßgebend war. So sahen wir einen hysterisch Gelähmten und Zitternden, der — ursprünglich Anstreicher — eine Rente von 100% bekam und danach sicher keinen Grund hatte, seinen Zustand zu bessern. Er war aber inzwischen Teilhaber einer Zigarrenfabrik geworden und konnte als solcher trotz der fixierten Beinstörungen sehr nutzbringende Arbeit leisten, so daß eine erhebliche Rentenherabsetzung auch gesetzlich berechtigt war. Eine Rentenerhöhung bei alten neurotischen Rentenempfängern ist *stets* abzulehnen (sofern nicht ein organisches Grundleiden besteht, etwa ein Leiden mit heftigen Schmerzen, das den Betroffenen nervös und reizbar macht. Dann ist aber der Akzent auf das organische Leiden zu legen).

Es kann nun offenbar nur einen ernsthaften Einwand gegen die Bewertung der psychogenen Reaktionen nach Unfällen als *unbedingt zu vermeidender* und nicht entschädigungspflichtiger Störungen geben, und das ist die *Schwierigkeit der Diagnosenstellung.* Dieser Einwand ist dann auch wiederholt erhoben worden; in dem gegen die herrschende Lehre gerichteten Buch von RIESE hat v. MONAKOW ein ungewöhnlich breit ausgedehntes Gutachten über einen Kopfverletzten, der für psychogen gehalten wurde und Verdachtsmomente für einen Hirntumor zeigte, erstattet. Man kann nun zwar nicht behaupten, daß die Diagnose Hirntumor durch den Umfang des Gutachtens ganz beweiskräftig gemacht wurde, aber man wird gern zugeben, daß Kopftraumatiker öfters unrichtig begutachtet worden sind. Daraus kann man aber nicht die Folgerung ziehen, daß man dem alten Schlendrian der Hysterisierung der Traumatiker weiterhin verfallen soll. Die Möglichkeit sich zu irren besteht bei jeder Begutachtung; wenn man hierauf entscheidendes Gewicht legt, kann man überhaupt kein Gutachten anerkennen. Die Folgerungen, die sich ergeben, sind ganz andere: Nervenaffektionen sollten nur von neurologisch und in Begutachtungen wirklich erfahrenen und gut ausgebildeten Ärzten definitiv begutachtet werden, namentlich wenn die Streitfrage ob psychogen oder nicht, schwierig ist. Es kommt nicht darauf an, daß die Begutachtung in einem klinischen oder sonstigen Institut stattfindet, sondern daß der Gutachter firm ist. Der Gutachter muß vor der definitiven Entscheidung die eventuelle Möglichkeit einer Beobachtung und die Mittel zur Anwendung aller wichtigen diagnostischen Mittel haben. Sparsamkeit rächt sich in solchen Fällen ebenso wie die ungenügende Bewertung des Fachgutachtens.

Natürlich wird es dann auch für den wirklich erfahrenen Gutachter Fälle geben, in denen der Entscheid, ob die Störung psychogen oder organisch ist, größte Schwierigkeiten macht (s. namentlich Kapitel der Encephalopathien). Es wird aber auch dann von großer Wichtigkeit sein, wenn man von vornherein jedes hysterische Gerank, das sich um die noch zweifelhaften Allgemeinbeschwerden herum entwickelt, als entschädigungspflichtiges Beiwerk aufdeckt und so von Anfang an den Rentenbewerbern die Möglichkeit nimmt, sich die groben Schaumechanismen anzusuggerieren oder richtiger anzugewöhnen, welche früher besonders reichliche Entschädigungsmöglichkeiten boten. In manchen Fällen sahen wir diagnostische Irrtümer, die bei bester Untersuchung nicht vermeidbar waren. Jahre hindurch werden nur hysterische Demonstrationen geboten, und später entwickelte sich eine paranoide oder katatone Schizophrenie. Der genetische Zusammenhang dieser Erscheinungen ist nicht ganz einfach, wir können ihn hier nicht genauer analysieren. Es genügt darauf hinzuweisen, daß den Verletzten durch einen etwaigen diagnostischen Irrtum in solchen Fällen kein großer Schaden geschieht, da ein Zusammenhang der Schizophrenie mit dem Trauma in den hier bekannt gewordenen Fällen mehr als zweifelhaft geblieben wäre.

Die Besprechung der Lehre von den traumatischen Neurosen hat uns also zu dem Ergebnis geführt, daß es *traumatische Neurosen nicht gibt und daß psychogene Reaktionen nach Unfällen nicht mit Renten entschädigt werden können.* Bei den Kriegsneurosen, soweit sie noch Renten erhalten, kommt unsere Erkenntnis etwas zu spät; für die Zukunft muß man aber die gewonnenen Erfahrungen natürlich analog benutzen.

Es wäre aber ein gewagter und nicht berechtigter Sprung, wenn man den Schluß ziehen wollte, daß hysterische Reaktionen und Neurosen nun überhaupt nicht zu Entschädigungen irgendwelcher Art berechtigten.

Schon in der *Invalidenversicherung* gelten andere Maximen als bei der Unfallentschädigung. Gewiß ist der Neurastheniker nicht invalide (er braucht nur etwaige Erholungskuren), und auch beim Hysteriker wird man nicht vergessen, daß seine Manifestationen tendenziös hohl und oberflächlich zu sein pflegen. Es ist danach gewiß berechtigt, allen Entschädigungsforderungen des Hysterikers mit größter Reserve zu begegnen. Aber es ist *nicht* zu vergessen, daß diese Störungen auf dem Boden sehr schwerer Psychopathien erwachsen können, daß nicht nur ein normaler, sondern auch ein pathologischer Charakter sich im Laufe des Lebens weiter entwickelt und daß es so unzweifelhaft zu psychischen Anomalien kommen kann, die dem Begriff der Erwerbs-(oder Berufs-) unfähigkeit gerecht werden. Ebenso gibt es schwere Konflikts- oder Komplexneurosen, welche Anerkennung der Invalidität ohne Bedenken gestatten. Ihre Anerkennung dürfte von längerer Beobachtung und genauer Ermittlung der tatsächlichen Leistungen und Verhaltensstörungen im freien Leben (nach Heilversuchen) abhängig gemacht werden. In diese Gruppe wird man auch fixierte hysterische körperliche Symptome erheblichen Grades aufnehmen können, wenn man bei genügender Beobachtung und nach *zuverlässigen* Ermittlungen festgestellt hat, daß sie tatsächlich fixiert und nicht temporär situativ sind. Die Simulationsfrage, die bei der Unfallbegutachtung an Gewicht für uns verloren hat, kann in diesen Fällen noch Bedeutung haben. Gewiß soll man gerade bei hysterischen körperlichen Symptomen auf *Nervenabteilungen* erst gründlich Suggestivmaßnahmen anwenden, um eine Beseitigung der Störungen zu versuchen; wir kommen aber, wenn wir grundsätzlich hier auch einen ablehnenden Standpunkt einnehmen wollen, mit unserem ärztlichen Denken in Konflikt. Die prinzipielle Identifikation von Hysterie und Simulation ist nicht erlaubt, auch wenn sehr Vieles, was wir heute noch hysterisch nennen, simuliert ist. Der Konflikt steigt aber, wenn wir an die „Grenzfälle" denken, welche zwar in der Unfallbegutachtung keine Schwierigkeiten machen, da eine Entschädigung gar nicht in Betracht kommt, in der Invalidenbegutachtung aber eine große Rolle spielen. Wir kennen aus der Praxis Menschen mit erheblichen Triebhaftigkeiten, krampfartigen Zuständen, Wutanfällen, affektiven Entgleisungen, Hemmungslosigkeiten bei der Arbeit, bei denen der eine Gutachter Schizophrenie, der Obergutachter Hysterie annimmt und demgemäß Invalidität ablehnt. Die Anfälle sind auch mindestens teilweise hysteriform, aber die seelischen Anomalien (nächtliche Fugueszustände aus der Wohnung usw.) so tiefgehend, daß an der Erwerbsunfähigkeit gar kein Zweifel ist, auch wenn die endgültige Diagnose vorläufig noch nicht gesichert ist (meist ist in solchen Fällen das Ergebnis schließlich doch etwas anderes als Hysterie). Hysterie führt also selten zu Invalidität, aber eine grundsätzliche Ablehnung ist falsch. Bergmännische Berufsunfähigkeit tritt noch eher ein, da schwerere Psychopathen überhaupt nicht ins Bergwerk gehören. Arbeitsunfähigkeit ist bei der Hysterie etwa ähnlich wie Invalidität zu beurteilen; der Arzt sei sich darüber im klaren, daß sie nur in *Ausnahmefällen* vorliegt, und daß man von dem Hysteriker das Recht hat zu verlangen, daß er subjektive Mißempfindungen unterdrückt. Genaue Untersuchung ist aber nötig, damit man nicht eine tiefergehende Depression oder eine endokrine Störung (Hyperthyreose) oder eine beginnende organische Erkrankung für hysterisch hält. Hier ist auch besonders daran zu erinnern, daß „Neurasthenien", die sich motivlos im höheren Lebensalter entwickeln, meist auf organischer Basis beruhen (Arteriosklerose, Paralyse usw.).

h) Differentialdiagnose hysterischer Erscheinungen.

Die differentialdiagnostischen Bemerkungen sind nicht dazu da, die Lektüre eines Lehrbuches oder die lebendige Erfahrung an einem größeren Material zu ersetzen, sondern sollen nur, ähnlich wie das Kapitel über Symptome im allgemeinen Teil, dazu dienen einige öfters festgestellte Fehler abzustellen und die Erinnerung an einige besonders wichtige diagnostische Kriterien wachzurufen.

Die Diagnose der hysterischen Reaktion soll eine *positive* sein. D. h. wir stellen diese Diagnose nur dann, wenn wir hysterische Merkmale deutlich feststellen, insbesondere Theatralik (Neigung zum — meist schlechten — Schauspielern), posenhaftes, wehleidiges oder trotzig verbissenes Wesen, Neigung zum Demonstrieren, zum Zurschaustellen von Beschwerden, Märtyrergesicht usw. Wir vermissen diese Leidsamkeit auch nicht bei einfach „nervösen" Beschwerden. Die körperlichen hysterischen Stigmata, Sensibilitätsstörungen, organisch nicht erklärbare Schwäche usw. haben für uns fast nur noch diagnostischen Wert, insofern sie uns zeigen, daß hysterische und verwandte Mechanismen vorliegen, aus diesem Grunde sollen wir auch darauf prüfen. Eine Erwerbsminderung resultiert aus einem röhrenförmigen Gesichtsfeld oder einer Analgesie nicht! Und ähnlich verhält es sich mit Intelligenzprüfungen und Leistungsuntersuchungen. Die POPPELREUTERsche Eimerhebeprüfung zeigt uns oft auf Anhieb, daß ein plumper Demonstrant vor uns steht, der in Athletenpose den leichten Eimer kaum von der Unterlage bringt und sich dadurch entlarvt.

Darum hüte man sich, unklare (d. h. oft dem Gutachter unbekannte) Krankheitsbilder für hysterisch zu erklären, wenn das seelische Verhalten bei der Untersuchung und Beobachtung ein ruhiges, sachliches, nüchternes, offenes, entgegenkommendes, treuherziges ist. In einem solchen Falle verlieren auch einige körperliche hysterische (oder scheinhysterische) Stigmata an Wert. Bei Beachtung der diagnostischen Wertung der hysterischen Verhaltensweise würden nicht so viele chronische Encephalitiker für hysterisch gehalten worden sein. Die hysterischen „hypochondrischen" Beschwerden und Schmerzen sind oft durch raschen Situationswechsel und Leidsamkeit ausgezeichnet. Die „Tendenz" des Leidens macht sich fast immer in der besonderen Art der Einstellung zum Gutachter geltend. Entweder soll der Gutachter recht deutlich sehen, wie schwer krank man ist, oder der Gutachter ist der Gegner, dem man Mißtrauen und Trotz entgegenbringt, was man evtl. in lautem Räsonnieren äußert. Es gibt nur ganz seltene Fälle monosymptomatischer Hysterie, in denen diese Einstellung auch bei genauerer Beobachtung fehlt, aber wir haben diese Fälle seit dem Kriege eigentlich nicht gesehen.

Zum zweiten: Es ist für die Diagnose Hysterie recht wichtig, daß man Motive für die Reaktion kennt, etwa ein Strafverfahren, ein Unfallrentenverfahren usw. Treten unklare Krankheitserscheinungen seelischer oder körperlicher Art ohne solche bekannten Motive auf, dann sei man mit der Annahme einer hysterischen Reaktion mehr als vorsichtig. Gewiß kann man einwenden, daß es nicht möglich ist, alle manifesten und in der Bewußtseinssphäre sich abwickelnden Konflikte zu kennen; auch bewußter Verheimlichung ist man ausgesetzt (wie ja fast jeder Traumatiker vor dem Unfalle „kerngesund" war). Aber es ist nicht nur unberechtigt, sondern sogar beschränkt, seine vorsichtig kritische Einstellung bis zum prononzierten Zweifel kat' exochen zu steigern. Wenn ein nach den Ermittlungen offenbar nicht neuropathischer Mensch, der viele Jahre hindurch seine Leistungsfähigkeit und Strebsamkeit in guten Arbeitsstellen erwiesen hat, langsam an diagnostisch schwer verständlichen Störungen erkrankt, die allmählich immer stärker und schließlich so schlimm werden, daß er erst dadurch seinen Arbeitsposten verliert, dann sei man mit der Diagnose einer Hysterie mehr als vorsichtig, auch wenn das Symptom (Tic, Zittern, Krampfzustände, unbestimmte Schmerzen) hysterisch aussieht. Meist beruht die Diagnose Hysterie in solchen Fällen auf Mängeln der ärztlichen Untersuchung oder Unzulänglichkeiten der wissenschaftlichen Erfahrung. Besonders vorsichtig muß man in solchen Fällen sein, bei denen man an Stelle eines psychogenisierenden Motivs solche Krankheiten anamnestisch nachweisen kann, welche die Möglichkeit organischer Spät- oder Nacherkrankungen nahe legen. Auch hier muß gestattet sein, an die Encephalitis zu erinnern, weil ich hier weiß, daß öfters Fehldiagnosen vorkommen.

Die dritte Maxime lautet, daß die Feststellung hysterischer Erscheinungen niemals Anlaß geben darf, genauere Untersuchungen nach andersartigen Störungen zu versäumen, und ebenso nicht Erlaubnis gibt, jedes nicht eindeutig erklärbare Phänomen ohne weiteres auch als hysterisch, rentenneurotisch, aggraviert zu bezeichnen. Die Zahl der hysterischen situativen Überlagerungen ist namentlich bei lange Berenteten eine außerordentlich große, und diese hysterischen Züge können leicht das Grundleiden verdecken. Vorsicht ist da namentlich bei Kopfverletzungen geboten, deren „echte", d. h. nicht situativ psychogenen, Folgen an sich schon schwer zu objektivieren sind. Die Fehler, die hier entstehen können, vermeiden wir nur durch möglichst exakte Untersuchung, Beobachtung, Bewertung der Schwere des Traumas und Ermittlungen. Auch andere schwere Krankheiten, die allerdings keineswegs mit dem entschädigungspflichtigen Vorfall zusammenzuhängen brauchen, können leicht übersehen werden, wenn der Untersuchte „hysterisch" ist (so sollte bei keinem Hysteriker Augenspiegelbefund versäumt werden).

In dieser Beziehung gebührt ein Wort den sog. hysteriformen organischen Krankheiten oder deren Beginn mit hysteriformen Symptomen. Man meint, daß es bestimmte Krankheiten des Nervensystems gibt, die durch besonders an Hysterie erinnernde, grundsätzlich aber organische Symptome ausgezeichnet sind und nennt besonders die Stirnhirnverletzungen mit ihren Charakterveränderungen, die beginnende multiple Sklerose mit vagen Beschwerden und Schwächezuständen, aber auch die chronische Encephalitis in manchen Manifestationen, z. B. den Blickkrämpfen; MAYER-GROSS hat den Begriff des organischen Hysteroids geprägt. Es handelt sich doch hier um recht verschiedenartige Dinge. Manche Frühsymptome organischer Nervenkrankheiten werden für hysterisch gehalten, weil man nicht genau genug untersucht oder weil der diagnostische Nachweis noch nicht gelingt. Das gilt z. B. für Frühsymptome der multiplen Sklerose, und ich habe mich noch nicht davon überzeugen können, daß da wirklich hysteriforme Erscheinungen besonders häufig sind. Eine Schwäche eines Beins ohne sichere pathologische Reflexe ist noch lange kein hysterisches Symptom.

Zweitens ist darauf hinzuweisen, daß eine Abhängigkeit bestimmter Symptome von Affekten und Suggestionen noch nicht die Psychogenie des Symptoms überhaupt erweist oder das Symptom in die Nähe der psychogenen setzt. Wir kennen diese Abhängigkeit bei allen Hirnsymptomen, schon beim Aphatiker, der nur im Affekt Laute produziert, und besonders bei allen „subkortikalen" Symptomen (wie etwa Chorea, Blickkrämpfe). Daß aber Personen mit diesen Symptomen besonders oft ihre Phänomene tendenziös verwerten oder mit „hysterischen" Charakterzügen begabt sind, wissen wir nicht. In einer weiteren Gruppe finden sich dann die Kranken mit Charakterveränderungen, welche als hysteriform imponieren. Wenn wir das Hysterische hier als gesteigerte Suggestibilität, reaktive Gefühlslabilität mit Neigung zum Posieren und Geltungssucht umgrenzen, sind die Fälle mit organischen Charakter- und Wesensumwandlungen, die uns als hysteriform imponieren, gar nicht so zahlreich; ich denke hier besonders an die schwer Stirnhirnverletzten, die noch nicht lange Rente bekommen haben, und die jugendlichen Encephalitiker, bei denen oft Dranghaftigkeiten und recht primitive, gar nicht theatralische Hemmungslosigkeiten oder Euphorisierungen auffallen. Daß wir starke Gefühlsreaktionen, Morositätszustände und Erregungen, auch wenn sie durch den Rentenkomplex gefärbt sind, bei einem Stirnhirnverletzten anders bewerten müssen, als bei einem leicht Verletzten, ist gewiß zuzugeben; aber darum müssen wir auch bei derartigen Personen den „versicherungsneurotischen" Überbau vom organischen Schaden abtrennen; und es ist uns nicht bekannt, daß etwa eine Pseudodemenz oder ein hysterisches Schüttelzittern bei einem Stirnhirnschuß häufiger als bei anderen Verletzten vorkommt. M. E. sind im Grunde organische Charakterstörungen und hysterische Verhaltensweisen doch durchaus zu trennen; eine Hysterophilie kann allerdings bei ersteren in Rentenverfahren dadurch eintreten, daß ein persönlichkeitsdefekt gewordener Mensch eher hypobulischen Tendenzen nachgibt, als die gefestigte Persönlichkeit (daher auch die Häufigkeit grober hysterischer Tendenzen bei Debilen). An vierter Stelle stehen dann die verwickelten Mechanismen organischen und psychogenen Geschehens bei manchen agnostisch-aphasischen Phänomenen. Das Problem, wie bei einem organischen Ausfall sprachlicher oder gnostischer Leistungen seelische Erlebnisse verarbeitet werden, entfernt sich aber wohl von allen gutachtlich zu bewertenden Fragen soweit, daß es hier keiner weiteren Besprechung bedarf. Auch wenn ich natürlich weiß, daß manche Stirnhirn-(oder auch sonst Hirn-)Verletzte wegen ihrer Rührseligkeit oder Verdrossenheit oder selbst Verbissenheit fälschlich für Hysteriker gehalten werden, halte ich die Aufstellung eines Begriffs organisches Hysteroid für gutachtlich nicht ganz bedenkenlos. Das wirklich Hysterische, Rentenneurotische ist jedenfalls auch bei einem Kopfschußverletzten nicht entschädigungspflichtig.

Aber es ist natürlich wichtig, auf „hysteriforme" Symptome insofern zu achten, als man bei jeder ausgesprochenen Wesensänderung sehr gewissenhaft prüfen muß, ob wirklich eine rein hysterische Störung vorliegt, selbst wenn das Verhalten ein theatralisches ist.

. Es muß doch auch festgestellt werden, ob nicht neben diesen Verhaltensstörungen Entgleisungen, Hemmungslosigkeiten oder Zerfahrenheitserscheinungen bestehen, welche darauf hinweisen, daß das „hysterische" Verhalten nur die Einleitung einer tiefergehenden, etwa schizophrenen Psychose bildet. Feststellungen in dieser Hinsicht sind namentlich für das Invaliditätsverfahren wichtig.

Von den Einzelsymptomen ist über die hysterischen *Krämpfe* folgendes zu sagen: Das wichtigste Kriterium liegt vielleicht darin, daß der hysterische Anfall ein affektbetontes Erlebnis oder Verlangen *zum Ausdruck bringt*, während der epileptische Anfall die elementare Entladung eines einfachen Hirnmechanismus darstellt. Dementsprechend demonstriert sich der hysterische Anfall in wildem Umsichschlagen („so daß 7 Mann ihn nicht halten konnten"), Kreisbogen- oder Gekreuzigtenstellung oder in den grotesken Mätzchen der Clownismen und der delirant pathetischen Mimik, welche die Charcotsche Schule einst ihren „großen Hysterikern" unwissentlich ansuggerierte. Der große epileptische Anfall aber beginnt oft, eventuell nach dem eigenartigen epileptischen Aufschrei, mit langsamen „tonischen" krampfhaften Verdrehungen von Kopf und Rumpf oder auch einer tonischen Starre des ganzen Körpers und folgenden ziemlich rhythmischen und einfachen „elementaren" Zuckungen bei tiefem Bewußtseinsverlust, blaurotem Gesicht, dabei oft (evtl. blutgemischtem) Schaum vor dem Mund, Röcheln und Schnaufen und auch elementaren Zuckungen im Gesicht. Beim Jackson-Anfall beginnen Parästhesien oder Klonismen in einem umschriebenen Körperabschnitt und pflanzen sich nach der Ausbreitung der Fokalgebiete im Hirn fort, wonach es zu generalisierten Anfällen kommen kann, aber nicht muß. Man muß allerdings wissen, daß von manchen Fokalgebieten aus auch complexere Synergien hervorgerufen werden, die aber keine Affektentladung zum Ausdruck bringen. Die Mannigfaltigkeit der präparoxysmellen Vorboten (z. B. Angstgefühle oder Schwindelgefühl oder Drehungen des Körpers oder Fortstürzen einige Schritte) oder ihr Fehlen (plötzliches Hinstürzen) erschweren die Diagnose nicht sehr, wenn man sich die ganz verschiedene Bedeutung der Anfälle klar macht. Die weiteren „kleinen" diagnostischen Hilfsmittel sind ja bekannt: Verlust der Kniereflexe oder „Babinski" beweist den epileptischen Anfall, Fehlen der Symptome nicht das Gegenteil; Pupillenstarre kommt gelegentlich auch bei hysterischem Anfall vor, *selten* auch *leichte* Zungenbisse oder Verletzungen oder selbst Inkontinenz (vereinzelt im Kriege gesehen). Lange dauernde postparoxysmelle Verwirrtheitszustände mit elementar deliranten Erscheinungen oder Benommenheit mit amnestisch aphasischen und paraphasischen Symptomen sind epileptisch, Reminiszenzdelirien (selten) hysterisch. Der postparoxysmelle Schlaf (nach epileptischem Anfall) ist nicht ganz so beweiskräftig. Anfälle aus dem Schlaf heraus sind zwar meist, aber nicht immer, epileptisch (der Hysteriker kann aus dem Traumerleben im halben Erwachen in den Anfall hineinfinden). Der epileptische Anfall ist kurz; im Status ist zwischen den Einzelanfällen Benommenheit oder Coma. Der Hysteriker tobt sich oft lange Zeit bis zur Erschöpfung aus. Kurz dauernde Äquivalente (Absencen) sind epileptische Symptome. Nach REDLICH ist auch die Feststellung einer postparoxysmellen Leukozytose wichtig. Eine gewisse Erleichterung bietet uns die künstliche Anfallprovokation durch Überventilation, doch kommt es oft dabei (auch bei Epileptikern!) zu hysterischen Anfällen; immerhin

kenne ich auch dubiöse Fälle, in denen erst die Überlüftung (die nie
ohne Einwilligung stattfinden darf!) die Diagnose klärte. Die Psychogenese des Einzelfalls ist nicht beweiskräftig, da auch der epileptische
Anfall emotionell ausgelöst sein kann, allerdings besteht Hysteriever-
dacht, „wenn alle Anfälle nach Aufregung kommen".

Bei der Beurteilung der Anfälle darf aber nicht außer acht gelassen
werden, daß es neben hysterischen und epileptischen Krampfzuständen
auch noch andersartige Anfälle gibt, die zuerst wohl GOWERS als das
Grenzland der Epilepsie bezeichnet hat. Wir rechnen dazu die vago-
vasalen Anfälle GOWERS mit tetanoiden Krampfzuständen und Ohn-
machtsanfälle auf dem Boden einer Vasomotorenlabilität oder vestibulärer Überempfindlichkeit, ferner die gehäuften kleinen Anfälle FRIED-
MANN (Pyknolepsie), die allerdings im wesentlichen in der Kindheit
vorkommen und die narkoleptischen Anfälle GÉLINEAUS in Verbindung mit plötzlichem Tonusverlust der Gliedmaßen bei Affekten (Lach-
schlag). Dagegen bleiben die psychasthenischen Anfälle OPPENHEIMS
und die Affektepilepsie (BRATZ) vorläufig noch in der Schwebe; zum
Teil handelt es sich wahrscheinlich um Epilepsien, deren Anfälle vorwiegend affektiv ausgelöst werden, doch kommen vermutlich daneben
auch Psychopathien mit epileptoiden, grundsätzlich aber psychogenen
Anfällen vor. Jedenfalls sei man mit der Diagnose einer Affektepilepsie
äußerst vorsichtig. Auf keinen Fall berechtigen uns diese Erfahrungen
und gelegentlichen Unklarheiten dazu, das obsolet gewordene Zwischen-
gebiet hysteroepileptischer Krampfzustände wieder aufzuwärmen. Eine
solche Diagnose bedeutet nur eine Verlegenheitsbezeichnung bei unklarer Diagnose. Wohl kommt es nicht selten vor, daß Epileptiker in
geeigneten Situationen auch hysterische Anfälle haben, aber es gibt
keinen Übergang von epileptischen in hysterische Anfälle. Meist werden
mit hysteroepileptischen Anfällen hysterische Krämpfe mit großer Ge-
waltsamkeit signiert. Aber die Feststellung hysterischer Anfälle (z. B.
bei künstlicher Anfallsprovokation) entbindet uns nicht von der Verpflichtung, auch zu prüfen, ob *neben* den hysterischen nicht auch epileptische Anfälle bestehen. Einzelne seltene Anfallsarten („familiärer
Rindenkrampf, Myoklonusepilepsie, Kojewnikoffsche Dauerepilepsie")
haben gutachtlich zu wenig Bedeutung, um hier besprochen zu werden.

Während die größte differentialdiagnostische Schwierigkeit bei den
Krampfanfällen darin besteht, daß sie nicht immer vom Arzt selbst
beobachtet werden können, kann das *Zittern* doch auch als manifestes
Symptom recht komplizierte Überlegungen erforderlich machen, da wir
so viele extrapyramidale Zitterzustände gesehen haben, die pseudo-
hysterisch sind. KEHRER hat sogar einen Huntingtonfall festgestellt,
der als Kriegsneurotiker (aus erblich angeblich vollkommen gesunder
Familie trotz de facto schwerster Belastung) eine Rente bekam. Ich

kenne ähnliche Fälle. Das hysterische Zittern verrät „wohl immer durch
Unregelmäßigkeiten, Übertriebenheit und einen charakteristischen Ein-
schlag willkürlicher Eingestelltheit‟ seine Herkunft (KEHRER). Es besteht in der Ruhe oder tritt erst bei bestimmten lokomotorischen Inner-
vationen in grober Form auf. Dagegen ist, wie KEHRER ebenfalls mit
Recht vermerkt hat, das rein statische, rhythmische, meist feinschlä-
gige Zittern nicht psychogen, sondern entweder toxisch oder Erschöp-
fungssymptom (z. B. „neurasthenisch‟). Die Zunahme des Zitterns bei
der Lokomotion beweist nicht die psychogene Natur, ebenso nicht das
Aufhören im Schlaf oder die Abnahme im Zustand der Ruhe, die Steigerung im Affekt. Besonders häufig ist aber das hysterische Zittern
mit groben suggestiv sich steigernden Sensibilitätsstörungen und We-
senseigenschaften verbunden, während umgekehrt Verbindung groben
Zitterns mit Maskengesicht, deutlichem Rigor bei passiven Bewegungen
und offenem, eventuell leicht hemmungslosem Wesen die parkinsonistische Natur des Tremors aufdeckt. Es ist nur zu beachten, daß es
gelegentlich beim Hysteriker einen Scheinrigor wegen Schmerzen gibt,
der aber nur in einzelnen Gelenken aufzutreten pflegt. Das grobe
Wackeln bei multipler Sklerose läßt sich bei Beachtung der Krankheits-
entwicklung und Gesamtsymptomatologie leicht von hysterischen Erscheinungen differenzieren, wenn man nur *weiß*, daß bei multipler Sklerose und bei anderen Cerebellar- und Hirnstammerkrankungen recht
grobe Wackelerscheinungen im Kopf und Rumpf neben dem Intentions-
zittern auftreten. Bei all diesen Überlegungen spielt auch natürlich die
Genese eine gewisse Rolle; ein Mensch, der kein Interesse an Krankheit
hat, bekommt kein hysterisches Zittern, und umgekehrt denkt man an
Hysterie, wenn das Zittern plötzlich einer Emotion oder einem entschädigungspflichtigen Trauma gefolgt ist. Aber allein entscheidend darf
diese Frage nicht sein, da es doch auch — wenn auch selten — parkinsonistische Erkrankungen gibt, die nach einem Trauma manifest werden
können, oder von denen das wenigstens behauptet wird. Nur das Ge-
samtbild entscheidet, wobei auf das psychische Verhalten (und etwaige
suggestive *Beseitigungen* des Zitterns, denn Besserungen kommen auch
beim Parkinsonismus vor) großer Wert zu legen ist.

Die größten differentialdiagnostischen Schwierigkeiten machen aber
die verschiedenen Tikarten. Die ganz phantastischen Clownismen dieser
Art sind allerdings fast stets hysterische Zerrbilder des Mimus. Doch
muß man sich stets darauf besinnen, daß die Encephalitis in ihrem chronischen Stadium gelegentlich Bilder schafft, die hinsichtlich der Hyper-
kinese an sich vom psychogenen Symptom wohl gar nicht zu trennen
sind, und hinsichtlich der einfachen Tikbewegungen im Gesicht gibt es
neben der Encephalitis auch noch andere organische extrapyramidale
Grundlagen (ganz abgesehen von den tikartigen Zuckungen im Gesicht

bei mangelhaft zurückgebildeter peripherer Facialislähmung). Bei der Feststellung der Tikgenese entscheidet noch mehr als beim Zittern Beginn, Feststellung der ätiologischen Faktoren und psychisches Verhalten.

Schwierigkeiten können auch die während des Krieges so häufig beobachteten psychogenen Kontrakturen machen, die in reiner Form jetzt aber (soweit es sich um die Versorgung Kriegsbeschädigter handelt) dem Gutachter kaum noch zu Gesicht kommen. Einzelfälle sog. Physiopathien werden unten noch besprochen werden. Die Haltungsstörungen der Wirbelsäule bedürfen zur Erkennung sorgfältiger Röntgenaufnahmen in zwei Ebenen. Auf die sog. SCHANZsche Wirbelsäuleninsuffizienz sei hier darum hingewiesen, weil dieses Krankheitsbild noch immer in manchen Köpfen spukt; es handelt sich um hysterische Haltungsstörungen, die während des Krieges in jedem guten Neurotikerlazarett in einer Suggestivsitzung restlos beseitigt werden konnten. (Auf die sog. Kümmelsche Krankheit ist in diesem neurologischen Buch nicht einzugehen.)

Hysterische Lähmungserscheinungen einschließlich der sog. pseudospastischen Parese mit Tremor sind gewöhnlich nicht schwer zu erkennen, wenn man berücksichtigt, daß echter Reflexverlust ebensowenig wie pathologische Reflexe (Pyramidenreflexe und Dauerklonus) bei hysterischen Lähmungen vorkommen und diese meist mit groben hysterischen Empfindungsstörungen und auch Verhaltensstörungen gemischt sind. Besondere Beachtung verdienen die peripherischen Lähmungen nach Nervenschüssen, die sich so häufig erst nach langer Berentung als hysterische Lähmungen entpuppen, da eine exakte elektrische Prüfung versäumt worden war. Hierauf gehen wir später noch ein. Vorsichtig zu beurteilen sind langsam entstehende und fortschreitende Schwächezustände ohne charakteristische Reflexstörungen oder degenerative Muskelatrophien, bei denen man an eine beginnende Dystrophia musculorum progr. denken muß. Der Watschelgang, das typische Verhalten beim Aufstehen und sich Aufrichten aus horizontaler Lage (Emporklettern an sich selbst), die losen Gelenke, das Fehlen sensibler Begleiterscheinungen weisen, wenn Muskelatrophien sich noch verbergen, darauf hin. Bei unklaren motorischen Schwächezuständen denke man auch an endokrine Störungen oder beginnende multiple Sklerose (Bauchdeckenreflexe, Fundus oc., Babinski!). Große Vorsicht erfordern auch hier die Schwächezustände nach Encephalitis, die sehr hysteriform sein können und doch nicht hysterisch sind. Bei akuter Encephalitis kommen extrapyramidale Lähmungen ohne charakteristische Pyramidenreflexe, gelegentlich auch ohne Rigor, vor. Hier gibt es einzelne Fälle, deren Entscheidung besonders geübten Untersuchern überlassen bleiben muß.

Hysterische Empfindungsstörungen sind bekanntlich gewöhnlich dadurch ausgezeichnet, daß die Verbreitungszone der Anaesthesie so ist, wie der Laie sich die Ausbreitung einer Empfindungsstörung vorstellt; sie betrifft am Arm und Bein „geometrisch" einen Gliedabschnitt oder ärmel- bzw. strumpfförmig das ganze Glied oder eine Körperhälfte oder den ganzen Körper, auch meist alle Empfindungsqualitäten, oder die Grenzen sind inkonstant und unzuverlässig und lassen sich suggestiv beliebig verschieben. Diese Kriterien werden etwas eingeschränkt 1. durch die Feststellung, daß die Empfindungsstörungen bei Erkrankungen der Hirnrinde auch oft die distalen Körperabschnitte ohne feststellbare Segmentbeteiligung betreffen. Allerdings ist oft die Schmerzstörung gering, oft sind gerade feinere Qualitäten (Lokalisation, quantitatives kinästhetisches Empfinden, tastendes Erkennen usw.) gestört; auch beachte man die unwillkürlichen sensugenen Bewegungsstörungen nach Augenschluß. Daneben bleibt die Rücksicht darauf von Wichtigkeit, ob eine wirkliche Läsion der sensiblen Hirnrinde angenommen werden kann.

2. Auch bei manchen Rückenmarkserkrankungen, z. B. Syringomyelie, können die Empfindungsstörungen sehr den geometrischen ähneln, und es muß dann auch keineswegs immer eine charakteristische dissoziierte Empfindungslähmung vorliegen. Aber es finden sich gewöhnlich andere die Syringomyelie erweisende Symptome (Muskelatrophien, trophische Knochen-Hautstörungen, Reflexanomalien), so daß die Abtrennung gewöhnlich keine großen Schwierigkeiten macht, wenn man nur daran denkt, daß man bei einem Spinalprozeß nicht typische Segmentgrenzen oder Dissoziationen oder Brown-Séquarderscheinungen erwarten *muß*. Auch bei spinalen Störungen der Tiefenempfindung findet man die langsame Änderung der Fingerstellung oder wie „tastende' wurmförmige Bewegungen beim Positionsversuch. Findet man aber wirklich typische segmentale oder peripherische Grenzen einer sensiblen Störung, dann ist die Diagnose einer organischen Läsion so gut wie sicher; höchstens ein in medizinischen Fragen gewitzter Simulant wird eine so typische Störung produzieren. Diese Beachtung ist wichtig, denn es gibt z. B. leichte traumatische Caudaläsionen, in denen eine mäßige perianale Empfindungsstörung neben subjektiven Mißempfindungen das einzige nachweisbare Symptom darstellen kann und als objektives Stigma der geklagten Beschwerden gelten darf. Diagnostische Schwierigkeiten können dann noch die Empfindungsstörungen nach Thalamusläsion machen, die mit heftigen Schmerzen verbunden sind, wobei sich dann entweder eine hochgradige Überempfindlichkeit der empfindungsgestörten Partie oder aber (was bei Hysterikern nicht der Fall zu sein pflegt) trotz der Schmerzen eine völlige Unempfindlichkeit gegen Druck und Nadelstiche findet. Die Leiden der von Thalamusschmerzen be-

troffenen Personen sind aber gewöhnlich so echt und dauerhaft, daß man eine Abtrennung von hysterischen Störungen wohl ermöglichen kann, auch wenn man ganz davon absieht, daß die Thalamusläsionen gewöhnlich unter Bedingungen auftreten, welche zu keiner Begutachtung in Unfall- oder Kriegs-D. B.-Fragen führen.

Im Gegensatz zu der grundsätzlich möglichen Aufklärung der Empfindungsausfälle bringt uns dagegen das Urteil über die Bedeutung unklarer Schmerzzustände, namentlich die Differential-Diagnose echter Neuralgien von hysterischen Pseudoneuralgien oder Topalgien wieder oft in ein recht großes Dilemma. Manche Kriterien, wie das Rumpf-Mannkopfsche Zeichen der Pulsbeschleunigung bei Druck auf Schmerzpunkte oder Blutdrucksteigerung (die allerdings mehr als Zeichen der Echtheit gegenüber Simulation aufgestellt wurden) sind nicht zuverlässig, können namentlich auch bei organischen Störungen fehlen. Genaue Apparaturen zur Prüfung der Vasomotorenreaktion bei Schmerzprüfung werden den meisten Gutachtern fehlen. Auch das Symptom der Schmerzerweiterung der Pupillen ist nicht ganz zuverlässig; es kann auch bei seelisch bedingten Schmerzen auftreten. Sind die Druckpunkte auf die Nervenaustrittsstellen leidlich exakt beschränkt, läßt die Untersuchung hysterische Allgemeinerscheinungen vermissen und zeigt die Beobachtung, daß Schmerzen mit erheblicher Verstimmung auch in Situationen auftreten, in denen der Rentenbewerber unbefangen zu sein pflegt, dann kann man eine echte Neuralgie oder neuralgiforme Störung (häufig z. B. bei Gesichtsschußverletzungen mit Narbenbildung) annehmen. Andererseits pflegt ein Druckschmerz, der diffus Nervenpunkte, Muskeln, Hautfalten und Knochen betrifft und stets die gleichen exaltierten Wehäußerungen auslöst, zum mindesten hysterisch überlagert zu sein. Die echte Leidensmiene bei schwerer Gesichtsneuralgie, verbunden mit einem Schmerztik, im übrigen mit möglichster Absperrung gegen die Eindrücke der Außenwelt, Klaglosigkeit oder unterdrücktem Stöhnen, läßt sich als unhysterisch feststellen. Störungen des Allgemeinbefindens (Gewichtssturz, Eßunlust usw.) sind in diesen Fällen oft von Bedeutung. Bei länger dauernder „Ischias" ist besonders die exakte Röntgenuntersuchung von Hüftgelenk und Lumbosakralwirbelsäule, gegebenenfalls gynäkologische und rektale Untersuchung, die Feststellung einer Muskelabmagerung und die Prüfung von Achilles- und Zehenreflexen neben Schmerzpunkten und Lasègue, sowie *unauffällige* Beobachtung wichtig. Freilich besagt das schmerzseitige Fehlen von Achilles- und Zehenreflex zunächst auch nur, daß sich am Hüftnerven (der von manchen Gutachtern mit mangelhafter Sprachkenntnis Ischiasnerv [!] genannt wird) einmal ein krankhafter Prozeß abgespielt hat, nicht, daß auch die noch aktuellen Schmerzen organisch sind. Die übrigen Ischiasphänomene (Skoliose; Entlastungsstellung, Schmerzen bei Adduktion des gesunden Beines oder bei Unterschenkelstreckung des im Hüftgelenk stark gebeugten gesunden Beins oder bei Dorsalflexion des gesunden Fußes) sind nicht ganz unwichtig, haben aber doch für unsere Frage nur bedingten Wert. Dagegen ist auf das psychische Verhalten Gewicht zu legen. Der Hysteriker mit Pseudoischias sucht außerdem seine Störung oft durch Empfindungsausfälle zu veranschaulichen und vergißt sein Hinken nur zu oft, wenn er sich unbeobachtet glaubt. Umgekehrt liegt meist eine „echte" Ischias vor, wenn sich der Untersuchte bei der vorsichtigen Prüfung auf Lasègue zunächst ganz ruhig verhält, sein Freisein von Schmerzen zugibt und dann an einem bestimmten Punkte plötzlich mit lebhafter Schmerzmimik und Abwehrbewegungen Schmerzen betont. Es darf hier darauf hingewiesen werden, daß Erkrankungen mit Ischiaserscheinungen unter den verschiedensten Bedingungen doch recht häufig sind, beim Mann besonders die Aufbrauchserkrankungen der Spondylarthrose und Arthritis deformans des Hüftgelenks, bei der Frau gynäkologische Erkrankungen. Die genauere differentielle Klärung der symptomatischen Ischias gehört nicht in dieses Buch.

i) Hysterie und Simulation.

Während des Frühkampfes um die nun für uns hinterwäldlerisch gewordene traumatische Neurose wurde von den Gegnern öfters der Einwand gemacht, daß es sich doch meist nur um eine Simulation handle, während Anhänger der OPPENHEIMschen Lehre und auch andere — psychologisch, allzupsychologisch — eingestellte Forscher mit Erbitterung diese Anschauungen oder gar die Simulationsriecherei bekämpften und etwa mit MÖBIUS die Fähigkeiten eines Arztes in umgekehrter Proportion zur Häufigkeit seiner Simulationsdiagnosen einschätzten und den Simulationsbekennern entgegenhalten konnten, daß sie die „Krankheit" Hysterie nicht genug würdigten. Daß mit der Diagnose Simulation auch Unfug getrieben wurde und auf einer tatsächlich recht mangelhaften Untersuchung einmal ein Mann wegen Betrugs zu Unrecht zu Gefängnisstrafe verurteilt wurde, kann man aus dem Oppenheimschen Buche ersehen. Für uns haben diese alten Kämpfe nur noch historisches Interesse, und wir behandeln die Simulationsfrage mit viel geringerem Nachdruck, seitdem wir den Standpunkt einnehmen, daß hysterische Unfallreaktionen ohnehin abgewiesen werden dürfen, und zudem wissen, daß auch das hysterische Symptom einer Tendenz entspricht, die Grenzscheiden zwischen Hysterie und Simulation also in weitem Maße gefallen sind. Denn ob ein Symptom hysterisch ist oder simuliert wird, hängt in wesentlichem Maße nur davon ab, ob seine *tendenziöse Produktion* eine instinktmäßige, aus dem Dunkel des Bewußtseins kommende, oder wissentlicher ist, und die Simulationsproben, wie sie namentlich in der Augen- und Ohrenheilkunde mit großem Geschick konstruiert sind, können uns nur lehren, ob ein Symptom organischer oder psychogener Natur ist, nicht aber im allgemeinen, welchen Bewußtseinswert das psychogene Symptom hat. Dazu kommt aber, daß viele Hysteriker doch recht stark wissentlich nicht nur „aggravieren" sondern auch vortäuschen, obwohl sie erhebliche pathologische psychische Anomalien zeigen. Solche offenbar ganz raffinierten Vortäuschungen bei den Untersuchungen, z. B. Vorbeireden in krassem Gegensatz zu dem Gewohnheitsverhalten, kommen sogar im Beginn der Charakterumwandlungen einer Schizophrenie vor, auch wesensveränderte Encephalitiker simulieren nicht selten, zum mindesten machen sie, wenn es der Zweck erfordert, falsche Angaben. Das ist keine hysterische Auflagerung, sondern Schwindel. Über die Häufigkeit der Simulation in Rentenverfahren *kann* man nach allem gar keine exakten Angaben machen. Wir halten es auch heut noch für falsch, die mit den Erscheinungen des Demonstrierens verbundenen Rentenneurosen großenteils mit der Kurzschlußerkenntnis einer Simulation oder Nur-Simulation abzustempeln. Dazu ist ja doch die Verbissenheit und Kampfstimmung oder Sentimentalisierung der Untersuchten viel zu groß. Und auch die psychologische Analyse der Einzelfälle zeigt, daß diese mit dem Begriff der Simulation verbundenen Vereinfachung der Diagnose oft etwas zu naiv ist. Wer plötzlich an der Front nach einem heftigen Schreckerlebnis bei einem Granateinschlag in seiner Todesangst reflektorisch Schüttelzittern bekommt, denkt in dem Moment nicht daran, wissentlich ein Symptom vorzutäuschen, und auch wenn er in der Heimat aus Schutzgründen die Automatisierung dieses Zitterns begünstigt oder willkürlich verstärkt, so kann doch zum mindesten ein thymogen aufgeklinkter Apparat mitwirken, den er ohne das Schreckerlebnis am Kaffeetisch nicht ausgeklügelt haben *könnte*. Aber auch die gekünstelte Wehleidigkeit eines in und durch langen Rentenkampf hysterisierten Mannes wird man nur dann als eine bewußtseinshelle Inszenierung ansehen, wenn man die komplizierte Psychologie des Menschen unbeachtet läßt, wenn man übersieht, wie die hypochondrisierenden Rentenbescheide, die unsachlichen Verhaltensweisen der Umgebung, die etwaigen iatrogenen Schädigungen durch Ängstlichmachen, bürokratische Engherzigkeiten in Verbindung mit antagonistisch unbilligem, das Krankheitsbewußtsein stärkendem Entgegenkommen, die dauernde Erwartungsspannung gegenüber den Untersuchungsergebnissen eine Änderung der seelischen Einstellung herbeiführen können und bei entsprechendem Charakter, z. B. sensitiven oder querulatorischen Menschen, herbeiführen *müssen*. Auf die soziologischen Faktoren, welche diese Umstellung erleichtern, braucht dabei gar nicht näher in diesem Zusammenhang eingegangen zu werden, aber wir wollen nur erwähnen, daß wir diese

Umstellung auch bei den „Reichen“, den finanziell Saturierten, sehen und wundern uns auch nicht, wenn ein solcher Mann, der nach einem leichten Eisenbahnunfall mit Schreckreaktion ein halbes Jahr lang auf Kosten der Behörde in italienischen Seebädern seine Reaktion pflegt, danach demonstrativ hysterisch ist, aber nicht simuliert. Weg mit solchen hysterischen Reaktionen durch rasche sachgemäße Abfertigung, weg aber auch mit der Generaldiagnose Simulation!

Das Wichtigste in der Differentialdiagnose Hysterie — Simulation bleibt also die exakte Beurteilung des seelischen Gesamtverhaltens, nicht das Einzelsymptom, das so oft entweder simuliert oder quasi simulatorisch ist. Es hat während des Krieges Massenfabriken von Krankheitsartefakten, namentlich von Hautgeschwüren und Zellgewebsentzündung gegeben mit dem Zwecke der Dienstentziehung. In einem solchen Fall von hysterischen Artefakten zu sprechen, ist sinnlos; diese Maßnahmen wurden von ganz gesunden, wenn auch meist primitiven Personen ausgeführt. Eine trophische Hautveränderung, die willkürlich herbeigeführt wird, ist an sich keineswegs, wie man manchmal liest, ein hysterisches Artefakt, sondern ein Artefakt schlechthin; ein solches Kunstprodukt *kann* unter Umständen von einem Hysteriker, z. B. aus Geltungssucht, um aufzufallen usw., ausgeführt werden, dazu muß man aber den speziellen Nachweis der hysterischen Grundlage führen. Ebenso sind andere außerordentlich geschickt ausgeführte Vortäuschungen gerade während des Krieges, z. T. durch Intoxikation, aber auch durch Schauspielerei (z. B. um aus Gefangenschaft in die Heimat zu kommen) vorgekommen; allerdings teilweise von intellektuell sehr hochstehenden Personen, mit denen der Durchschnitt der als Persönlichkeit primitiven und oft sogar debilen Hysteriker in Rentenangelegenheiten nicht so ohne weiteres identifiziert werden kann.

Auch von den psychisch nervösen Symptomen können wir nur diejenigen hysterisch nennen, bei denen eine pathologische Grundlage erwiesen ist. Wert hat diese Abtrennung von den bewußt simulatorischen nur noch in der Beurteilung der Arbeits-, Berufsfähigkeit und Invalidität. Grundsätzlich ist zu berücksichtigen, daß diese Symptome (trotz der oben gemachten Bemerkungen) *häufiger* vorgetäuscht werden als man früher meinte (im Kriege war Simulation einzelner Symptome sogar recht häufig). Wichtiger als alle Kunstgriffe ist immer die Feststellung, ob die Symptome dauernd vorhanden oder relativ konstant sind oder auf bestimmte Gelegenheiten beschränkt bleiben. Theoretisch wird man allerdings gewiß sagen können, daß die hysterische Suggestibilität auch ganz passagere Symptome, die sich gerade bei der ärztlichen Untersuchung einstellen, gestalten wird; aber es gibt wohl auch eine Übertheoretisierung, die der nüchternen Praxis gegenüber kindlich wird. Wir erwarten vom Hysteriker nicht, daß seine Gehstörung und sein Zittern immer gleichstark ist (was übrigens auch beim organisch Kranken nicht immer der Fall ist); aber wenn der zitternde Dysbatiker kurz nach der Untersuchung fröhlich ohne Zittern auf die Elektrische springt, wenn der Scheinblinde auf der Straße sich bückt, um etwas, was er nur gesehen haben kann, aufzuheben, wenn der völlig bewußtseinsklare angebliche Empfindungslose nach Abschluß der Augen bei jeder Berührung, die er nicht merkt, „nein‟ sagt, oder trotz bester Intelligenz beim Aufmalen von Zahlen auf die Brust immer eine Ziffer vorbeinennt, dann dürfen wir solche Phänomene ruhig als Schwindel statt hysterisch bezeichnen, ohne bezweifeln zu wollen, daß eine seelische hysterische Haltung dahinter stecken *kann*!

Die Entlarvung des Einzelsymptoms als simuliert ist, wie oben schon bemerkt, dadurch erschwert, daß die Simulationsprüfungen zum großen Teil gar keine solchen Prüfungen sind. Daß auch die hysterischen Symptome einen z. T. sehr geringen „Krankheitswert‟ haben, selbst wenn eine hysterische Verhaltensänderung besteht, hat, wie ebenfalls schon vermerkt, O. LÖWENSTEIN experimentell gezeigt. Strikte simuliert ist ein organisch nicht erklärbares Symptom für uns daher nur dann, wenn uns das psychische Verhalten bei einem organisch-mechanisch nicht erklärten Symptom den Schluß gestattet, daß eine instinktive (hypobulische) Reaktion nicht wohl vorliegen kann. Eine Pseudodemenz, ein Scheinblödsinn, ist dann keine hysterische Entgleisung, sondern eine wissentliche Vortäuschung, wenn das Gesamtverhalten ein komponiert besonnenes ist und nur bei der speziellen Fragestellung die demonstrierten Falschantworten gegeben werden. Besteht eine kontinuierliche Einengung oder Trübung des Bewußtseins wie beim ausgesprochenen „Ganser‟, dann haben wir jedenfalls nicht die Erlaubnis, Simulation zu diagnostizieren, obwohl tatsächlich wohl mehr Simulatorisches hinter diesen Syndromen steckt als wir bisher annahmen. Über Simulation bei Sensibilitätsstörungen ist schon etwas weiter oben gesprochen worden. Weitere Simulationsprüfungen einzelner Symptome s. bei ERBEN: Diagnose der Simulation nervöser Symptome und F. LEPPMANN: Simulation in: gerichtsärztliche und polizeiärztliche Technik. Da die Schwierigkeit der Differentialdiagnose psychogener und simulierter Einzelsymptome im Wesen der hysterischen Reaktion und nicht in Unvollkommenheiten der Methodik allein liegt, läßt es sich gar nicht umgehen, daß wir das Hauptgewicht der Entscheidung auf die Beobachtung und nicht auf die Tricks legen, die allerdings schon um organische, psychogen-nichthysterische und hysterische bzw. demonstrative zu trennen, auch nicht entbehrt werden können.

Es sollen deshalb hier nur einzelne dieser Tricks Erwähnung finden, die bei der Entlarvung von Lähmungen noch eine gewisse Bedeutung haben. Bei angeblicher schlaffer Lähmung bringt man das Glied in eine Lage, in der es nur durch aktive Muskelbewegung bleiben kann, stützt es mit einer Hand, untersucht längere Zeit mit der anderen Hand eine andere Stelle (Schmerzpunkte!), zieht vorsichtig die Stützhand weg und prüft, ob die gelähmte Hand wirklich, wie sie es müßte, wie ein Klotz herabfällt oder erst nach kurzer Überlegung sinken gelassen wird. Oder man läßt direkt den passiv gehobenen Arm *langsam* senken, was bei tatsächlicher Lähmung nicht möglich ist. Man hebt den angeblich gelähmten Arm in Rückenlage über 90° und läßt ihn dann los; der Simulant läßt ihn dann wieder nach vorn schnellen (eventuell). Man wiederholt rasch hintereinander eine Bewegung und hält dann plötzlich inne; der Simulant hilft noch einen Augenblick nach. Solche Prüfungen haben nur bei Simulation von Lähmungen Zweck. Bei Paresen kann man Kraftprüfungen gegen Widerstand verlangen und den Widerstand plötzlich aufheben, dann sieht man, daß der Täuscher gar keine Mühe sich gegeben hat. Oder man läßt beide Gliedmaßen rhythmisch agieren, z. B. Hände schließen und sieht, daß der Simulant entweder auch die gesunde Hand nicht gründlich bewegt, aus Angst, die Bewegungsmöglichkeit der „kranken“ Hand zu verraten, oder aber die „kranke“ Hand wird hier viel besser als einhändig bewegt. Natürlich sind auch hier Muskelvolumen, Straffheit, Schwielen usw. zu beachten. Der Blutdruck kann in hysterisch schlaffen Gliedmaßen gegenüber der gesunden Seite höher oder niedriger sein, was gegen Simulation zu verwerten wäre.

Ob man einen „psychogenen“ Romberg von einem simulierten rein symptomatisch unterscheiden kann, halte ich für fraglich, das gleiche gilt von Gehstörungen, Zittern und Schmerzen. Hier ist die genaue Beobachtung viel wichtiger, welche uns über die Konstanz des Symptoms unterrichtet. Daß ein epileptischer Anfall außerordentlich täuschend simuliert werden kann, ist bereits seit langem bekannt.

Die Simulationsdiagnose würde erheblich größere Bedeutung haben, wenn sich aus ihrem Nachweis strafrechtliche Folgerungen ergäben. Die Unsicherheit der Abgrenzung gegenüber den sog. hysterischen Erscheinungen läßt aber in Friedenszeiten in bezug auf strafrechtliche Konsequenz größte Vorsicht rätlich machen. Besser ist es von vornherein so vorsichtig und sorgsam zu untersuchen, daß hysterische Unfallreaktionen möglichst wenig entstehen und so auch der Wunsch nach einer Bestrafung von Demonstranten gar nicht erst aufkommt. Die Berechtigung, raffinierte Versicherungsbetrüger strafrechtlich zu verfolgen, wird durch diese Ausführungen nicht berührt.

Anhang: Die sog. Physiopathieen.

Während im Kriege mit dem Niederbruche der OPPENHEIMschen Lehre auch alle Sondergebiete der „traumatischen Neurose“, wie die sog. Reflexlähmungen, amnestischen Lähmungen, die pseudopastische Parese mit Tremor usw. dem Begriff des Hysterischen anheim fielen, hatte sich in Frankreich größtenteils die Lehre von BABINSKI und Mitarbeitern durchgesetzt, welche wenigstens einen Teil der organisch, d. h. mechanisch oder durch Läsion eines peripheren Nerven, nicht oder nicht einfach erklärbaren Lähmungen dennoch von den „pithiatisch“ suggestiv bedingten hysterischen abgrenzt und als *physiopathische*, d. h. in irgendeinem Sinn organisch bedingt, bezeichnet. Der Zusammenhang der Physiopathieen mit einem Teil der OPPENHEIMschen Reflexlähmungen ist evident. Es handelt sich um Lähmungen von Gliedern oder Gliederabschnitten nach peripheren Traumen, z. B. Lähmungen der Hand nach Hand- oder Fingerverletzungen oder auch um Schwächezustände, welche oft mit Kontrakturen, besonders aber mit verschiedenartigen vegetativen Störungen verbunden sind. Meist sind die Störungen an den Extremitätenspitzen, aber nicht immer. Die Kontrakturen brauchen selbst in der Narkose nicht zu verschwinden; das ist allerdings noch kein Beweis dafür, daß nicht ursprünglich psychogene Mechanismen in der Entstehung der Kontrakturen tätig gewesen sind. Von den vasovegetativen Störungen sind namentlich die starke Verfärbung der Haut an den distalen gelähmten Partien, Cyanose und Marmorierung, Herabsetzung der Hauttemperatur um mehrere (bis über 8) Grad, stärkeres Ansteigen der Temperatur im heißen Bad, Herabsetzung des Kapillardrucks. Veränderung der Erythrocytenzahl, quantitative Herabsetzung der faradischen Erregbarkeit der Muskeln und eventuell Verlangsamung der galvanischen Zuckung (wobei allerdings die Abkühlung zu berücksichtigen ist), Störungen der Schweißsekretion, Atrophieen an Muskeln, Haut und Knochen zu betonen. Es kommt sogar zu Reflexstörungen, z. B. lähmungsseitiger Steigerung der Eigenreflexe, Aufhebung von Hautreflexen, die allerdings im warmen Bade wiederkehren. Auf jeden Fall war die Lähmung nicht durch die Läsion eines der großen Nerven „erklärbar“.

Die starke Beteiligung der vegetativen Apparatur, wozu man noch die Ödembildung rechnen kann, hat besonders Anlaß gegeben, diese Störungen von den hysterischen zu trennen. Aber auch die Feststellung von echten — wenn auch nur unter bestimmten kalorischen Bedingungen auftretenden — Reflexstörungen und Änderungen der elektrischen Erregbarkeit läßt sich schwer in den Rahmen der hysterischen oder weitergefaßt rein psychogenen Syndrome bringen. Trotzdem scheinen zunächst zwei Faktoren gegen die Sonderaufstellung der Physiopathieen zu sprechen: 1. Es gelang nicht nur, die OPPENHEIMschen Reflexlähmungen suggestiv in einer Zeit, in der kräftige aktive Behandlungen noch möglich waren, und ebenso viele Kontrakturzustände zu heilen, sondern auch viele der anderen vasovegetativen Störungen konnten suggestiv beseitigt oder erheblich gebessert werden. Besonders KEHRER, der sich in seiner Arbeit über funktionelle Störungen traumatisch geschädigter Extremitäten eingehend mit diesem Grenzland beschäftigt hat, erzielte Heilungen von weichen und harten Ödemen (die übrigens nicht prinzipiell voneinander zu trennen sind), und zwar auch von solchen Ödemzuständen, in denen offenbar kein vorwiegendes Artefakt vorlag, sondern eine besondere lymphorrhagische Veranlagung mit hysterischen Faktoren verwoben war. Nach der Heilung von Kontrakturen gingen auch rascher oder allmählicher abnorme Vasomotorenreaktionen und Knochen-Muskelatrophien, ebenso periartikuläre Schwellungen wieder zurück. 2. Vorläufig fehlt uns noch jede rechte Vorstellung der Entstehung der Physiopathien als grundsätzlich nicht psychogener Störungen. Die Schwierigkeit einer reflektorischen Erklärung — und zwar auf dem Umweg über das vegetative Nervensystem — hat auch wieder KEHRER in der schon genannten Arbeit genau auseinandergesetzt. Diese Schwierigkeiten liegen z. T. darin, daß bei anscheinend gleichen traumatischen Bedingungen nur in einem — kleinen — Teil der Fälle physiopathische Erscheinungen auftreten, zum Teil sind sie auch in dem Erfolg der Psychotherapie begründet. Auch die theoretische Auffassung derartiger Reflexe (die von den Schmerzkontrakturen FÖRSTERS nach Einklemmung peripherer Nerven in Narbengewebe ganz verschieden sind) macht Schwierigkeiten.

Durch diese Einwände wird nun zwar die reflektorische Genese physiopathischer Zustände in Frage gestellt, nicht aber ihre Existenz im Ganzen. Ein wichtiges Kriterium ihrer Beurteilung in der Jetztzeit, soweit es sich um Kriegsfälle handelt, fällt allerdings weg, nämlich ihre therapeutische Beeinflußbarkeit. Aber selbst wenn wir heute noch imstande wären psychotherapeutische Gewaltheilungen herbeizuführen, wäre eine Identifizierung dieser physiopathischen Störungen mit hysterischen nicht ohne weiteres angängig, denn 1. ist nicht jede funktionelle Automatisierung ursprünglich irgendwie organogener Zustände, die einer psychischen Beeinflussung zugänglich sein kann, ohne weiteres hysterisch, 2. können die vegetativ-vasomotorisch trophischen Störungen so ausgesprochen sein, daß wir mit viel plausibleren Gründen das Hauptaugenmerk auf die besondere lokale Reaktionsart der vegetativen Apparatur als auf epithymogene Faktoren lenken müssen, 3. kennen wir, auch z. B. durch KEHRER, derartige traumatogene, z. B. durch Kälteschädigung hervorgerufene trophisch-vasomotorische Störungen mit Veränderungen des Unterhautzellgewebes (Bildung einer Säuglingshand), die nicht psychotherapeutisch zu beseitigen sind und eine Überleitung zu den nicht traumatischen sog. vasomotorisch-trophischen Neurosen (Akrozyanose, Akroasphyxie usw.) der Gliedenden zu bilden scheinen. Psychogene Einflüsse spielen übrigens auch bei

Akrodermatitis eine Rolle (LEYSER), ohne daß dadurch ihr Auftreten erklärt wäre.

Physiopathien sind seltene Leiden; unter mehreren tausend Begutachtungen der letzten Jahre finde ich nach Abzug einiger zweifelhafter Fälle 3, bei denen ich diese Diagnose stellte, auch nach Verletzung des Oberarms, nicht nur der distalen Abschnitte. In diesen Fällen findet sich eine Kontraktur oder Schwäche der Hand ohne Zeichen einer Nervenschußverletzung (teils nach Lage der Verletzung nicht möglich, teils durch Fehlen jeder degenerativen Muskelatrophie, entsprechender sensibler Störungen usw. feststellbar); auch mechanisch ist die Kontraktur nicht erklärbar. An den Fingern sind Haut und Knochen erheblich atrophiert, die Haut ist über den Fingerkuppen glatt, feucht und blaß, es kann in den Interphalangealgelenken zu Subluxationsstellungen kommen, das Röntgenbild kann deutliche Atrophien zeigen (was allerdings auch bei hysterischen Lähmungen längerer Dauer gelegentlich vorkommt — SIMONS). Mir schien es erlaubt, in einem solchen Falle die Diagnose zu stellen, in welchem diese trophischen Störungen an Haut, Knochen, Gelenken deutlich waren, jede aktive Motilität der Hand fehlte, ebenso aber auch jede (psychogene) Sensibilitätsstörung und jede hysterische seelische Einstellung, obwohl die passive Beweglichkeit der Gelanke sehr schmerzhaft war. Nicht ganz belanglos ist die Feststellung, daß bei einem Mann mit einer traumatischen Läsion der VI. und VII. Cervikalwurzel (bei gleichzeitig traumatisch entzündlicher Halswirbelveränderung) mit typischer radikulärer Sensibilitätsstörung auch ein Bild wie bei Physiopathie beobachtet wurde. Es findet sich eine motorische Störung, Schwäche und Exkursionsstörung, nicht Lähmung, nicht nur entsprechend der Wurzelläsion, sondern auch eine erhebliche Schlaffheit sämtlicher Handfingerbewegungen bei zarter Hohlhand, weichen und etwas vollen Handrückenweichteilen, geringer Atrophie des Daumenballens, deutliche quantitative Herabsetzung der elektrischen Erregbarkeit im rechten Daumenballen; sensible Störungen an der Hand fehlen; dagegen besteht röntgenologisch eine ausgesprochene Knochenatrophie sämtlicher Handwurzelknochen und an Basis und Kopf aller Phalangen (obwohl keine richtige Lähmung bestand!). In diesem Falle liegt die Annahme einer direkten Läsion sympathischer rami communicantes sehr nahe; hierdurch können jedenfalls sehr ähnliche Bilder wie bei peripheren Reaktionen der vegetativen Apparate hervorgerufen werden.

Die Sensibilität ist nach Angabe der französischen Autoren öfters ähnlich wie bei hysterischen Störungen oder segmentär gestört (s. auch oben), öfters besteht angeblich eine besonders tiefe Analgesie. Man wird gerade in diesen Fällen zum mindesten eine Legierung mit hysterischen Mechanismen nicht ausschließen. Gerade in den „reinen" Fällen ist die

Dissociation zwischen normaler Sensibilität (und unhysterischem psychischem Verhalten!) und starker Kontraktur und Vasomotorenstörungen besonders evident.

Eine weitere Klärung der Frage der Physiopathien wäre wohl nur durch eingehendere anatomische Untersuchungen sowohl der lokal affizierten Gebiete (Haut, Muskeln, Nerven) wie der zentralen Apparate (Grenzstrang u. R. M.) möglich. Praktisch lehrt die Erfahrung, daß Fälle mit starker hysterischer Überlagerung, aber auch solche vorkommen, in denen zwar die Durchdringung mit psychogenen Vorgängen vermerkt werden kann, aber erstaunlich wenig hysterische Stigmen vorliegen. Die Diskrepanz zwischen Lähmung mit trophisch-vasomotorischen Störungen einerseits, völligem Fehlen der Theatralik, Demonstrativität und hysterischen Angaben bei Empfindungsprüfung kann eine auffallende sein. In diesen Fällen ist auch gutachtlich ein anderer Standpunkt als bei den psychogenen Reaktionen einzunehmen. Bei Physiopathien ist Entschädigungspflicht — und zwar nach Annahme französischer Autoren etwa in der Mitte zwischen funktioneller und organischer Störung — angezeigt.

Ich möchte diesen Kompromißstandpunkt nicht teilen, sondern eher empfehlen, erst sehr exakt festzustellen, ob wirklich eine Physiopathie anzunehmen ist, im bejahenden Falle aber (der selten zutrifft) voll zu entschädigen. Denn daß die Physiopathien (trotz ihrer etwaigen psychischen Beeinflußbarkeit) so rein funktionelle Erkrankungen sind, steht wohl noch erheblich dahin.

Diagnostisch ist ganz besonders Zusammenarbeit mit dem Chirurgen notwendig, um mechanische Gelenkversteifungen oder chirurgische Erkrankungen nicht zu übersehen. Andererseits ist (bei den mit Ödem verbundenen Fällen) öfters lange Beobachtung mit festen Verbänden erforderlich, um nicht von Täuschern betrogen zu werden (Klopferhand). Außerdem darf die Physiopathie nur diagnostiziert werden, wenn die vasomotorisch-trophischen Störungen ausgesprochen sind, und eine Nervenverletzung oder gar Spinalläsion bestimmt ausgeschlossen werden kann.

II. Die sog. traumatischen Encephalopathien[1].

Wir verstehen unter dem Sammelnamen der traumatischen Encephalopathien die Folgeerscheinungen aller Kopfverletzungen, soweit sie grundsätzlich organogener Natur sind. Die TRÖMNERsche Bezeichnung der Encephalopathie ist übernommen worden, weil sie auf der einen Seite zum Ausdruck bringt, daß eine tatsächliche Schädigung durch das Trauma, nicht eine seelische Verarbeitung des Unfallerlebnisses oder

---

[1] Encephalosen: NAEGELI.

komplizierende Momente den Beschwerden und Symptomen zugrunde liegen, auf der anderen Seite aber als zusammenfassende und a fortiori-Bezeichnung nichts pathogenetisch Bestimmtes präjudiziert; und das ist wichtig, weil uns die Grundlagen dieser Beschwerden noch reichlich unklar sind. Selbstverständlich steht nichts im Wege, umschriebene Herdläsionen nach einem Trauma, sowie seltene Spezialerkrankungen (wie die Spätapoplexie oder den Abszeß oder Epilepsie) oder Meningopathieen, dort, wo sie *erwiesen* sind, mit ihrem Sondernamen zu bezeichnen[1]; generell bleibt es ja aber doch erforderlich, eine passende Bezeichnung für Beschwerden zu finden, die offenbar traumatogen, genetisch aber schwer erklärbar oder umstritten sind. Aus den genannten Gründen halten wir mit anderen Autoren die Bezeichnung einer Commotionsneurose für unzweckmäßig[2]. Von einer Hirnschwäche spricht man besser nicht, nicht nur weil die Bezeichnung Encephalopathie, falls sie der Rentenbewerber erfährt, immer noch weniger hypochondrisiert als der Name Hirnschwäche, sondern auch darum, weil man sich unter einem schwachen Hirn wenig vorstellen kann und weil der Name für diejenigen Störungen, in denen eine Vasomotorenregulationsstörung oder vestibuläre Erregbarkeitsanomalie besteht, offenbar unzureichend ist. Die REICHARDTsche Bezeichnung der traumatischen Hirnschädigung trifft doch auch nur für die schwereren Fälle zu. Auch die Bezeichnung Hirnleistungsschwäche ist wenig zutreffend für Menschen, die vielleicht nur unter Kopfbeschwerden und Reizbarkeit leiden, im übrigen aber voll leistungsfähig sind.

Der Begriff der traumatischen Encephalopathie ist nach allem ein Sammelbecken für verschiedenartige und sehr verschiedenwertige Folgen nach Kopfunfällen, bei denen nur grundsätzlich die direkte Abhängigkeit vom Kopftrauma anzuerkennen ist.

Von gutachtlicher Bedeutung sind namentlich die chronischen dem Trauma längere Zeit hindurch folgenden Symptome, während die akuten Erscheinungen der Kopfverletzung zunächst vorwiegend chirurgisch-therapeutische Bedeutung zu haben *scheinen*. Wir können trotzdem die Besprechung der akuten Kopfverletzungen nicht umgehen, da ihre exakte Kenntnis bei Bewertung der Spätbeschwerden erhebliche Bedeutung hat, trotz der Verlaufseigentümlichkeiten, die wir auch bei leichten Kopfverletzungen *gelegentlich* sehen.

---

[1] Dies hat KEHRER neuerdings besonders betont.

[2] Ich möchte auch nicht mit KEHRER traumatische Nervenschwäche wieder einführen, sondern halte es für wichtig auch terminologisch scharf zum Ausdruck zu bringen, daß nur wirkliche Folgen der organischen Schädigung als Unfallfolge anerkannt werden dürfen. Ich halte es auch für erlaubt den Namen „Pathien" für grundsätzlich organogene Störungen zu brauchen, da man ja auch von Nephropathien spricht; aber gewiß wäre auch die Bezeichnung Encephalose nicht anzugreifen.

1. Die akuten Kopfverletzungen.

Trotz mancher pathogenetischer Bedenken ist für die jedesmalige therapeutische und gutachtliche Orientierung folgende Einteilung am zweckmäßigsten:

a) Äußere Kopfweichteilverletzungen ohne Commotion.

b) Hirnerschütterungen (Commotio) durch stumpfes Trauma.

c) Hirnquetschung (Hirnkontusion).

d) Schädelbruch mit Hirnsymptomen.

e) Hirnkompression.

f) Hirnschußverletzungen (anschließend daran muß man sich unter Zuhilfenahme des Röntgenogramms überlegen, ob nicht bloß eine Gesichtsschußverletzung vorliegt, welche häufig unter dem höchst unzweckmäßigen Namen Kopfschuß geht).

a) Einfache Stoßverletzungen

des Schädels ohne Commotion und ohne Schädigung des Hirns sind unter Friedensumständen die häufigsten Kopfunfälle. Den Namen Kopfkontusion halte ich für wenig zweckmäßig, weil er unwillkürlich die Erinnerung an die ungleich schwerere Hirnquetschung (Hirnkontusion) weckt. Ein sicheres Kriterium, um im Moment der Verletzung zu entscheiden, ob eine harmlose Weichteilverletzung oder eine leichte Hirnläsion vorgelegen hat, gibt es nicht. Es kann nicht bestritten werden, daß nach scheinbar ganz leichten Kopfverletzungen ohne Hirnerschütterungssymptome gelegentlich schwere traumatogene Folgeerscheinungen Hirnblutungen, gelegentlich Todesfälle aufgetreten sind (PETTE, BERGER, KOOPMANN, KLIENEBERGER und andere Autoren [1]). Angeborene Gefäßmißbildungen oder Dünne der Gefäßwand können diese Folgeerscheinungen begünstigt, prädisponierend gewirkt haben. Ein Zusammenhang derartiger Fälle mit einem Trauma ist versicherungsrechtlich nur dann anzuerkennen, wenn die schweren Hirnerscheinungen wenige Wochen nach dem Trauma auftreten; falls der Tod eintritt, ist die Sektion mit genauer histologischer Untersuchung dringend notwendig. Falls im übrigen trotz offenbaren Fehlens aller Commotionssymptome starke Kopfbeschwerden anhalten, ist Röntgenuntersuchung des Schädels dringend neben genauer neurologischer und otologischer Untersuchung angezeigt, womöglich auch Liquoruntersuchung. Ist der Befund dann ein ganz negativer und fehlen auch hysterische Demonstrationserscheinungen, würde ich trotz der Leichtigkeit der Verletzung das Vorliegen traumatogener Beschwerden nicht mit Sicherheit leugnen und entweder (bei Sozialversicherten) eine E. M. von unter 20% an-

---

[1] KEHRER bezweifelt allerdings etwas die Richtigkeit der Anamnese in diesen Fällen.

nehmen oder (bei Haftpflicht usw.) eine Abfindung empfehlen trotz der in Wirklichkeit ja überaus entfernten Möglichkeit einer Spätschädigung. Bei groben Demonstrationen und erwiesenermaßen nicht mit Commotion verbundenem Kopftrauma ist (allerdings nur nach ganz exakter Untersuchung) auch Abweisung angebracht. Die Abfindungsresultate (HORN) sind bei diesen leicht Verletzten durchweg günstig.

b) Die Hirnerschütterung (Commotio cerebri).

Die Pathogenese ist noch etwas kontrovers, da neben den früheren Anschauungen über eine vorübergehende Fortschleuderung und Pressung des Hirns unter dem Einfluß des den Schädel treffenden Stoßes und einer vorübergehenden Anämisierung auch die umgekehrte Wirkung einer Gefäßerweiterung mit Stromverlangsamung bis zur Stasenbildung nach den umfangreichen Forschungen RICKERS in Rechnung gestellt werden muß. Auch die Auffassung DURETS vom choc cephalorachidien, wonach es zu einer stoßweisen Fortbewegung des Liquors gegen den IV. Ventrikel zu mit kleinen Blutungen in dessen Umgebung kommt, ist insofern nicht widerlegt, als eine derartige plötzliche Änderung der Liquorströmung am Entstehen der Commotion mitbeteiligt sein kann. Daß eine veränderte Tätigkeit der Vasomotoren im commotionellen Geschehen von erheblicher Wichtigkeit ist, wird auch durch die experimentellen Untersuchungen von KNAUER und ENDERLEN gezeigt. Daß diese Vasomotorenregulationsstörungen nicht gleich nach der Commotion vorübergehen, läßt sich auch sowohl experimentell wie pathologisch anatomisch zeigen, und auch in dieser Beziehung hat RICKER bemerkenswerte Feststellungen gemacht; es kann zu Blutungen und Erweichungen infolge Prästase oder Stase auch einige Zeit nach der Commotion kommen[1]. Man kann allen derartigen Befunden gegenüber einwenden, daß die experimentellen Tiererfahrungen nicht ohne weiteres mit den menschlichen Commotionen zu identifizieren sind und daß die Sektionen beim Menschen doch nur die schwersten Verletzungen betreffen, so daß auch hier kein unmittelbarer Vergleich mit den Durchschnittscommotionen der Klinik möglich ist. Immerhin ist der Gegensatz zwischen Tierversuch und Commotion beim Mensch trotz verschiedener Konfiguration der Hirnschale doch kein prinzipieller und die Leichenerfahrungen sind erst recht wichtig, insofern sie zeigen, in welcher Richtung das pathogenetische Geschehen bei leichteren Commotionen zu suchen ist.

Diese Betonung der veränderten vasomotorischen Reaktionen nach Commotionen hat ihre Bedeutung für die seltenen Spätblutungen, die später noch zusammenfassend besprochen werden. Auch für die kli-

---

[1] S. hierüber auch NEUBÜRGER und v. BRAUNMÜHL im Handbuch der Geisteskrankheiten anatom. Band.

nischen postcommotionellen Störungen sind aber die Vasomotorenregulationsstörungen doch wohl von Bedeutung. Und auch in prognostischer Bedeutung ist ihre Kenntnis von Wert, da es sich doch in der größten Mehrheit der Fälle um reversible Erscheinungen handelt.

Neben der Vasomotorenstörung ist nun die Frage der feineren Hirnläsionen bei Commotionen (sei es auf dem Umwege über die Vasomotorenreaktion, sei es direkt) zu erörtern. Die Möglichkeit einer vieldiskutierten invisiblen molekulären Schädigung oder Umsetzung der Nervensubstanz ist allerdings nicht erweisbar; es ist unzweckmäßig, sich mit dieser unlösbaren Frage *genauer* zu beschäftigen. Die Tatsache, daß die Symptome nach den meisten einfachen Commotionen restlos wieder zurückgehen, läßt den Schluß zu, daß diese diffusen molekularen Umwandlungen entweder nicht existieren oder belanglos und reversibel sind. Auf Grund pathologischer Befunde wird man mit Nachdruck darauf hinweisen dürfen, daß eine feste Grenze zwischen Commotion und Contusion nicht besteht. Mindestens bei schweren Commotionen findet sich ein positiver histopathologischer Befund (JAKOB, SCHÜCK, SYMONDS u. a.) in Form von kleinen Blutungen, Nekroseherden, homogenisierenden Zellveränderungen, auch Markzerfallserscheinungen. Die Akustikus- und Vestibulariskerne sind speziell von BRUNNER untersucht worden; die degenerativen Veränderungen, die sich hier fanden, sind vielleicht wenigstens zum Teil die Grundlage der vestibulären und cochleaeren postcommotionellen Erscheinungen, die allerdings z. T. auch vasomotorenbedingt sein können. Kleine Blutungen in den Meningen können zu Verwachsungen mit dem Hirn Anlaß geben. Experimentelle Untersuchungen von SCHÖNBAUER bei encephalographierten Hunden zeigen einige Zeit nach der Commotion eine Volumzunahme des Hirns, die wohl nicht allein auf einer Hirnschwellung im Reichardtschen Sinn, sondern auch auf einem Hirnödem im Anschluß an die Vasomotorenregulationsstörung beruht. Bei Sektionen von Menschen, die nach schweren Contusionen gestorben sind, fand man auch solche hirnödematischen Zustände, die nebenbei auch für die Behandlung der frischen hirntraumatischen Zustände von großer Bedeutung sind.

Auch wenn man wiederum darauf Rücksicht nimmt, daß die autoptischen und experimentellen Erfahrungen nur die schwersten Fälle betreffen, sind sie doch insofern von Wichtigkeit, als sie zu den Schlußfolgerungen berechtigen, daß 1. jede einfache Commotion auch als eine Hirnschädigung anzusehen ist, 2. mindestens bei den schweren und langdauernden Commotionen (insbesondere auch denen, denen eine langdauernde Commotionspsychose folgt) gleichzeitige Contusionen vermutet werden dürfen.

Dieser Umstand, daß eine Commotion eine Hirnschädigung ist, veranlaßt uns zur prognostischen Vorsicht, namentlich in der ersten Zeit nach der Commotion, aber nicht zum prognostischen Pessimismus, dem die Erfahrung widerspricht.

Die pathophysiologischen Grundlagen der Commotion sind auch noch umstritten, insbesondere die Frage, ob die Bewußtlosigkeit auch an eine Schädigung des verlängerten Marks geknüpft ist wie Pulsverlangsamung, Erbrechen und Atemstörungen (nach REICHARDT, BRESLAUER u. a. Autoren). Es ist dabei nicht unbedingt erforderlich anzunehmen, daß ein „Bewußtseinszentrum" im verlängerten Mark liegt, sondern die Bewußtlosigkeit könnte auch durch einen „Shok" der bulbären Vasomotorenapparatur der Hirngefäße mit verursacht sein. Unter diesen Umständen liegt es nahe, sich zu fragen, ob es neben der gewöhnlichen bulbären Commotion auch noch corticale Commotionen gibt, die ohne Bewußtlosigkeit verlaufen könnten (RITTER) — mit Schwindel, Taumeln usw. —. In der Anerkennung derartiger Großhirncommotionen muß man aber außerordentlich reserviert sein, da die Commotion jedenfalls einen Eingriff auf das gesamte Hirn darstellt, wobei bulbäre Symptome meist erwartet werden können.

Die Hauptsymptome der Hirnerschütterung bleiben danach auch weiterhin für uns: Bewußtlosigkeit (bei *leichtester* Commotion *vorübergehender* Bewußtseinsausfall), Blässe, Puls- und Atemveränderung (Verlangsamung oder Beschleunigung), Brechreiz und Erbrechen, nach dem Erwachen Erinnerungsverlust und oft auch *retrograde* Amnesie. Es ist aber nicht möglich, die retrograde Erinnerungslücke zu einer Conditio sine qua non der Commotion zu machen; auch wenn sie fehlt und die übrigen Symptome vorlagen, darf man unbedenklich eine Hirnerschütterung annehmen. Auch bei leichteren Commotionen bleibt aber das Unfallgeschehnis sehr häufig nicht mehr in Erinnerung; es ist zweckmäßig, sich bei dem Verletzten sehr rasch nach dem Erwachen zu erkundigen, was mit ihm eigentlich passiert war, und ob er bei dem Schlag, Stoß, Sturz usw. Schmerzen gehabt hatte, da heftige Schmerzen häufig ein Gefühl der Betäubung, einen Zustand der Bewußtseinstrübung hervorrufen können, ohne daß eine Commotion bestand. Andererseits ist das Fehlen einer Bewußtlosigkeit an sich noch kein Beweis für die Leichtigkeit der Kopfverletzung, da auch Frakturen mit Hirnschädigung und Meningearisse mit späteren Hirndrucksymptomen nach Traumen ohne Bewußtlosigkeit vorkommen können.

Die erste Folgerung aus diesen Erfahrungen besteht darin, daß man auch leichter erscheinende Kopfverletzungen mit Ruhe behandelt und überwacht, gleichzeitig aber auch von vornherein durch zweckmäßigen Zuspruch jede spätere Hypochondrisierung des Verletzten unterbindet.

Von Wichtigkeit ist es dann weiterhin eine echte commotionelle Bewußtlosigkeit von einer emotionellen, schreckbedingten Ohnmacht zu unterscheiden. Das kann manchmal schwierig sein, da u. U. auch eine Schreckohnmacht mit Blässe und Pulsverlangsamung verbunden sein kann und hysteriforme Folgesymptome nach einer Schreckohnmacht fehlen oder mit postcommotionellen Drängsymptomen verwechselt werden können. Verlust der Eigenreflexe (*Kino*) bei Commotionen kann die Diagnose erleichtern, kommt aber nicht bei jeder Hirnerschütterung vor. Im übrigen sind die Schreckohnmachten bei Friedensverletzten nicht so häufig wie unter der Wirkung der Kriegsgeschehnisse („Granatexplosion", „Verschüttung"), die ebenso gut heftige psychogene Reaktionen wie schwere Hirnläsionen hervorrufen konnten. Eine nicht vorübergehende tiefe Bewußtlosigkeit mit Erschlaffung der Glieder, ohne irgendwelche spontane oder reaktive Wehäußerungen wird um so mehr für Commotion sprechen, wenn das Erwachen über ein ausgesprochenes Stadium der „Unbesinnlichkeit" mit automatisierten, iterativen, mechanischen Handlungen, mimischer Starre, tiefer Apathie hinübergeht.

Die zweite Folgerung wäre danach, sobald wie möglich nach dem Trauma neben dem Chirurgen auch einen erfahrenen Neurologen zuzuziehen, wo immer dies möglich ist, um einen neurologischen Befund zu erheben und das psychische Verhalten auf organische oder psychogene Erscheinungen zu prüfen.

Die Dauer der Bewußtlosigkeit schwankt von Sekunden bis zu Tagen, und nach ihrer Länge wird auch die Schwere der Commotion bestimmt (REICHARDT). Man kann leichte Hirnerschütterungen diejenigen nennen, in denen der Bewußtseinsausfall höchstens mehrere Minuten dauert (Erbrechen braucht nicht immer zu folgen), mittelschwere, die mit längerer Bewußtlosigkeit bis zu etwa einer Stunde, schwere Commotionen, die mit längerer Bewußtlosigkeit verbundenen.

Aber die Bewußtlosigkeit ist natürlich nicht der einzige Index für die Schwere einer Commotion. Auch bei leichter Bewußtseinsstörung ist die Hirnläsion eine schwerere, wenn irgendwelche Herdläsionen feststellbar sind, namentlich Pupillenstörungen, die auf einen Quetschungsherd hinweisen (K. BLUM) oder wenn die Vagusreizerscheinungen ungewöhnlich schwere sind oder wenn dem Erwachen akute *traumatische psychotische Erscheinungen* folgen.

Die typische postcommotionelle Psychose (KALBERLAH, BERGER, P. SCHRÖDER) ist ein korsakowoider Zustand mit Bewußtseinsumdämmerung, örtlich-zeitlicher Desorientierung, Unfähigkeit neue Eindrücke in der Erinnerung festzuhalten (Merkstörung), mitunter auch Confabulationen als Ersatz der Erinnerungslücke wie bei andersartigen „Korsakows". Wichtig ist die den amnestischen Komplex begleitende Bewußtseinstrübung, in deren Verlauf apathische und Erregungsphasen, larmoyante und euphorische oder auch zornige Stimmungen wechseln können. Ein delirantes Zustandsbild mit Sinnestäuschungen kann ganz ausgesprochen sein (auch bei Nichtalkoholikern). Auch epileptoide Dämmerzustände mit automatisierten unerwarteten Handlungen kommen vor. Die wesentliche Grundlage der Störungen ist eine „exogene" Bewußtseinsveränderung, welche meist nur kurz dauert, doch sind auch längere Zeit anhaltende amentielle Zustände mit wahnhaften Gedankengängen beobachtet (HANSE). Der Namen „hirntraumatische Psychose" ist vielleicht besser als Commotionspsychose, da auch ausnahmsweise die Psychose nach Traumen ohne Bewußtseinsverlust auftreten kann. Außerdem ist es wahrscheinlich, daß mindestens den schweren hirntraumatischen Psychosen nicht eine einfache Commotion, sondern eine mit etwas gröberen Contusionen verbundene Hirnschädigung zugrunde liegt. Hysterische Reaktionen mit Reminiszenzdelirien, bei denen der durchlebte Schreck eine Rolle spielt, sind von den echten traumatischen Psychosen streng zu sondern. Schwere hirntraumatische Psychosen haben wir auch bei jugendlichen, nicht manifest psychopathischen, nicht luischen und nicht alkoholisierten Menschen gesehen; daß in einer Reihe von Fällen feststellbare disponierende Faktoren die Pathogenese und Pathoplastik komplizieren können, ist selbstverständständlich.

Die übrigen „Folgeerscheinungen" der Commotionen können nur mit denen nach Contusion usw. gemeinsam besprochen werden.

c) Die Hirnquetschung.

Eine einwandfreie Trennung von Commotion und Contusion ist, wie schon dargelegt worden, klinisch nicht möglich; bei allen schweren Commotionen besteht der Verdacht, bei den sehr schweren die Wahrscheinlichkeit, daß gröbere Contusionsherde vorliegen. Erwiesen wird die Quetschung einmal durch den Nachweis unmittelbar dem Trauma folgender „Herdsymptome" körperlicher und seelischer (aphasisch-agnostischer) Art. Doch ist darauf hinzuweisen, daß zahlreichere feinere körperliche Herdsymptome (z. B. der statischen richtungerhaltenden coordinatorischen Funktionen) im Zustande der Bewußtseinstrübung gar nicht feststellbar sind, die neurologische Untersuchung aus Gründen der Schonung bei frisch Hirnverletzten überhaupt äußerst vorsichtig und kurz sein muß, und daß außerdem manche Gleichgewichtsstörungen nach Wiederkehr des Bewußtseins peripherisch vestibulärer Natur, nicht zentralbedingt sind.

Eine weitere Möglichkeit, Contusionsherde festzustellen, liegt in der Untersuchung des Liquor cerebrospinalis, wobei wir außer der häufigen — auch bei exakter Untersuchung feststellbaren — Drucksteigerung (gelegentlich aber auch Druckminderung) eine nicht arteficielle *Blutbeimengung* als Zeichen von Quetschherden häufig finden. Die Bedenken gegen eine Lumbalpunktion, die man bei den Punktionen von „Spättraumatikern" im Rentenverfahren aus Furcht von Querelen haben kann, fallen bei den frischen Schwerverletzten weg, zumal — allerdings erst nach Überwindung der ersten „Shockerscheinungen", welche absolute Ruhe erforderlich machen, — eine therapeutische Indikation besteht, wenn die Bewußtseinstrübung anhält und Vagusreiz- oder Hirndrucksymptome nicht zurückgehen oder sich verschlimmern. Nicht artefiziell ist eine Blutbeimengung des Liquors, wenn nicht reines Blut, sondern ein Gemisch von Liquor und Blut entleert wird, das nach Abzentrifugieren des Bluts eine gelblich gefärbte Liquorsäule stehen und Zerfallserscheinungen an den — gleich nach Entnahme untersuchten — Blutkörperchen erkennen läßt.

Die Kontrolle des Drucks durch Augenspiegeluntersuchung ist nötig, doch ist auch bei diesen Untersuchungen auf das absolute Schonungsbedürfnis des Verletzten Rücksicht zu nehmen.

d) Schädelbrüche

sind nicht immer mit commotionellen Erscheinungen verbunden und können trotzdem von schweren Hirnerscheinungen gefolgt sein. Meist ist allerdings der Schädelbruch, sowohl der Dach- wie der Basisbruch — mit Commotion, häufig auch schweren Contusionen, verbunden. Die Erkennung der Schädeldachbrüche ist manchmal schon durch Palpation möglich, die der basalen Brüche wird durch den Austritt von Blut aus Nase, Mund und Ohr wahrscheinlich gemacht, aber nicht erwiesen; namentlich bei Sturz oder Schlag auf die Nase kann die Blutung aus Nase und Mund ganz peripher bedingt sein; zu den Kennzeichen des Basisbruchs gehört auch das brillenförmige Hämatom im Bereiche der Augenbindehäute und Skleren, das sich erst am 2. bis 3. Tage nach dem Unfall bildet, und ziemlich beweisend dann ist, wenn es doppelseitig auftritt und der Sturz nicht eine Quetschung des Bulbus hervorgerufen haben kann. Beweisend sind Liquorausfluß oder gar Abgang von Hirnpartikelchen aus Nase und Ohr, jedoch findet sich dieses Phänomen nur bei einem Teil der Brüche. Von den Herdphänomenen der basalen Hirnnerven ist der Nachweis einer (oft doppelseitigen) Anosmie möglichst bald nach dem Erwachen (vor dem Auftreten der psychogenen Beimengungen), ferner einzelner sonstiger Hirnnervenlähmungen (Abducens, Facialis) wichtig. Eine genauere Differentialdiagnose darüber, wann eine Hirnnervenläsion auf einer intracerebralen Quetschung oder auf einem Riß der Wurzel bei gleichzeitigem Bruch oder aber auf einer peripheren Läsion beruht, kann in diesem Buche nicht gegeben werden. Die Beteiligung des Acusticus läßt eine möglichst baldige Herbeiziehung des Otologen dringend erwünscht erscheinen. Dabei sei erwähnt, daß (ein- oder doppelseitige) Ertaubung mit vestibulärer Unerregbarkeit bei Querbrüchen des Schläfenbeins viel häufiger ist, als bei Längsbrüchen.

Von entscheidender Bedeutung ist schließlich natürlich das Röntgenbild des Schädels; die Notwendigkeit einer peinlichen Schonung nach schwerer Schädelverletzung enthält aber implizite die Forderung, mit der Röntgenaufnahme zu warten, bis die schlimmsten „Shockerscheinungen" gebessert sind. Durch besondere technische Verfahren (STENVERS) gelingt es auch häufiger als früher (wenn auch keineswegs immer) in der ersten Zeit nach dem Trauma basale Frakturen, insbesondere solche des Schläfenbeins nachzuweisen.

Die Folgesymptome der Schädelbrüche sind gewöhnlich erheblich stärker als die nach einfachen Commotionen. Gewiß gibt es auch Heilungen nach Frakturen (besonders nach feinen Fissuren) und ebenso ist zuzugeben, daß die Spätsymptome nicht von der Knochenläsion, sondern von der begleitenden Meningeal- und Hirnläsion abhängen, doch müssen auch nach eigenen Erfahrungen schwere Frakturen der Schädelkapsel mit glatter Heilung als nicht häufig angesehen werden. Mit der Annahme einer völligen „Heilung" nach Schädelbrüchen sei man auch darum vorsichtig, weil leichtere Wesensumwandlungen sehr häufig übersehen werden und die Verletzten selbst, soweit sie nicht durch Rentenansprüche beeinflußt werden, öfters ihre Beschwerden nicht ernst genug nehmen (GUTTMANN). Durch langdauernde Schonung lassen sich wahrscheinlich öfters traumatische Folgeerscheinungen verhindern. Diese Schonung (immer natürlich unter peinlichster Vermeidung hypochondrisierender Redensarten) ist auch dann noch erforderlich, wenn die unmittelbaren vitalen Gefahren der Fraktur („Shock", Blutungen, Infektion usw.) überwunden sind.

e) Kompression.

Hirndruckerscheinungen nach Schädelverletzungen kommen unter sehr verschiedenen Bedingungen vor. Kleine und größere Blutungen aus den Gefäßen der weichen Hirnhäute und Quetschherde sind in geringerem Grade ihre Ursache als das Hirnödem, welches sich nach Contusionen häufig entwickelt (s. oben), dazu kommt auch eine allgemeine Liquorvermehrung durch Reizung liquorbildender Organe des Plexus chorioid. Diese ist allerdings nach Schädelschußverletzungen wohl besonders stark (s. namentlich PAYR), sie fehlt aber auch nach schweren Contusionen nicht. Der Name der akuten serösen traumatischen Meningitis wird besser durch den des akuten Hydroceph. ext. und int. ersetzt, da der Liquor nicht entzündlich zu sein braucht[1]. Das gelegentliche Auftreten von Stauungspapille wird durch diese Erscheinungen erklärt. Neben diesen diffusen Ursachen eines gesteigerten Hirndrucks existiert die — man möchte sagen spezifische — Kompression

---

[1] KEHRER spricht von Meningiosen.

durch Riß der Arter. meningea (meist media) mit folgendem circumscriptem extraduralem Blutextravasat. In den „klassischen" Fällen äußert sich diese Verletzung bekanntlich darin, daß — meist nach anfänglich commotionellen Erscheinungen — ein „freies" Intervall besteht und dann langsam Hirndrucksymptome (heftige Kopfschmerzen, Pulsverlangsamung, Erbrechen) und Reizerscheinungen wie Jacksonanfälle oder auch generalisierte epileptische Anfälle auftreten, denen Lähmungserscheinungen folgen. Nicht selten sind delirante Unruhezustände, die in ein Coma übergehen, ebenso meningismusartige Symptome; die Pupille kann herdgleich erweitert und starr sein. In Zuständen starker Bewußtseinstrübung ist auf den contralateralen Verlust des Bauchdecken- und Cornealreflexes und das Auftreten eines „Babinski" zu achten. Die Diagnose ist unschwierig, wenn das Intervallstadium deutlich ist, kann aber äußerst schwierig werden, wenn nach schwerer Commotion die Compressionssymptome sich im Zustande des Comas entwickeln. Die Lumbalpunktion erleichtert die Diagnose nicht, wenigstens nicht direkt, weil blutiger Liquor nicht durch Meningeablutung, sondern durch intraarachnoideale Blutungen bedingt ist. Die richtige Entscheidung ist aber therapeutisch sehr wichtig, weil bei Compressionssymptomen durch Hirn- und Meningealödem oder intraarachnoid. Blutungen nach stumpfem Trauma ohne Splitterbrüche eine Dekompressivtrepanation im allgemeinen verpönt, bei grober Meningeablutung aber die Operation notwendig ist[1]. Man wird also durch peinlichst genaue häufig wiederholte Untersuchungen festzustellen haben, ob in diesen Fällen ohne Intervall ein Herdsymptom sich entwickelt, das mit großer Wahrscheinlichkeit auf eine umschriebene Blutung aus der a. meningea media hinweist.

f) Kopfschußverletzungen.

Es ist in einem kurzen Begutachtungsbuch nicht möglich, eingehend die durch den Krieg eminent bereicherte Klinik der Schädelschüsse abzuhandeln (für weitere Darlegungen kann insbesondere auf die Abhandlungen von Payr und Fedor Krause im Handbuch der ärztlichen Erfahrungen des Weltkriegs verwiesen werden). Es muß hier genügen, auf einige Punkte hinzuweisen, die oft in Gutachten mangelhaft berücksichtigt werden: Die Einteilung der Schußverletzungen in Streif- und Prellschüsse, Tangentialschüsse, Segmentalschüsse, Durchschüsse und Steckschüsse hat wohl nicht nur einen chirurgischen, sondern auch einen gewissen neurologischen gutachtlichen Wert, da „im Allgemeinen" die Streif- und Prellschüsse geringere Bedeutung für die Zukunft haben als diejenigen Verletzungen, bei denen die Schädelkapsel eröffnet war

---

[1] Es gibt allerdings auch umschriebene subarachnoideale Blutungen, bei denen Operation erforderlich ist, die erst nach längerem Intervall manifest werden; ihre genauere Erkennung kann hier nicht besprochen werden.

oder gar noch Geschoßteile im Hirn stecken. Doch wäre es bei Schußverletzungen noch viel unrichtiger als bei stumpfen Verletzungen, sich
auf die scheinbare Leichtigkeit der Verletzung, insbesondere die Nicht-
eröffnung des Schädels oder der Dura allein, zu verlassen. Nicht selten
wird in Gutachten besonders betont, daß die dura mater nicht eröffnet
war und danach die Erwerbsminderung niedriger geschätzt werden darf,
wobei aber übersehen wird, daß bei der Brisanzkraft der Geschosse in
vielen Fällen Rinnenschüsse ohne Verletzung der Dura genau so schwere
und weit verbreitete Hirnverletzungen mit ihren Folgen vasopathischer
und meningopathischer Natur hervorrufen können wie direkte Hirnverletzungen; die Zerstörung der Hirnsubstanz bei kleiner äußerer Verletzung ist fast immer größer als man aus der Verletzung schließen
könnte (Payr). Schwerer sind die Verletzungen mit Eröffnung der
Dura in der Hauptsache nur insofern, als die Infektionsmöglichkeiten
von Gehirn und Meningen größer sind, demgemäß auch die Lebens-
gefahr größer ist. Dies prägt sich auch im chronischen Verlauf noch aus.
Im übrigen sind prinzipielle Differenzen nicht vorhanden, und es ist
nicht von erheblicher Bedeutung, die Integrität der Dura im Gutachten
zu betonen.

Aber auch bei Streif- und Prellschüssen, bei denen der Schädel-
knochen nicht (oder fast nicht) verletzt war, darf man die Harmlosigkeit
der Verletzung nicht *ohne weiteres* unterstreichen. Wir haben nicht
selten gesehen, daß auch in solchen Fällen erhebliche Hirnläsionen oder
encephalopathisch-meningopathische Folgeerscheinungen bleiben können. Auch anatomisch sind nach scheinbar ganz leichten Schußverletzungen kleine multiple Hirnblutungen gesehen worden. Von den
peinlichen Kuriositäten, den Fällen, bei denen eine Röntgenuntersuchung
unterlassen war und viele Jahre nach der scheinbar harmlosen Verletzung röntgenologisch ein intracerebrales Geschoß festgestellt wurde,
braucht nur im Vorbeigehen geredet zu werden.

Verschieden beantwortet wurde die Frage, ob die allgemeinen commotionellen Symptome nach Kopfschußverletzungen geringer als nach
stumpfen Traumen sind. Payr sagt, daß starke strukturelle Erschütterung des Gehirns durch hohe kinetische Energie nicht das *klinische* Bild
der Erschütterung hervorruft. Tatsächlich kommen auch *schwere* Hirnverletzungen, namentlich des Stirnhirns nicht ganz selten vor, in denen
die Bewußtlosigkeit namentlich unmittelbar nach der Verletzung fehlen
kann oder kurz dauert. Häufiger sind dann spätere Bewußtseinsstörungen, wenn die Kompressionssymptome durch Blutungen, Hirn- und
Meningealödem hinzukommen. Immerhin darf man nicht vergessen,
daß es auch 1. sehr zahlreiche Kopfschußverletzungen gibt, in denen
die klassischen Commotionssymptome ganz ausgesprochen sind, 2. daß
das Fehlen der *initialen* Commotionssymptome in keiner Weise einen

Hinweis darauf gibt, daß die diffuse Hirnschädigung nach schweren Schußverletzungen hinter der lokalen Schädigung zurücktritt und in dieser Beziehung ein prinzipieller Gegensatz zwischen Schuß und stumpfem Trauma besteht. Diese Überlegungen sind darum wichtig, weil wir daraus die Berechtigung ableiten, bei der Prüfung von der Wirkung der Kopftraumen auf an sich nicht traumatische Erkrankungen ein Material von Schußverletzungen ebenso wie stumpfe Kopftraumen zu benutzen.

Schußverletzungen des Kopfes hinterlassen zwar teils wegen der besonderen dynamischen Verhältnisse des Traumas, teils wegen der Möglichkeit schwerer meningealer Verwachsungen und schließlich häufiger langdauernder infektiöser Hirnschädigungen öfters stärkere Folgeerscheinungen als stumpfe Verletzungen; andererseits darf aber auch nicht übersehen werden, daß mit dem Begriff eines Kopfschusses oft ein unheilbarer hypochondrisierender Unfug getrieben worden ist. Es sind ja doch auch *zahllose* wirklich nur leichte Streifschüsse oder Granatsplitterverletzungen der Haut und Galea vorgekommen, denen eine Hirnschädigung nicht (bzw. höchstens eine leichte Commotion) parallel ging[1]. Bei der Massenbehandlung Verwundeter im Kriege war es nicht immer möglich, den Verlauf der Verletzung so exakt zu verfolgen, wie es für die spätere Begutachtung gerade dieser Fälle und die Rekonstruktion der tatsächlichen Schädigung erwünscht wäre.

In diesem Zusammenhang ist auch auf die Unzweckmäßigkeit hinzuweisen bei den häufig vorgekommenen Schußverletzungen der Weichteile und Knochen des Gesichts von einem Kopfschuß zu sprechen, wie das leider häufig geschehen ist. Der Verletzte (ebenso wie eventuell die Spruchkammer) bilden in diesen Fällen leicht die Assoziation Hirnverletzung, und so wird das Wesen der Verletzung verfälscht. Gewiß kommen auch bei Gesichtsschußverletzungen Commotionen und tiefere Hirnschädigungen vor, sehr häufig ist das aber nicht, und es überwiegen die lokalen Folgen des Gesichtsschusses, die ganz harmlos sein können, oft auch sehr peinliche und selbst schwere Folgen hinterlassen (wie Erblindung, Nebenhöhleneiterungen, auch schwere Einklemmungsneuralgien), aber doch mit Encephalopathien nichts zu tun haben.

2. Die Spätfolgen der Kopfverletzungen.

a) Vorbemerkungen.

Die Angabe der Generalprognose der Kopfverletzungen quoad restitutionem ist dadurch erheblich erschwert, daß die wichtigen statistischen Zusammenstellungen der letzten Zeit, sowohl hinsichtlich stumpfer Verletzungen (RITTER, STIER usw.) als auch der Kopfschüsse (BAUMM,

---

[1] In großen Serien haben wir solche Fälle gesehen, die an nichts weiter als an dem Namen ihres Rentenleidens, „Kopfschuß" leiden.

STEINTHAL-PAGEL, VOGLER u. a.) notgedrungen Personen betreffen oder wenigstens mit umfassen, welche in Rentenverfahren verwickelt sind und bewußt oder unwissentlich ein Interesse an der Beurteilung der Verletzungsfolgen haben. Auch ist die Ausschälung derjenigen Fälle, welche schon vor dem Unfall psychopathisch waren, ungenügend durchgeführt. An dieser Stelle möchte ich die Bitte wiederholen, möglichst reichlich Kasuistik über Personen, bei denen weder ein Rentenkomplex noch eine angeborene Psychopathie erheblichen Grades mitwirkt, zu sammeln und einem zentralen Bearbeiter zugänglich zu machen. Vorläufig verfügen wir nur über Einzelmitteilungen dieser Art; in älteren Arbeiten aber sind die leichten encephalopathischen Folgesymptome ungenügend berücksichtigt[1].

Vorläufig können wir allerdings schon sagen, daß nicht nur die unzweckmäßig als Kopfkontusionen bezeichneten Verletzungen der Schädeldecke ohne Hirnerschütterung (mit den seltenen Ausnahmen, die weiter vorn erwähnt wurden), sondern auch die meisten einfachen Commotionen restlos wieder ausheilen. Dem entsprechen sowohl Feststellungen bei Abfindungen (HORN u. a.) wie die von RITTER und die noch zu dürftigen Beobachtungen bei nicht durch Versicherungsfaktoren komplizierten Fällen. Bei einer solchen auch nicht neuropathischen Person fand ich, daß selbst nach sehr leichter Commotion gewisse subjektive Beschwerden, die z. T. allerdings labyrinthärer Natur waren (leichter Schwindel, Ohrensausen) doch etwa 2—3 Monate dauerten; allerdings ist nicht die Erwerbsfähigkeit solange herabgesetzt! Es wäre nun gewiß verlockend auf Grund von Durchschnittserfahrungen ein Schema aufzustellen, das etwa so lauten könnte: Nach leichtesten Commotionen (mit vorübergehender Bewußtseinstrübung) Erwerbsunfähigkeit von einem Monat, dann aber auch gleich Annahme von Erwerbsfähigkeit (Unfallrente kommt in der Sozialversicherung in diesen Fällen nach den gesetzlichen Bestimmungen nicht in Betracht), nach leichten Commotionen auch noch vor Ablauf der Karenzzeit von 13 Wochen Wiedereintritt der ganzen Erwerbsfähigkeit, bei mittelschweren Commotionen Rentengewährung in verschiedener Staffelung bis zu 1 Jahr, bei schwerer Commotio bis zu 3 Jahren (nachdem RITTER angegeben hat, „daß Bulbuscommotionen" nach 3½ Jahren „geheilt" sind). Aber ein solches Schema kann man vielleicht bei Abbrüchen von Wirbelfortsätzen und ähnlichen Verletzungen, aber nicht bei Hirnerschütterungen aufstellen. Ich möchte auf Grund eigener Erfahrungen nur folgende Hinweise für richtunggebend halten: Nach leichten und mittelschweren einfachen Commotionen im Anschluß an stumpfes

---

[1] Diese Ansicht kann man aufrecht erhalten, da die besten und wichtigsten Arbeiten aus der Zeit vor der Renteninkrustierung der Verletzungsfolgen von Chirurgen stammen, welche auf feinere Wesenanomalien nicht so sehr achten konnten.

Trauma bleiben *im allgemeinen* (trotz später zu besprechender Feststellungen, die eine andere Meinung aufkommen lassen könnten) *keine* encephalopathischen Dauerbeschwerden, die eine Dauerberentung erforderlich machen würden; nach schweren Commotionen, die allerdings häufig *Hirnquetschungen* in sich schließen, insbesondere allen denjenigen, die von schweren akuten traumatischen Psychosen gefolgt sind, bleiben gar nicht selten Folgeerscheinungen zurück, die eine mitunter erhebliche Erwerbsminderung für das ganze Leben mit sich bringen. Die so seltenen Fälle, bei denen nach scheinbar leichter Verletzung eine ungewöhnliche Nacherkrankung (Spätapoplexie oder Erweichung) auftritt, stören die Überlegungen nicht, da sie als Unfallfolge sowieso nur anerkannt werden können, wenn sie kurze Zeit nach dem Trauma auftreten. Für Rentengewährung und Abfindung können diese „Anhaltspunkte" über die Folgen nach Commotionen gelten; im übrigen muß jeder Einzelfall nach genauer Untersuchung individuell erledigt werden. Es kann zugegeben werden, daß es Einzelfälle von Commotionen gibt, in denen eine völlige Rückbildung der Symptome nicht eintritt. Von Spätkrankheiten kommt dann höchstens die Epilepsie in Betracht (s. u.). Abfindungen können nach leichten und mittelschweren Commotionen stattfinden, wenn genaueste Untersuchung keine organischen Folgeerscheinungen mehr ergeben hat (Vestibuläre und Röntgenuntersuchung sind dabei notwendig). Nach Schädelbrüchen können zwar auch *vollkommene* Restitutionen eintreten; bei feineren Fissuren des Schädels sind sie sogar vermutlich nicht selten; andererseits sind hier (infolge der gleichzeitigen Meningeal- und Hirnbeteiligung) echte organische Störungen auch öfters *dauernd*; ich glaube nicht, daß in diesen Fällen Abfindungen gerechtfertigt sind. Die Prognose der Kopfschußverletzungen ist noch viel dubiöser. Matte Streifschußverletzungen oder Risse der Kopfhaut durch Splitter, die mit keinerlei Hirnschädigung verbunden waren, sind gewiß häufig vorgekommen; es ist aber schon ausgeführt worden, daß man aus dem Fehlen des Schädeldefekts oder der Integrität der Dura nicht allein Schlüsse auf die Leichtigkeit der Kopfverletzung ziehen darf; der konkrete Untersuchungsbefund steht im Vordergrund des gutachtlichen Urteils, wenn auch die Schwere des Traumas *mit* bewertet werden muß. Bei schweren Hirnschußläsionen ist nach unseren Erfahrungen sehr häufig mit einem langsamen Fortschreiten der organischen Folgeerscheinungen des Traumas zu rechnen, und zwar nach einem verschieden lange dauernden Intervall, welches mit der Heilung oder Besserung der akuten Kopfschußfolgen beginnt.

Die zweite Vorbemerkung betrifft die psychogenen „Auflagerungssymptome" auf die Kopfverletzungsfolgen. Wenn gehofft werden konnte, daß sich wenigstens nach schweren Kopfverletzungen, die an sich schon eine Rentengewährung erlauben, hysterische Überlage rungen selten einstellen würden, so hat diese Erwartung getäuscht. Sowohl in der sozialen Versicherung wie in der Versorgung Kriegsbeschädigter stoßen wir heute auf solche die Untersuchung erschwerenden und die Ergebnisse vieler Prüfungen fälschenden Beimengungen bei Kopftraumen jeder Schwere, in 30 bis über 50% der Fälle! Die einzige Differenz besteht darin, daß sich diese Beimengungen bei schweren Kopftraumen, die an sich schon eine hohe Berentung garantieren, später zu entwickeln pflegen als nach leichten Kopftraumen; grobe hysterische Überlagerungen sind bei schweren Hirntraumen jeden Sitzes auch nicht ganz so häufig wie bei leichten, aber sie fehlen bei keiner Form der Kopfverletzung. Es ist schon früher auseinandergesetzt worden, daß man nicht ein Kopftrauma als „Ursache" der psychogenen Reaktion ansehen darf; notwendig ist es nur, die organische Wesensänderung nicht mit der hysterischen Reaktion zu verwechseln.

b) **Die subjektiven Beschwerden nach Kopftraumen.**

Nicht unwichtig ist es, daß wir mitunter auch nach schweren Kopftraumen die gewohnheitsmäßigen subjektiven Beschwerden vollkommen vermissen, obwohl dem Verletzten selbst unbekannte Spätveränderungen (z. B. Wesensveränderungen) in erheblichem Maße vorliegen. Daß man solche Beobachtungen in besonderem (aber nicht ausschließlichem) Maße nach nicht rentenpflichtigen Unfällen machen kann, ist verständlich; wichtiger ist die Beherzigung des Rats, daß man aus dem Fehlen subjektiver Beschwerden noch nicht auf die Heilung der Kopfverletzungsfolgen schließen darf. Selbst nach Hirnsteckschüssen können Kopfschmerzen als Dauerfolge vollkommen fehlen!

Diese Feststellung berechtigt uns natürlich nicht, die häufigeren Fälle, in denen subjektive Beschwerden vorhanden sind, von vornherein mißtrauisch als psychogene Beitaten zu betrachten. Die Beschwerden: „Kopfschmerzen, Schwindel, Reizbarkeit" kommen in ziemlich stereotyper Weise immer wieder, die spontanen Klagen über Schwäche des Verstandes oder Gedächtnisleistungen sind seltener, vielleicht aber nur, weil die Mehrzahl der Begutachteten bei der Arbeit keine erheblichen Verstandesleistungen braucht. Wenn auch die Klagen im allgemeinen ziemlich monoton und farblos sind, so bekommt man doch mitunter auch von echten Encephalopathen recht detaillierte und nuancenreiche Spontanberichte über die Eigenart der Mißempfindungen, „Schlagen" an bestimmte Kopfstellen usw. Diese Berichte zu vervollständigen wäre sehr erwünscht, aber nur bei Personen, die nicht psychogen überlagert sind. Schwindel äußert sich häufiger in Ohnmachtsgefühlen oder „Schwarzwerden" als charakteristischem Drehschwindel, namentlich wenn längere Zeit seit dem Trauma verflossen ist. Hartnäckige Schlaflosigkeit findet sich manchmal, auch wenn Kopfschmerzen usw. fehlen,

in den ersten Monaten nach den Traumen (z. B. Schädelbruch), mit-
nnter auch später. Etwaige Absenzen und Jacksonanfälle können in sehr
charakteristischer Weise geschildert werden. Klagen über ,,Schmerzen
im ganzen Körper‘‘, Herzklopfen, und ähnliche diffundierende Beschwerden sind immer mit erheblicher Vorsicht aufzunehmen, obwohl bei
schweren Hirnverletzungen auch zentral bedingte Beschwerden solcher
Art vorkommen.

Im allgemeinen pflegen die Beschwerden nach Abzug der Renten-
masken, wenn man von Sonderfällen absieht, *habituell* nicht sehr quälend
zu sein. Man erkennt dies daran, daß eine Dauerverstimmung infolge
heftiger Beschwerden zu den Ausnahmen gehört. Charakteristisch ist
aber die Zunahme der Beschwerden unter einer Reihe von Belastungen
des Gehirns, die *Intoleranz*, die unter zahlreichen Bedingungen auftritt
und überhaupt eine der am meisten charakteristischen Kopfverletzungsfolgen darstellt. Die *Intoleranz* findet sich nach manchen Intoxikationen,
die für den Gesunden gar nichts bedeuten (Alkohol, Nikotin in kleinen
Dosen) ebenso wie nach Insolation, Emotionen wie Überanstrengungen,
namentlich Arbeiten in Bückstellung. Unter solchen Umständen können auch die subjektiven Beschwerden vorübergehend sehr heftig werden, doch kommen auch spontan migränöse Anfälle mit Erblassen und
Brechneigung vor. Es scheint, als ob diese Intoleranz gegen Gifte, Emotionen, Bücken usw. ein Zeichen dafür darstellt, daß eine Vasomotorenlabilität besteht. Ob die Zunahme der Beschwerden bei ,,Witterungs-
wechsel‘‘, über die so häufig auch geklagt wird, ähnliche Ursachen hat,
ist unklar.

Außerdem ist aber nach Schädelbrüchen wie nach Schußverletzungen
immer mit der (zu oft vernachlässigten) Möglichkeit zu rechnen, daß
Einklemmungsschmerzen des Trigeminus oder seiner Verzweigungen
durch Narbendruck mitwirken. Wir finden dieselben sowohl bei Gesichtsschußverletzungen — namentlich wenn Splitter in den tieferen Gesichts-
knochen eingekeilt sind — wie auch bei Schußverletzungen des Dachs
mit starken Kopfschwartennarben, aber auch mitunter bei Basisbrüchen durch Sturz, und können dann sehr umschriebene Druckpunkte
und hyperästhetische Zonen bei ganz unaffektiertem Verhalten feststellen. Die Stärke dieser Schmerzen, ihr Einfluß auf das Gesamtverhalten sind durch hinreichend lange Beobachtung zu kontrollieren.

c) Herdysmptome.

Grobe Herdsymptome fehlen bei zahlreichen Encephalopathien, insbesondere solchen nach stumpfen Traumen; man findet aber leichtere
um so häufiger, je genauer man untersucht. Wie weit die organischen
Verhaltensstörungen Herdsymptome seitens des Stirnhirns allein sind,
soll hier nicht näher geprüft werden. Im allgemeinen Teil ist auf die

Notwendigkeit genauer Untersuchungen hingewiesen worden, durch die (namentlich nach Schüssen) gar nicht selten feinere Herdsymptome, die bisher übersehen waren, aufdeckbar sind. Daß man sich vor Verwechslung organischer Störungen mit physiologischen Innervationsdifferenzen hüten muß, wurde auch bereits betont. Schlimmer ist es, daß die Objektivierung dieser Herdsymptome zum Teil nur beim guten Willen des Untersuchten als erwiesen gelten kann, und das gilt z. B. von den Geruchsstörungen ebenso wie von sämtlichen sonstigen Sensibilitäts- und Motilitätsprüfungen einschließlich der koordinatorischen Leistungen, z. T. auch der Haltungs- und Stell„reflexe". Willkürliche Veränderungen und Verstärkungen dieser Reflexe und Reaktionen finden wir natürlich viel häufiger als bei den einfachen Eigen- und Hautreflexen, bei denen man den psychogenen Anteil auch leichter ausschälen kann. Gewiß kennen wir Simulationsmethoden auch bei Geruchsprüfungen und können das Demonstrative bei Koordinations-, Stell- und Haltungsprüfungen einigermaßen feststellen; wir können aber nicht wissen, wieviel „Echtes" unter diesen vergröberten Darbietungen steckt. Diese Schwierigkeiten können uns nicht veranlassen, auf die Untersuchungen zu verzichten, schon darum nicht, weil wir dann den nicht aggravierenden Personen Unrecht tun, die exakte und bei wiederholten Untersuchungen identische Störungen zeigen. Aber auch bei aggravierenden Personen kann man manchmal bei geduldiger Wiederholung der Untersuchungen noch einiges Echte aus dem hysterischen Schutt herausholen.

Als ein nach Commotionen und Contusionen häufiger zu beobachtendes Syndrom hat L. MANN einen Erscheinungskomplex angegeben, der in Erschwerung der Blickbewegung nach einer Seite bis zur Blicklähmung, eventuell einseitigem Nystagmus, Schwanken nach der Seite der gehinderten Blickbewegung bei Fußlidschluß. Abweichen der gleichzeitigen Bewegungen nach außen, einseitigem Fehlen der assoziierten Pendelbewegungen auf der Seite der erschwerten Blickrichtung, gleichseitiger Herabsetzung des Hornhaut- und Nasenschleimhautreflexes, vasomotorischer Übererregbarkeit und Liquordrucksteigerung vorwiegend sich äußert. Es soll sich um ein Syndrom in der hinteren Schädelgrube, insbesondere eine Läsion im Gebiet des corpus restiforme handeln. Die Erscheinungen nehmen allmählich ab, können aber vereinzelt auch Jahre dauern. Es darf dabei nicht vergessen werden, daß wir bei Spätfällen von Kopfverletzungen auch mitunter psychogene Blickbewegungsstörungen neben plumpem Demonstrieren beim Zeigeversuch usw. finden; nichts destoweniger kann das Mannsche Syndrom namentlich bei der Aufdeckung frischerer Folgeerscheinungen von Kopfverletzungen gute Dienste dem neurologisch Geübten leisten.

d) Vasomotorenphänomene.

Schon die subjektiven Intoleranzsymptome sind zum Teil wohl auf die experimentell und anatomisch nach Commotionen festgestellte Vasomotorenstörung zurückzuführen. Ihre einfache Objektivierung ist leider noch eine etwas mangelhafte. Ein Ausbau von plethysmographischen oder Blutdruckuntersuchungen, wie sie VILLARET und THEODORESCO unternommen haben, wäre erwünscht. Vorläufig können wir nur folgendes sagen: Neigung zur spontanen oder nach einfachen Anstrengungen auftretenden Kongestion finden wir nach frischeren Commotionen und Contusionen häufiger als nach alten Verletzungen als Zeichen einer Insuffizienz der Vasoconstrictoren. Pulsbeschleunigung nach kleinen Anstrengungen oder auch spontan kann zweifellos als Vasomotorenzeichen einer Encephalopathie auftreten, ist aber wegen der Häufigkeit psychisch bedingter Pulsbeschleunigungen mit größter Vorsicht zu bewerten. Pulsverlangsamung als Spätfolge ist auch bei Schüssen sehr selten, nach meinen Erfahrungen nur vereinzelt. Von KNAUER wird die ausgesprochene Pulsverlangsamung bei starkem Hintenüberfallen des Kopfes als Zeichen der traumatischen Vasomotorenregulationsstörung wohl mit Recht betrachtet; sie findet sich aber ziemlich selten auch bei Personen, bei denen wir Grund haben eine echte Encephalopathie anzunehmen. Etwas größeres Gewicht legen wir auf die ausgesprochene (mehr als 15% betragende!) Pulsverlangsamung bei tiefem Bücken, auch wenn dieselbe nur vorübergehend ist; mitunter ist sie mit ausgesprochener Irregularität des Pulses verbunden. Freilich kommen ähnliche Störungen auch bei vegetativen Neuropathen und anderen Encephalopathen, z. B. Arteriosklerotikern, vor (das Erbensche Hockphänomen ist ja fast identisch), aber wir finden diese Bückreaktion des Pulses doch zu häufig, als daß wir immer auf eine konstitutionelle Stigmatisierung rekurrieren könnten und andere Encephalopathien können erkannt werden. Diese Prüfung ist also *mit*verwertbar. Ähnlich verhält es sich mit der besonders starken Pulsbeschleunigung nach geringen Arbeitsversuchen bei Personen, die einen Normalpuls bei Untersuchung und Beobachtung zeigen und nach der Arbeitsprüfung keine Zeichen seelischer Erregung bieten (natürlich auch organisch internistisch gesund sind).

Nicht verwertbar ist die gesteigerte vasomotorische Nachröte; ihre Prüfung bei Kopfverletzungen ist entbehrlich. Es ist kein Grund vorhanden, zwischen einer etwaigen lokalen (nicht reflektorischen) Übererregbarkeit der Hautkapillaren und einer Kopfverletzung irgendwelche Beziehungen zu konstruieren. Über das Vorkommen eines gesteigerten Reflexerythems bei Kopfverletzungen fehlen uns alle Anhaltspunkte.

Vorsicht ist bei der Feststellung von Vasomotorenphänomenen darum geboten, weil Hyperthyreosen nicht selten in der Bevölkerung sind (auch von KEHRER betont); wir haben keine Anhaltspunkte dafür, daß sie

118   Die sog. traumatischen Encephalopathien.

nach Kopfverletzungen häufiger auftreten. Die Annahme, daß eine
dauernde Blutdrucksteigerung mit ihren Folgen durch eine Kopfverletzung provoziert oder die Disposition dazu geschaffen werden könnte,
ist durchaus abzulehnen.

Ein besonderes Vasomotorenphänomen stellt der Muoksche Adre-
nalinsondenversuch dar. Nach Adrenalinsprayung bestimmter Partien
der Nasenschleimhaut läßt man die Anämie vergehen und erzielt dann
durch Sondenstrich eine Vasokonstriktion mit Blässe statt der normalen
Rötung; ich halte es für zweckmäßig, diesen Versuch durch einen geübten
Facharzt ausführen zu lassen, da verschiedene Fehlerquellen möglich
sind. Die Muoksche Probe ist an sich ebenso unspezifisch wie andere
Vasomotorenphänomene, etwa der Pulssturz beim Bücken, ebenso
kommt sie nur bei einem Teil der Encephalopathen vor; dennoch kann
sie als ein Phänomen neben anderen bei der Untersuchung mitgewertet
werden. Natürlich kann man solche Phänomene nicht in Prozentwerte
geschädigter E. F. umsetzen.

Gelegentliche schwere anginoneurotische Erscheinungen nach starken
Kopftraumen können hier nur kurz erwähnt werden. Der Kausalzusammenhang in diesen Fällen ist noch wenig geklärt.

e) Vestibuläre Reizbarkeit.

Störungen der Labyrintherregbarkeit können nach stumpfen wie nach
Schußverletzungen des Schädels vorkommen und einen gewissen Index
für die geklagten Beschwerden abgeben, wenn auch die echten Schwindel-
mißempfindungen keineswegs nur auf Störungen der peripheren oder
zentralen Vestibularisapparatur beruhen. Nach Schädelgrundbrüchen,
Contusionen und auch Schußverletzungen kann eine Unter- und Übererregbarkeit des Labyrinths bei kalorischen und galvanischen, auch
Drehprüfungen (neben Hörstörung) feststellbar sein. Bei einfachen
commotionellen Encephalopathieen ist der Cochla eris gewöhnlich nicht
betroffen, das Hörvermögen ungestört. Ziemlich häufig ist aber für
lange Zeit eine *kalorische Übererregbarkeit* (hierzu vgl. namentlich die
Feststellungen von Schönbauer und Brunner im Handbuch d.
Neurol. des Ohres). Die Bewertung eines solchen Befundes ist auch keine
ganz einfache und zwar darum, weil erstens mitunter eine kalorische
Übererregbarkeit auch bei vegetativen Neuropathen vorkommt, zweitens die subjektiven Beschwerden über Schwindel bei gleichen Erreg-
barkeitsverhältnissen sehr verschieden sind. Die Erregbarkeitsstörung
ist also ebensowenig wie das Mucksche Phänomen oder die Pulslabilität
ein pathognomisches Symptom, aber sie ist dann beachtenswert, wenn
nach genauen Erhebungen der Vorgeschichte nichts gegen die Rück-
führung der kalorischen Störung auf die Kopfverletzung spricht. Die
mangelnde Kongruenz zwischen vestibulärer Erregbarkeit und subjek-

tiven Beschwerden, die den differenten subjektiven Reaktionen auf objektive Störungen auf vielen anderen Gebieten entspricht, wird uns nur warnen, aus dem Befunde der vestibulären Erregbarkeit die Rentenhöhe einfach ableiten zu wollen. Als ein Stigma etwaiger subjektiver Schwindelempfindungen bleibt die exakte Erregbarkeitssteigerung trotzdem von Wert; bei dem Fehlen derselben kann man aber nicht den Schwindel ohne weiteres für psychogen erklären.

Auch der Schwindel bei etwaiger starker Unter- und Übererregbarkeit des Vestibularis ist im allgemeinen glaubhaft. Der Einwand, daß der anfangs überaus heftige Schwindel bei peripherer Labyrinthaffektion nach der Zerstörung des Labyrinths ziemlich rasch schwindet, ist nicht stichhaltig, da der Unerregbarkeit bei Kopfverletzungen häufig eine Läsion im Gebiet des N. vestibularis oder der Vestibulariskerne zugrunde liegt und die Einstellung des Subjekts auf den Ausfall der vestibulären Erregung in diesen Fällen eine andere ist als bei einer Labyrinthzerstörung. Meist ist es bei den Querbrüchen des Schläfenbeins, bei denen die Labyrinthstörungen viel stärker als bei Längsbrüchen zu sein pflegen, so, daß bei dauernder Unerregbarkeit des Labyrinths der Schwindel *allmählich* nachläßt, während leichte Schwindelattacken noch nach vielen Jahren auftreten (SCHÖNBAUER-BRUNNER). Bei Schußverletzungen muß man mit der Annahme psychogener Überlagerungen, wenn Erregbarkeitsstörungen auch im Sinne der Untererregbarkeit viele Jahre nach dem Trauma vorliegen, noch erheblich vorsichtiger sein.

Spontannystagmus als *Spät*folge von Encephalopathien ist nach eigenen Erfahrungen doch recht selten; vor Verwechslungen mit dem altbekannten physiologischen Einstellungsnystagmus muß man sich hüten.

f) Leistungsschwäche und psychisches Verhalten.

Es besteht kein Zweifel darüber, daß die körperliche und intellektuelle Herabsetzung der Leistungsfähigkeit (bei Integrität der gröberen Verstandesleistungen) ein Grundsymptom der traumatischen Encephalopathien darstellt, schon nach den gewöhnlichen Commotionen vorkommt, nach schweren stumpfen Contusionen und schweren Schußverletzungen erheblich deutlicher ist und länger anhält bzw. (bei Hirnschüssen) langsam schlimmer werden kann. Darüber haben insbesondere die Erfahrungen an Hirnverletzungen (z. B. POPPELREUTER, GOLDSTEIN, PFEIFER u. a.) genügend Klärung gebracht. Diese somatopsychische Leistungsschwäche ist ihrer Art und Symptomatologie nach wohl wenig verschieden von derjenigen, die man auch bei anderen *pseudoneurasthenischen* organischen Erkrankungen feststellt. (Bei beginnender Hirnarteriosklerose z. B. können die Erscheinungen sehr ähnlich sein).

Aber dieses Ergebnis wird dadurch getrübt, daß die Feststellung der Leistungsschwäche durchaus vom guten Willen des Untersuchten abhängt und dieser gute Wille nicht vorausgesetzt werden kann. Abgesehen von den „hysterisch" Überlagerten, die 30—50% betragen, ist die Zahl der Fälle, in denen optimale Leistungen im Experiment ausgeführt werden, noch erheblich geringer, das gilt *heut* (im Gegensatz zur Zeit des Krieges) auch von den schweren Hirnschüssen, und hier auch von den Fällen, die einen zuverlässigen Eindruck machen und tatsächlich erheblich geschädigt sind.

Körperliche Leistungsprüfungen (Ergograph, Eimerhebeversuch) haben oft nur das Resultat, daß hysterische tendenziöse Beimengungen, die bis dahin bei der Untersuchung verborgen geblieben waren, manifest werden. Eingehende Auskünfte des Arbeitgebers können oft von größerer Bedeutung sein, dürfen natürlich auch nur im Verein mit dem übrigen Befund verwertet werden. Ergographische Serienuntersuchungen können evtl. das Ergebnis von „Ermüdungskurven" zeitigen, welche unhysterisch erscheinen.

Auf die Ausführung psychischer Leistungsprüfungen kann trotz der erwähnten Einwände im allgemeinen nicht verzichtet werden, wenn nicht das Verhalten von vornherein evident plump hysterisch „pseudodement" ist. Nicht selten werden übrigens solche hysterischen Mätzchen bei neuen Untersuchungen oder Prüfungen durch einen anderen Gutachter aufgegeben. In dem Bestreben, den Anreiz zu hysterischen Reaktionen einzuengen, ist es ratsam, von allzu komplizierten Untersuchungen abzusehen, zumal bei der Art der Versuchspersonen auch dann, wenn keine groben hysterischen Mechanismen evident sind, doch nur ziemlich wesentliche Abweichungen von der Norm Beachtung verdienen; bei den Feinuntersuchungen ist man ja doch ganz besonders auf optimale Einstellungen angewiesen. Empfehlenswerte Untersuchungsmethoden bilden die üblichen Merk- und Gedächtnisprüfungen, Nachsprechen 5-, 6-, 7 stelliger Zifferreihen, Retention von 3 stelligen Zahlen für längere Zeit, fortlaufende Rechenaufgaben nach Kraepelin, Bourdontest, Lückentext, Einprägen kleiner Gedichte, Wiedergabe von Erzählungen, Prüfung der Kenntnis wichtiger Aktualitäten und tachistoskopische Untersuchungen, bei denen auch nur gröbere Fehler Berücksichtigung finden. Selbstverständlich gibt auch die genaue Exploration einen wichtigen (und oft viel richtigeren) Hinweis auf die reproduktiven Leistungen; eine solche Exploration darf also in keinem Fall, in dem eine Leistungsschwäche geprüft werden muß, unterlassen werden. Auch hier wird wieder das Resultat genauer Ermittlungen nicht außer acht gelassen werden dürfen, ersetzt aber nicht die eigene Untersuchung, deren Ergebnis gegebenenfalls detailliert dem Gutachten beizufügen ist.

Von Wichtigkeit ist dann weiterhin ein klarer Einblick in den Charakter, das Verhalten des Verletzten, wobei nicht nur hysterische Zutaten, sondern vor allem auch das prätraumatische Verhalten, soweit erforschbar, berücksichtigt werden müssen. Stimmungsanomalien, schlaffe Euphorie oder auch morose Gereiztheit, relativ selten Explosivität (Depressionen ?), aber auch recht lebendig hyperthymische hypomanieartige Zustände, psychomotorische Eigentümlichkeiten in Form von Gebundenheit (DELBRÜCK) auch bei nicht epileptischen Hirnverletzten, Stumpfheit und Initiativelosigkeit, Schwerfälligkeit, mitunter auch Rührseligkeit sind als encephalopathische Symptome bekannt, teilweise aber nur dann als solche anzuerkennen, wenn abgesehen von der Schwere des Traumas festgestellt ist, daß vor dem Trauma diese Wesensanomalien nicht vorlagen. Die organische Wesensanomalie kommt vor allem bei Hirnschußverletzungen, aber auch bei *schwerer* stumpfer Hirnschädigung vor, nach einfachen Commotionen, denen auch keine akute traumatische Psychose gefolgt ist, im allgemeinen nicht. Daß Stirnhirnverletzungen besonders eine Grundlage dieser Anomalien bilden, ist heut als wahrscheinlich anzusehen, aber sie kommen auch bei topisch andersartigen Hirnläsionen vor. In ihren leichteren Formen (bei Nichtversicherten) werden sie manchmal nicht nur vom Verletzten, sondern auch dessen Angehörigen nicht erkannt, dann z. B. wenn das Verhalten nur „etwas still und ernst" geworden ist und diese Eigentümlichkeit auf wichtige äußere Einflüsse zurückgeführt wird, während es näher liegt, eine Revolversteckschußverletzung des Stirnhirns als Ursache anzusehen.

Im Gegensatz zur traumatischen Wesensanomalie und seelischen Leistungsschwäche sind ausgesprochene Demenzzustände nach Traumen selten, wenn man von den Fällen absieht, bei denen sich eine Epilepsie auf dem Boden des Traumas entwickelt hat; eine epileptische Demenz mit besonders starker Gedächtnisschwäche, Einengung der Interessen, Unfähigkeit zu kombinatorischen Leistungen, klebendem Denken und ausgesprochener Apathisierung kommt hier ebenso vor, wie bei anderen, genuinen oder besser kryptogenetisch epileptischen Erkrankungen. Im übrigen lösen sich die angeblichen Verblödungszustände nach Kopfverletzungen auf in 1. hysterische Pseudodemenzzustände rein situativer Natur, 2. aphasisch-agnostische Herdstörungen, die ebenso fälschlich für Demenzzustände gehalten wurden; 3. Komplikationen durch Demenzzustände andersartiger Natur, etwa Paralyse. Nach Abzug dieser Fälle bleiben dann nur vereinzelte der epileptischen, senilen, paralytischen Verblödung ähnliche Fälle ausgesprochener Demenz infolge Kopftrauma übrig, und selbst diese Fälle sind nicht alle ganz eindeutig.

g) Epilepsie nach Unfall.

Epilepsie kann sich nach Kopfunfällen entwickeln, wenn mit dem Unfall eine Hirnschädigung verbunden war, die zu einer Narbe führte, insbesondere wenn es zu Verwachsungen zwischen Hirn und Hirnhäuten, namentlich der Dura kommt, durch welche ein chronischer Reiz auf das Hirn ermöglicht wird. In solchen Fällen kommt es häufig zu einer durch Narbenzug bedingten Verziehung der Ventrikel nach der Verletzungsstelle hin (O. FOERSTER und PENFIELD). Derartige epileptische Erkrankungen sind nach Schußverletzungen häufig, und zwar nach direkten Hirnverletzungen noch häufiger als nach den Schußverletzungen, bei denen die Dura nicht mit verletzt war, aber auch nach solchen Verletzungen nicht selten; VOGLER findet einschließlich Weichteilverletzungen 16%. Unter den stumpfen Kopfverletzungen mit Hirnschädigung ist die Epilepsie zwar seltener, aber keineswegs exzeptionell, insbesondere gilt das für die mit Frakturen, namentlich Dachbrüchen, verbundene Unfälle; Epilepsie stellt sich dann in 8—10% der Fälle ein (im eigenen für statistische Zwecke etwas zu kleinen Material sogar noch häufiger). Aber auch nach Contusionsverletzungen des Hirns ohne Fraktur kommt Epilepsie vor. Dieselbe manifestiert sich (ebenso wie nach Schüssen) mitunter als transitorische gutartige Epilepsie, mitunter als chronisch progressive (wenigstens ohne Operation) unheilbare Erkrankung, in deren Verlauf sich alle Symptome der kryptogenetischen Epilepsie, Dämmerzustände, Absenzen, Charakterveränderungen und Demenz einstellen können; ebenso sind nur in einem Teil der Fälle die Krämpfe jacksonartig, in anderen Fällen generalisiert oder doch wenigstens mitunter allgemein.

Die Frage der traumatischen Epilepsie nach stumpfen Kopfverletzungen ist in manchen Punkten umstritten und es ist auch der Versuch gemacht worden, ihr Auftreten durch den Hinweis darauf zu desavouieren, daß bei der Mehrheit dieser Personen neuropathische Antezedentien feststellbar seien. Dieser Einwurf ist nicht entscheidend. Über die Frage, wann eine Epilepsie auf ein Kopftrauma zurückgeführt werden kann, ist folgendes zu sagen: Trotz aller erbbiologischen Bemühungen und Feststellungen wird man von einer Epilepsie als Krankheitseinheit nicht sprechen können und es für richtiger halten, nur ein epileptisches Syndrom anzuerkennen, an dessen Entstehung verschiedene Aufbaufaktoren mitwirken. Die Erbanlage ist einer dieser Faktoren und sicher ein sehr bedeutsamer, wie Erbforschung und Zwillingspathologie lehren; aber schon bei der sog. genuinen oder richtiger kryptogenetischen Epilepsie ist es noch nicht erwiesen, ob nicht neben dem Anlagefaktor auch noch pathogenetisch wichtige andere Faktoren, wie fetale oder Geburtsschädigungen des Hirns, wirksam sind. Es ist weiterhin auch nicht zu bezweifeln, daß bei symptomatischen epileptischen Erkrankungen, deren Bestehen nicht angegriffen wird, wie z. B. arteriosklerotischer Epilepsie, der Erbfaktor eine wesentliche Rolle spielt, obschon erst das Hinzutreten der Gefäßkrankheit zur Epilepsie führt. So ist durchaus damit zu rechnen, daß auch bei epileptischen Erkrankungen, die nach Traumen auftreten, die Anlage eine in Erblichkeit und prämorbidem Verhalten erkennbare Rolle spielt, trotzdem aber ohne das Trauma die Epilepsie nicht zum Ausbruch gekommen wäre (wofür eventuell der Nachweis einer durch operative Exzision einer Hirnnarbe entstandenen Symptombesserung sprechen kann). Nun wissen wir weiterhin aus den Erfahrungen an Hirnschüssen (nach denen Epilepsie so häufig auftritt, daß an der pathogenetischen Bedeutung der Verletzung kein Zweifel sein kann), daß die Formen des Krampfleidens sehr mannigfaltig sein können und daß es nicht möglich ist, aus der Art und dem Verlauf der Epilepsie Rückschlüsse auf die Pathogenese zu ziehen. Unter diesen Umständen halte ich es nicht für zweckmäßig, eine traumatische Epilepsie von symptomatischen Krämpfen nach Hirnschädigung zu trennen; am besten ist es wohl überhaupt in den Fällen wenigstens, in denen das Trauma provokatorischer oder verursachender Faktor war, von *„traumatischer Encephalopathie mit epileptischen Erscheinungen"* oder „mit Epilepsie" zu sprechen. Diese ist anzuerkennen, wenn folgende Bedingungen erfüllt sind: 1. Durch genaue Ermittlungen ist festzustellen, daß vor dem Unfall noch kein ausgesprochenes Krampfleiden bestand, 2. das Trauma muß mit einer Hirnschädigung verbunden gewesen sein, nach der eine Narbe als Irritationsfaktor vermutet (oder nachgewiesen) werden kann, 3. komplizierende Erkrankungen, die die Epilepsie *plausibler* erklären würden (Lues, Nephrosklerose usw.) sind auszuschließen. Am schwierigsten ist der Zeitfaktor, das erlaubte Intervall zwischen Trauma und Beginn der Epilepsie zu beurteilen; ich glaube nicht, daß hier generelle Regeln gegeben werden können und gebe zu, daß im Einzelfall bei virgineller Vorgeschichte und schwerem Hirntrauma auch ein Intervall von vielen Jahren noch gelten darf (bei Schußverletzung kennen wir solche Zwischenräume von über 15 Jahren); je leichter die Hirnschädigung war, um so skeptischer sind natürlich längere Zeiträume zu bewerten; man kann nur noch von Möglichkeiten, nicht mehr von Wahrscheinlichkeiten sprechen, falls nicht durch einwandfreie encephalographische oder bioptische Feststellung einer Hirnnarbe der Sachverhalt geklärt werden kann.

Wenn sonst die genannten Bedingungen erfüllt sind, würde man noch eine Provokation dann zugeben, wenn Kinderkrämpfe vorgelegen hatten, dann aber bis zu dem im späteren Alter erlittenen Trauma epileptische Erscheinungen gefehlt hatten. Anderenfalls käme noch die Frage einer Verschlimmerung in Betracht, die aber sehr vorsichtig zu bewerten ist, da häufig genuin Epileptische selbst durch schwere Kopftraumen keine Verschlimmerung erfahren.

In der nosologischen wie der topischen Diagnosenstellung kann mitunter die Überlüftung gute Dienste leisten; häufig sahen wir allerdings dabei (trotz tatsächlicher Epilepsie) hysterische Manöver. Daß die Feststellung oder Vermutung hysterischer Anfälle niemals trotzdem bestehende epileptische Anfälle ausschließen läßt, muß besonders betont werden. Es sind daher oft sehr eingehende Ermittlungen und Beobachtungen notwendig, um die Sachlage wirklich zu klären.

h) Seröse Meningopathien und Liquorbefunde.

Schon weiter vorn ist darauf hingewiesen worden, daß in den frühen Stadien nach schweren Commotionen, Contusionen und Schußverletzungen ein Hirnödem eintritt, das auch mit intraventrikulärer Sekretionssteigerung verbunden sein kann. Hierüber liegen wichtige bioptische und autoptische Erfahrungen vor. Diese akute traumatische Meningopathie bildet sich meist rasch wieder zurück.

Umstritten ist die Frage nach den chronischen Meningopathien nach Kopfverletzungen. Hier steht an erster Stelle eine Reihe von Fällen mit umschriebenen arachnitischen Cystenbildungen, in deren Entstehung die traumatische Grundlage nicht wohl geleugnet werden kann (SCHULTHEIS, PETTE u. a.). An zweiter Stelle finden sich die Fälle mit diffusen Hirndruckerscheinungen, insbesondere Steigerung des Liquordrucks, da Fälle mit langsam nach dem Trauma sich entwickelnder (und sich wieder bessernder) Stauungspapille selten sind, wenn auch beschrieben wurden (z. B. FRITZSCHE). Die Annahme, daß die Beschwerden der Kopfverletzten auf eine Liquordrucksteigerung zurückzuführen sind, geht bis auf QUINCKE zurück. Die Diagnose der Meningopathien auf diesem Wege ist etwas in Mißkredit geraten, weil die angebliche Liquordrucksteigerung oft im Kontrast zu der Leichtigkeit des Traumas und dem klinischen Befunde steht und die Tücken der künstlichen Drucksteigerung durch Preßwirkung, die viele Minuten anhalten kann und durch abnorme Lage des Körpers gefördert wird, nicht immer gebührend berücksichtigt wurden. Nur wenn diese Selbsttäuschungsmöglichkeiten sicher ausgeschaltet sind, wird man einen Liquordruck von mindestens 180—200 mm als pathologisch ansehen und selbstverständlich auch nur dann gutachtlich verwerten dürfen, wenn der Liquorbefund mit dem klinischen und der Entwicklung der Beschwerden kongruiert und nicht vielleicht einer geringen Druckerhöhung ein vollkarätiger Hysteriker nach leichtem Kopftrauma gegenübersteht. Immerhin ist das doch nicht immer so, und erstens sind von französischen wie deutschen Autoren auch Befunde über pathologische Eiweißvermehrung im Liquor erhoben worden, zweitens finden wir auch Fälle mit nicht unwesentlicher Liquordrucksteigerung, die einer organischen Wesensveränderung, heftigen Kopfschmerzen bei unhysterischem Verhalten parallel geht. Einzelne solcher Fälle aus der Göttinger Klinik sind von RUHE veröffentlicht (einer davon, der eine sichere Meningopathie hatte mit echter Liquordrucksteigerung (Fall 10) hat etwas multiple pathogene Faktoren).

Daß es chronische Meningopathien nach schweren Schädeltraumen gibt (Meningiosen — KEHRER), kann also anerkannt werden, wird übrigens auch durch histologische Untersuchungen an dem Plexus chorioid. nach schweren akuten Hirntraumen doch wohl plausibel gemacht; mit ihrer Anerkennung sei man aber besonders vorsichtig. Ihr Nachweis wird durch die Schwierigkeiten, bei Traumatikern in Rentenverfahren Lumbalpunktionen auszuführen, erschwert. Hierauf habe ich schon früher aufmerksam gemacht; ich kenne kaum einen im Rentenverfahren stehenden Mann in den letzten Jahren, der, sei es von mir oder anderenorts punktiert, nicht mit jahrelangen Querelen darauf reagiert hätte.

In der neueren Zeit ist nun durch O. FOERSTER und seine Schule, HAUPTMANN u. a. der Versuch gemacht worden, durch encephalographische Darstellung der Ventrikel und Subarachnoidealräume, sowie durch Liquorpassageprüfungen die Beschwerden der Verletzten noch weiter zu objektivieren und Liquorzirkulationsstörungen durch Meningealverklebungen sowie Hydrocephalus verschiedener Genese (obstructivus und hypersekretorius) festzustellen. Es gelingt in diesen Fällen z. B. bei traumatischer Epilepsie, sehr ausgedehnte Ventrikelerweiterungen und Verziehungen zur Narbe hin und eventuell bioptische Bestätigung der encephalographischen Befunde zu erbringen. Es ist kein Zweifel, daß mit dieser Methode wertvolle Einsichten genommen werden können; die Einwände gegenüber ihrer gutachtlichen Verwertung gründen sich vor allem darauf, 1. daß man selbst nach ganz leichten Commotionen so auffallend häufig in Serienuntersuchungen Veränderungen gefunden hat, obwohl doch schließlich die meisten commotionellen Störungen wieder verschwinden, 2. daß eine Nichtfüllung der Ventrikel mit Luft, die auf einen Verschluß derselben hinweist, nicht mit den klinischen Hirndruckerscheinungen verbunden ist, die man bei einer so schweren Störung erwarten müßte, 3. daß man über die normalen Veränderungen im Encephalogramm oder richtiger die Veränderungen, die man auch bei Nichttraumatikern ohne nervöse Erscheinungen und Beschwerden infolge von Anomalien, Entwicklungsstörungen, Früherkrankungen finden kann, noch zu wenig weiß (KEHRER). Auf jeden Fall hat selbstverständlich auch das Encephalogramm nur im Verein mit dem klinischen Befund gutachtlichen Wert. Die Ausführung der Methode wird bei der heutigen Mentalität des Begutachten nur an wenigen Orten

möglich sein; den Vorwurf, daß ohne Ausführung der Encephalographie
die Begutachtung der Kopfverletzten lückenhaft sei, können wir uns
nicht zu eigen machen.

i) Röntgenbefunde.

Wohl aber wird man eine genaue Röntgenuntersuchung des Schädels
in jedem Fall, wenn nach einer Kopfverletzung Beschwerden bleiben,
fordern müssen. Am besten läßt man von vornherein eine stereoskopische Aufnahme vornehmen, um etwaige Knochen- oder Metallsplitter
lokalisieren zu können. Daß der Schatten der Zirbeldrüse, die bei etwa
30% aller Menschen verkalkt ist, öfters als pathologische Verdichtung
verkannt wird, sei besonders betont. Außer der Fremdkörperlokali-
sation dient das Röntgenogramm der Feststellung von Knochendefekten
und Frakturlinien des Schädels, sowie etwaiger kallöser Verdichtungen
früherer Frakturen (auch hier wieder ist die stereoskopische Aufnahme
besonders geeignet zur Feststellung, ob derartige kallöse Verdichtungen
nach dem Schädelinneren zu gerichtet sind oder nicht). Feinere Rest-
frakturen des Schädels verheilen ohne Folgeerscheinungen; Frakturen
an der Schädelbasis sind im Röntgenbild oft nicht darzustellen; durch
besonders gerichtete Aufnahmen kann die positive Ausbeute an Fraktur-
fällen vermehrt werden, immerhin ist der negative Ausfall des Röntgenogramms noch kein Beweis dafür, daß eine Fraktur nicht vorgelegen hat.
Außerdem aber versuchen wir im Röntgenbild diffuse Veränderungen
festzustellen, die auf chronischen Hirndruck bezogen werden können
oder auf das erlittene Trauma hinweisen. Daß man Veränderungen wie
ausgesprochene Vertiefung der Impressiones digitatae oder Usuren am
Türkensattel als Hirndruckzeichen aufzufassen berechtigt ist, entspricht
durchaus unserer Ansicht; allerdings muß man mit der Diagnose einer
Vertiefung der Impressionen vorsichtig sein. Entsprechende Veränderungen nach Kopfverletzungen sind allerdings selten.

Die Erweiterung der Diploevenen hat nach umfassenden, von F.
Sorge und mir angestellten Untersuchungen eine gewisse Bedeutung
(s. auch Albrecht).

k) Beobachtung und Schlußfolgerungen.

Die vorhergehenden Bemerkungen zeigen, daß die Bewertung der
Folgen einer Kopfverletzung in zahlreichen Fällen erhebliche Schwierigkeiten macht und sich auf einen ganzen Komplex von Faktoren stützen
muß und zwar insbesondere: die Feststellung von Herdsymptomen, die
Untersuchung auf Hirndruckzeichen, auf vasomotorische und vestibuläre Erregbarkeit, auf Verhaltensstörungen, Leistungsfähigkeit, das
Röntgenogramm und etwa noch den Liquorbefund (eventuell das Ence-

phalogramm). Die Schwierigkeiten wachsen da, wo nach dem Verhalten hysterische Wesenseigentümlichkeiten angenommen werden müssen. In diesen Fällen wird man, wenn nicht ein grober Herdbefund komplementär vorliegt, ohne sorgfältige Beobachtung und exakte Ermittlungen das Gutachten nicht erstatten dürfen. Hinsichtlich der Ermittlungen kann auf das, was im allgemeinen Teil über die Notwendigkeit unparteiischer und dem Verletzten unwissentlicher Auskunft gesagt wurde, verwiesen werden. Eine exakte längere Beobachtung wird uns in Verbindung mit den Ermittlungen Auskunft darüber geben müssen, ob echte Verstimmungs-, Wesensveränderungs- und Schmerzzustände bestehen. Hier sei erneut daran erinnert, daß alle objektiven Kriterien etwa der Druckpunkte (wie Puls-Blutdruckbestimmungen usw.) doch unzureichend sind, und ebenso verhält es sich mit allen anderen objektiv feststellbaren Erscheinungen, einer vestibulären Übererregbarkeit, einer Liquordrucksteigerung usw. Ihre exakte Prüfung ist unerläßlich; aber über die Stärke der subjektiven Beschwerden können positive Befunde ebensowenig wie negative eindeutig Auskunft geben. Ein Trigeminusdruckpunkt kann für den Gutachter ebensogut eine Bagatelle wie das Zeichen eines peinlichen und stark erwerbsmindernden Leidens bedeuten; dies zu unterscheiden, ist ohne Beurteilung der Schmerzreaktionen und der Persönlichkeit nicht möglich; letztere entpuppt sich aber erst bei längerer Beobachtung, und das Gleiche gilt auch für die Häufigkeit und Schwere etwaiger Schmerzattacken. Niemals versäume man bei einem früher Kopfverletzten, auch wenn er noch soviel hysterische Erscheinungen hat, ganz genau auf etwaige organische Folgeerscheinungen des Traumas zu untersuchen; ebensosehr hüte man sich aber, eine Erwerbsminderung nach somatischen Einzelsymptomen, die noch nichts besagen, anzunehmen.

Über die Prognose und die voraussichtliche Dauer der Rentengewährung nach Kopfverletzungen ist bereits weiter vorn gesprochen worden; jetzt bleibt noch die problematische Besprechung der Rentensätze für den Fall, *daß* eine Encephalopathie festgestellt ist. Hier sei zunächst darauf hingewiesen, daß hohe Renten bei wirklich schwerer Schädigung auch dann zuerkannt werden dürfen, wenn die tatsächlichen beruflichen Leistungen im Kontrast zu der Rentenhöhe stehen (wenigstens gilt das für Sozialversicherung und Reichsversorgung, nicht in diesem Maße für Haftpflicht und Privatversicherung). Wir kennen eine ganze Reihe von Verletzten mit traumatischer Hemiplegie, die ihren Dienst als Richter, Lehrer oder sonstiger Beamter gut versehen; eine Rentenentziehung oder Herabsetzung ist in diesen Fällen natürlich nicht angezeigt. (Ein großer Teil der Rente ruht jetzt bei festbesoldeten Beamten; an dieser Stelle sind natürlich nur die ärztlichen Fragen zu behandeln.) Andererseits gibt es auch Beamte mit einseitiger Ertaubung und Vestibularisstörung ohne Rentenbezug[1]; bei bestimmten gröberen Schädigungen aber kann man eine tarifmäßige E. M. wie bei Gliedmaßverlusten anerkennen, auch wenn die beruflichen Leistungen infolge günstiger äußerer Umstände oder besonderer Willenskraft des Verletzten besser sind, als der Rentenhöhe entspricht.

Im übrigen kann man mit großen Vorbehalten folgende Ziffern für die E. M. angeben: Mäßige allgemein encephalopathische Beschwerden und Intoleranzerscheinungen nach schweren stumpfen Kopfverletzungen und leichten Streifschüssen ohne Verdacht auf schwere Meningopathie 10—20%; bei starken encephalopathischen Allgemeinbeschwerden mit erwiesenen starken Kopfschmerzanfällen, namentlich wenn eine organische Wesensveränderung besteht, 30—40%. Ist das Trauma leicht gewesen und lassen sich als Dauerfolge nach Heranziehung der früher genannten Methoden nur psychogene Erscheinungen feststellen, so würde ich zwar die Möglichkeit zugeben, daß unter dieser Maske noch encephalopathische Beschwerden bestehen, aber nicht annehmen, daß der Rentengewährung bedingende Schwellenwert der E. M., der z. Z. in der Sozialversicherung 20, in der Reichsversorgung 25% beträgt, erreicht ist (auch Feststellung einer leichten Liquordruckerhöhung würde daran nichts ändern). Bei Einklemmungsneuralgien, die nach Brüchen der Schädelbasis und des Gesichtsskeletts nicht selten sind, ist je nach der Schwere der Neuralgie eine E. M. von 20—40% und selbst mehr anzuerkennen (öfters sind andere Hirnnerven mitbeteiligt, oder eine Entzündung der Nebenhöhlen kommt hinzu). Bei Kopfschüssen ist folgendes zu sagen: Die Feststellung einer Knochenlücke an sich bedingt keine E. M.; aber meist ist diese doch ein Stigma dafür, daß die Schußverletzung keine belanglose war, und es gibt wenige Fälle mit Schädeldefekt nach Schußverletzung, in denen nicht eine E. M. von 30% und mehr anerkannt werden kann. Bei ausgesprochenen zentralen Herdläsionen nach Kopftraumen sind ziemlich hohe Renten als Dauerschädigung zuständig, z. B. bei spastischen Lähmungen eines Arms 50—80%, bei Hemiplegieen 80—100%, bei Hemianopsie mit zentraler Sehschärfe von mindestens $\frac{1}{2}$ = 40%. Durch hinzukommende Allgemeinbeschwerden und Wesensveränderungen erhöht sich eventuell noch die E. M.; die Berufsart ist für die Rentenhöhe mit zu berücksichtigen, wenn auch nicht entscheidend (so wird etwa bei einem berufstätigen Beamten mit traumatischer Hemiplegie ohne schwere Allgemeinstörungen die E. M. auf 80%, bei einem Handarbeiter auf 100% geschätzt). Bei ausgesprochener Aphasie liegt im allgemeinen Erwerbsunfähigkeit vor. Hirnnervenlähmungen bedingen oft (etwa Facialis, Olfactorius) eine geringe

---

[1] Der ausgeübte Beruf gibt also, wie es das Reichsversorgungsgesetz ausdrücklich hervorhebt, nur einen gewissen Anhaltspunkt für die Einschätzung der E. M.

E. M., sind aber als Zeichen einer schweren Schädigung mitzuberücksichtigen. Die Schätzung der E. M. bei zerebellaren Schädigungen und Störungen der zentralen Vestibularisapparatur wird durch das besonders häufige Eingreifen psychogener Mechanismen erheblich erschwert; immerhin sind mitunter erhebliche Renten bei erwiesener schwerer Hirnschädigung auch in diesen Fällen erforderlich. Auch schwere Wesensanomalien nach Hirnschüssen können eine E. M. von über 50% bedingen.

Besonders schwierig ist die Frage der E. M. bei traumatischer Epilepsie, die natürlich erwiesen sein muß. In sehr seltenen Fällen liegt eine E. M. von unter 25% vor (bei vereinzelten oder seltenen nächtlichen Anfällen, Fehlen gröberer epileptischer Wesenanomalien usw.). Bei Anfällen, die selten am Tage auftreten und die Berufsfähigkeit nicht wesentlich beeinträchtigen, beträgt die E. M. etwa 30%, bei etwas häufigeren Anfällen (etwa 2 mal monatlich) schon wegen der erschwerten Berufswahl 50% durchschnittlich. Diese Rentensätze sind dann entsprechend der größeren Häufigkeit der Anfälle, der seelischen Umwandelung, etwaiger Dämmerzustände zu erhöhen; die E. M. ist im allgemeinen etwas höher einzuschätzen als bei gleich häufigen Anfällen der sog. genuinen Epilepsie. Pflegebedürftigkeit wird häufiger behauptet als bewiesen werden kann. Die Forderung nach einer ständigen Begleitperson genügt im allgemeinen schon darum nicht zur Anerkennung der Pflegebedürftigkeit, weil Verletzungen im Anfall auch dann nicht auszuschließen sind, wenn eine Begleitperson ständig in Nähe des Kranken weilt. Nur bei erheblicher Gefährdungswahrscheinlichkeit durch häufige Anfälle, also schwere Anfälle, die mehrmals in der Woche (trotz hinreichender Behandlung) einzutreten pflegen, wird man die Pflegebedürftigkeit bejahen können; in diesen Fällen kommt ja auch die Notwendigkeit besonderer „Wartung" hinzu, die von einer besonderen Hilfskraft geleistet werden muß.

Bei doppelseitiger Erblindung nach Kopfverletzung liegt wie bei jeder sonstigen Erblindung Erwerbsunfähigkeit und erhöhte Pflegebedürftigkeit (bzw. „Siechtum") vor. Tritt zu der Erblindung noch eine andere organische Störung hinzu, so ist nach der Reichsversorgung im allgemeinen höchste Pflegebedürftigkeit anzuerkennen. Bei einseitiger Erblindung wird die E. M. meist auf 30% geschätzt; dieser Rentensatz erhöht sich öfter, besonders nach Schußverletzungen durch hinzukommende Beschwerden, z. B. Trigeminusschmerzen.

Alle diese Angaben bilden aber nur einen Rahmen, innerhalb dessen jeder Fall besonders zu bewerten ist. Manchmal erhält der Verletzte ja (als Kriegsbeschädigter) schon eine Rente, die von dem Nachuntersucher wohl als zu hoch angesehen wird, aber nicht herabgesetzt werden darf, da eine objektive Änderung nicht eingetreten ist. Häufiger sind allerdings wenigstens in den ersten Jahren nach dem Kriege die Renten bei Hirnverletzten zu niedrig angesetzt gewesen; jetzt trifft man schon öfters auch entgegengesetzte Fehler.

Psychogene Überlagerungen können bei Kopfverletzten ebensowenig wie sonst berentet werden; nur die etwaige organische Wesensänderung, die eine psychogene Erscheinung etwa erleichtert, wird entschädigt.

3. Besondere Erkrankungen nach Kopfverletzungen.

a) Der Spätabszeß.

Es kann als erwiesen gelten, daß Hirnabszesse nach jedem Trauma, das den Schädel betrifft, auftreten können, selbst unter unglücklichen Umständen nach stumpfen Traumen, welche zu keiner Fraktur geführt hatten, z. B. wenn gleichzeitig Bakteriämie bestand. Doch sind diese Fälle naturgemäß selten und nach Ablauf eines kurzen Intervalls ist hier ein Abszeß nicht mehr zu befürchten. Nach schweren stumpfen Traumen, insbesondere solchen, die mit Basisbrüchen verbunden waren, wurden allerdings auch Spätabszesse mit einem Intervall, das bis zu 38 Jahren dauern kann, beobachtet. Auch diese Fälle sind selten, immerhin müssen sie schon Anlaß geben, vor zu frühzeitigen Abfindungen nach *schweren* Schädeltraumen zu warnen. Nach Schußverletzungen des Schädels, insbesondere solchen, die mit Duraläsion und Frühinfektion des Hirns verbunden waren, sind Spätabszesse mit jahrelanger Latenz wahrscheinlich nicht ganz selten. Baumm sah z. B. bei 556 direkt Hirnschußverletzungen nach mehrjährigem Intervall 20 mal Todesfälle, die mit dem Trauma zusammenhingen und 17 mal darunter einen plötzlichen Exitus unter Hirnerscheinungen; es ist zwar nicht erwiesen, aber doch recht wahrscheinlich, daß oft ein plötzlich manifest gewordener (etwa in den Ventrikel durchgebrochener) Hirnabszeß die Ursache dieser Todesfälle war. Leider wird in diesen Fällen zu selten die Sektion ausgeführt; man sollte sie in allen unklaren Hirntodesfällen nach Schußverletzungen ausführen.

Dies um so mehr, als die Diagnose des Abszesses im Leben außerordentlich schwierig ist und der traumatische Spätabszeß überhaupt, wie es scheint, viel seltener erkannt wird als etwa ein otogener Abszeß. Man wird den Verdacht auf Spätabszesse namentlich bei Hirnschußverletzten dann haben, wenn ohne erkennbaren Anlaß eine starke Vermehrung der Beschwerden, namentlich heftige Kopfschmerzanfälle, auftreten und gleichzeitig das Allgemeinbefinden erheblich in Mitleidenschaft gezogen wird, auch stärkere Benommenheitszustände sich einstellen. Eine Temperaturerhöhung, die man eigentlich erwarten müßte, fehlt auffallend häufig; an ihrer Stelle kann sogar Hypothermie einsetzen (Marburg), über deren Häufigkeit bei Spätabszessen allerdings noch zu wenig bekannt ist. Veränderungen der Papille (Papillitis und Papillödem) finden sich in etwa der Hälfte der Fälle und sind doch von Bedeutung, da wir bei den gewöhnlichen Encephalopathieen eine nicht pathologische Papille zu sehen gewohnt sind. Wichtiger wäre natürlich die Feststellung, daß die Papille jahrelang nach dem Trauma normal befunden wurde und nun auf einmal pathologische Veränderungen aufweist. Auch hieraus ersieht man schon die Notwendigkeit regelmäßiger Augenspiegelung bei den Kontrolluntersuchungen der Kopfschußverletzten. Das Auftreten neuer Herdsymptome, das allerdings leider oft fehlt, ist ein weiteres Verdachtssymptom. Eine Lumbalpunktion ist weiterhin von großer Wichtigkeit, da auch vor dem Durchbruch des Abszesses in Ventrikel- oder Meningealräume entzündliche Veränderungen im Liquor, namentlich Pleocytose, sehr häufig sind. Schwierig kann in diesen Fällen, wenn positive Verdachtsmomente vorliegen, die vielleicht noch durch eine besonders ausgesprochene lokale Klopfempfindlichkeit des Schädels unterstützt werden, noch immer die Differentialdiagnose zwischen Abszeß und cystischer Arachnitis sein; eventuell wird erst der operative Eingriff Klarheit geben. Gerade in den Fällen, in denen der Verdacht eines klinisch noch latenten Spätabszesses entschieden vorhanden ist, haben sich mir bisher aus Prüfung der Blutleukocytose und der Beschleunigung der Blutkörperchensenkung noch keine verwertbaren Feststellungen ergeben, Weiteruntersuchungen sind hier nötig. Bei Durchbruch eines Abszesses in Ventrikel oder Subarachnoidealräume entstehen plötzliche schwere Hirnerscheinungen, die sich unter allgemein meningitischen Symptomen oder Enthirnungsstarreerscheinungen manifestieren können.

Über die traumatische eitrige Meningitis brauchte eigentlich kein besonderes Wort gesagt zu werden. Es genügt darauf hinzuweisen, daß gelegentlich auch ohne Fraktur Eitererreger z. B. von den Nebenhöhlen aus in die Meningen gelangen können und daß sehr selten nach Basisfrakturen auch ein längeres Intervall verstreichen kann, ehe z. B. wieder von Nebenhöhlen durch eine Kommunikation eine Infektion erfolgt. Dies muß anatomisch einwandfrei erwiesen werden. Manche in der Literatur angegebenen Fälle von Spätmeningitis sind nicht zweifelfrei.

b) Die Spätapoplexie.

Daß durch ein stumpfes Schädeltrauma eine unmittelbare Hemiplegie infolge einer Blutung in die Prädilektionsstellen des Striatums und der inneren Kapsel stattfindet, ist — namentlich gegenüber den Meningea- und Subarachnoidealblutungen — außerordentlich selten, kommt aber doch gelegentlich selbst bei nicht arteriosklerotisch oder luisch veränderten Gefäßen vor. Ob bei vorhandener Arteriosklerose das Trauma als Ursache versicherungsrechtlich anerkannt werden kann, ist ganz individuell zu beantworten, das hängt davon ab, ob nach Schwere des Traumas im Verhältnis zur Schwere der Gefäßerkrankung ohne das Trauma mit Wahrscheinlichkeit der Insult auch in absehbarer Zeit aufgetreten wäre oder nicht. Öfter kann man zeigen oder wahrscheinlich machen, daß das Trauma erst die Folge des beginnenden Insults war, der ja recht oft Vorpostensymptome hat; wir kennen derartige Fälle schwer arteriosklerotischer Personen, die kurz nach einem leichten Stoß einen schweren Insult bekommen; es wird oft viel plausibler sein anzunehmen, daß der Stoß in einem präapoplektischen Schwindelanfall erfolgte, als den umgekehrten Zusammenhang zu konstruieren.

Wenn nach einem hinreichend intensiven Kopftrauma eine intracerebrale Blutung langsam eintritt, welche etwas verzögert, etwa erst am nächsten Tage hemiplegische Erscheinungen hervorruft, kann man von einer traumatischen Nachblutung (FINKELNBURG) sprechen. Für ihre Erkennung und gutachtliche Wertung kommen die gleichen Kriterien wie für die direkten Lähmungen nach Trauma in Betracht.

Von der Nachblutung ist die eigentliche *Spätblutung Bollingers* abzutrennen. Dieser Autor hatte angenommen, daß es namentlich infolge des „choc cephalorachidien" nach Commotion zu kleinen Erweichungen und Nekrosen insbesondere in der Umgebung des IV. Ventrikels kommen kann, infolge deren sich Veränderungen der Gefäßwand innerhalb der Lückenherde entwickeln; hierdurch können Gefäßrisse und Blutungen längere Zeit nach dem Trauma entstehen. Die pathogenetische Deutung BOLLINGERS ist umstritten; wir neigen heute mehr zu den RICKERschen Theorien der Vasomotorenstörungen, welche Spätblutungen auch verständlich machen würden. Daß es traumatische Spätapoplexien überhaupt gibt, muß jedenfalls trotz der entgegenstehenden Meinungen auf Grund verschiedener histopathologischer moderner Befunde zugegeben werden (manche früheren Untersuchungen sind nicht einwandfrei); solche Blutungen kommen — selten — auch bei gefäßgesunden Personen vor (FEY, ROSENHAGEN).

Nun ist die richtige Erkennung dieser Spätblutungen klinisch außerordentlich schwierig, und diejenigen Fälle sind naturgemäß in der Mehrheit, in denen das Gutachten auf klinische Daten allein sich stützen muß. Auch ist gewiß zuzugeben, daß die in der Literatur mitgeteilten Fälle teilweise zweifelhaft sind, ja daß *jetzt* noch merkwürdigerweise klinisch und selbst anatomisch untersuchte Fälle als Spätapoplexie beschrieben werden, die unzweifelhaft nichts mit diesen Leiden zu tun haben (hierher gehört etwa der Fall eines Kindes mit starken angiomatösen Veränderungen im Kleinhirn, das am 12. Dezember einen Unfall ohne Commotion hat, dann gelegentlich an Kopfschmerzen leidet, am 3. Januar des nächsten Jahres plötzlich comatös wird, zum Exitus kommt,

Kleinhirnblutungen hat; in diesem Fall ist zunächst die Wirkung des Traumas eine gänzlich problematische; außerdem würde, selbst wenn das Trauma provozierend gewirkt haben sollte, keine Spätapoplexie diagnostiziert werden können). Weiterhin ist zu berücksichtigen, daß die Spätapoplexie doch ein *seltenes* Ereignis ist, mit dessen Anerkennung man vorsichtig sein muß.

Man wird deshalb gutachtlich, vorausgesetzt, daß man nur klinisch urteilen kann, eine Reihe von Kriterien verlangen müssen, ehe man den Zusammenhang zwischen Trauma und Insult anerkennt, und zwar 1. schweres Trauma (mit Commotion), 2. Brückensymptome mindestens leichterer Art, aber tatsächlich kontinuierlich in Form von Kopfschmerzen u. a. , 3. Begrenzung des Insults auf 2 bis höchstens 3 Monate nach dem Trauma, 4. Fehlen einer komplizierenden Krankheit (Lues. Tumor, schwere Arteriosklerose), welche an sich schon den Insult plausibel erklärt. Feststellung einer leichten Arteriosklerose allein genügt, wenn sonst die Bedingungen erfüllt sind, nicht zur Ablehnung des Zusammenhangs und erleichtert nur das Verständnis für den Spätinsult. Je deutlicher die Arteriosklerose ist, ein um so stärkeres Kopftrauma, vielleicht auch stärkere Begrenzung des zeitlichen Intervalls muß man erwarten. In einem solchen Fall, den ich zu begutachten hatte, handelte es sich wahrscheinlich gar nicht um eine Spätblutung, sondern um eine Nachblutung nach einem kleinen Gefäßriß, der vermutlich unter der Wirkung einer plötzlichen Blutdrucksteigerung die Blutung erlaubt hatte.

In der Privat- und Haftpflichtversicherung ist bei Feststellung unterstützender Gefäßerkrankungen ein strengerer Maßstab anzuwenden. Am zweckmäßigsten ist es, wenn der Gutachter in solchen Fällen genau formulierte Fragen vorgelegt bekommt und auf jeden Fall auseinandersetzt, wie die Unfallfolgen bei intaktem Gefäßsystem vermutungsweise gewesen wären.

Ich halte es für leicht möglich, daß bei Anwendung der von mir genannten Grundsätze gelegentlich ein Fall mit echter Spätapoplexie keine Entschädigung bekommen wird, ein Fall also, bei dem eine histologische Untersuchung vielleicht eine Erweichung oder Blutung nach leichtem Trauma ohne eine sonstige Erkrankung, die zur Blutung Anlaß geben konnte, ergeben hätte. Ich möchte trotzdem empfehlen, bei den angegebenen Grundsätzen zu bleiben; denn wir können klinisch nur auf Grund eines gerechten Abwägens der verschiedenen Faktoren urteilen und bleiben dabei immer innerhalb gewisser Fehlergrenzen; weicht man stärker von diesen Grundsätzen ab, wird man erheblich mehr nichtentschädigungspflichtige Insulte entschädigen, als umgekehrt traumatische Blutungen unentschädigt lassen.

c) Die Pachymeningitis haemorrhagica interna nach Trauma.

Abgesehen von den unmittelbaren Meningealblutungen nach Trauma ist auf die chronisch progressiven entzündlichen Hirnhautblutungen zu achten, welche sich klinisch meist ziemlich schleichend oder in Schüben mit Hirndrucksymptomen, Reizerscheinungen (z. B. Jackson) oder auch Ausfallsymptomen äußern. Dabei bestehen starke Kopfschmerzen und umschriebene Klopfempfindlichkeit des Schädels. Der Liquor ist in den reinen Fällen nicht blutig, da in den Subarachnoidealraum kein Einbruch zu erfolgen braucht. Auf die Differentialdiagnose gegenüber Hirnblutungen und Hirngeschwülsten braucht an dieser Stelle im übrigen nicht eingegangen zu werden. In gutachtlicher Beziehung ist folgendes zu sagen: Die Pachymeningitis hämorrhagica interna ist im allgemeinen *keine* traumatische Erkrankung, sondern beruht auf infektiösen, vielleicht auch toxischen Ursachen. Ob es daneben Fälle gibt, in denen das Trauma pathogener Hauptfaktor oder Faktor wesentlicher Mitwirkung ist, ist bisher lebhaft umstritten. Reichardt hat entschieden dagegen Stellung genommen, andere Autoren wie Kaufmann erklären die Pachymeningitis hämorrhagica interna für eine nicht seltene Unfallfolge. Einzelfälle auch nach nicht besonders schwerem Trauma sind noch in letzter Zeit veröffentlicht worden.

Histopathologische Feststellungen machen es *nicht* wahrscheinlich, daß die Erkrankung rein traumatisch ist (dies ist auch die Ansicht von E. Kaufmann). In der Anerkennung eines Traumas als provokatorischen Faktor scheint mir zum mindesten erhebliche Zurückhaltung am Platz zu sein, zumal die Fälle, in denen ein Zusammenhang diskutiert werden könnte, tatsächlich[1] *selten* sind.

Im Anschluß hieran mag kurz auf die Fälle spontaner Subarachnoidealblutungen hingewiesen werden, die sich in letzter Zeit gehäuft haben. Sie beginnen oft sehr plötzlich mit heftigsten Kopfschmerzen, Insulterscheinungen, verschiedenartigen Lähmungen, der Liquor ist blutig, im Urin auffallend häufig viel Eiweiß. Gefäßerkrankungen spielen dabei keine Rolle. Es wäre denkbar, daß eine solche Affektion versehentlich mit einem Trauma in Zusammenhang gebracht wird. Doch gibt es auch verzögerte traumatische Subarachnoidealblutungen.

Einige Worte zum Schluß über die Geeignetheit der Kopfverletzten zur Aufnahme in die Lebensversicherung. Hier muß bei Schwerkopfverletzten wegen der erhöhten Gefahrenbedingungen im allgemeinen Ablehnung erfolgen (Hübner), insbesondere auch bei den Verletzten mit Epilepsie, während nach einfachen Commotionen gewöhnlich keine Bedenken bestehen, wenn zwei Jahre später keine wesentlichen Beschwerden mehr bestehen.

---

[1] Henschen spricht hier von traumatischer Pachymeningose.

III. Traumatische Myelopathien und Nervenschädigungen.

1. Vorbemerkungen.

Die Besprechung der Rückenmarks- und Nervenverletzungen kann hier kurz sein, da die gutachtlichen Probleme meist viel einfacher sind als die der Kopfverletzungsfolgen, und da die allerdings sehr reichhaltigen allgemein pathologischen und klinischen Feststellungen wie auch therapeutische Fragen, die alle im Handbuch der Nervenkrankheiten durch O. FOERSTER ihre vollendete Darstellung erfahren haben, in diesem Buche nicht geschildert werden können. Im übrigen sind z. B. die Rückenmarksverletzungen in der Friedensunfallpraxis wie in der Spätbegutachtung der Kriegsbeschädigten viel seltener als die Kopfbeschädigungen; teilweise liegt das daran, daß die schweren spinalen Läsionen oft ziemlich rasch ihren Verletzungsfolgen erliegen, doch sind Kopftraumen an sich auch viel häufiger.

Weiter wird hier davon abgesehen, die gutachtliche Bewertung der Wirbelverletzungen, denen eine Spinalschädigung nicht entspricht, darzulegen. Es ist gewiß richtig, daß viele Fälle mit Rückenschmerzen nach Traumen dem Neurologen zur Begutachtung vorgeführt werden und daß dieser mit dem Verdikt der Psychogenie vorsichtig sein muß, namentlich, wenn nicht exakte, in mehreren Richtungen vorgenommene Röntgenaufnahmen der Wirbelsäule vorliegen. Aber schließlich ist es doch Aufgabe oder Mitaufgabe des Chirurgen, die Frage der Wirbelschädigung, der Dauer organischer Beschwerden nach Frakturen von Wirbelfortsätzen, der etwaigen Traumatogenese der Spondylarthrosen, die auch beim unverletzten Schwerarbeiter häufig sind, der umstrittenen Kümmellschen Krankheit zu lösen. Gemeinsames gutachtliches Zusammenarbeiten von Chirurg und Neurologen hat uns hier beste Dienste geleistet.

Von den Grenzgebieten, die den Neurologen interessieren, ist die sog. Wirbelsäuleninsuffizienz von SCHANZ schon im Kapitel der psychogenen Reaktionen abgehandelt worden. Wir lehnen eine solche Störung nicht nur auf Grund der Literatur, sondern auch genügender eigener Erfahrungen aus der Kriegszeit ab.

Ein weiterer Hinweis gebührt der spina bifida occulta, dieser häufig zu findenden Anomalien darum besonders, weil merkwürdigerweise wiederholt hier auf Grund des Röntgenbildes irrtümlich eine Wirbelfraktur angenommen wurde. Dabei läßt sich die Spaltbildung, meist am Bogen des 5. Lenden- oder 1. Sakralwirbel oder eines lumbosakralen Schaltwirbels, doch unschwierig erkennen. Öfters ist aber auch eine D. B. für ein Blasenleiden oder eine spinale Erkrankung mit Blasenstörungen in Fällen anerkannt worden, in denen eine Röntgenaufnahme, die eine spina bifida aufdeckt, bisher unterlassen war. Die Frage nun, ob zwischen spina bifida und Mißbildungen der untersten Rückenmarksabschnitte (Myelodysplasien) Beziehungen bestehen, ist mit Rücksicht auf die Häufigkeit der Anomalie noch umstritten; tatsächlich sind spina bifida einerseits, Blasenstörungen, abnorme Behaarung über dem Kreuzbein, Verlust eines Achillesreflexes usw. so häufig miteinander kombiniert, daß Zusammenhänge m. E. doch angenommen werden können.

2. Die Myelopathien.

Die Erkennung und gutachtliche Bewertung der traumatischen Rückenmarksschädigungen ist im allgemeinen einfach. Das Trauma, mag es nun ein Schuß, Stich oder stumpfe Gewalt sein, ist gewöhnlich in seiner Schwere leicht zu erweisen, die typischen spinalen Symptome, Querschnittsaffektion oder partielle Läsionen, Halbseitenlähmung nach dem Brown-Séquardschen Typ oder sehr selten den cerebralen ähnelnde spinale Hemiplegien infolge partieller Läsion beider Rückenmarkshälften, lassen sich eindeutig feststellen. Die Kenntnis der einfachen neurologischen Symptome, welche uns die Spinalschädigung erweisen, muß in diesem Buch als bekannt vorausgesetzt werden.

Als leichteste Form der Myelopathie kennen wir die *Rückenmarkserschütterung*, die commotio spinalis, deren anfänglich recht ausgesprochenen Symptome ziemlich schnell vollständig wieder zurückgebildet werden. Bei strenger terminologischer Begrenzung des Commotionsbegriffs wird man nur die ganz reversiblen Zustände der Commotion zurechnen (Diaschisewirkung), nicht die Fälle mit Restsymptomen, wie dies bei einigen (z. B. französischen) Autoren geschieht. Tatsächlich handelt es sich dann um Fälle mit gleichzeitigen kleinen Quetschherden und Blutungen; allerdings ist die Trennung der Commotion von schweren Myelopathien in den Anfangsstadien schwierig.

Ebenso schwierig ist übrigens bei den schweren Rückenmarksschädigungen die Unterscheidung, ob eine Substanzunterbrechung durch Nekrose- und Zerreißungsherde oder eine Kompression durch Ödem, Knochensplitter oder luxierte Wirbelteile, Geschoßstücke usw. vorliegt. Hieraus können diffizile terapeutische Probleme erwachsen, auf die aber hier naturgemäß nicht eingegangen werden kann; nur die gutachtlichen neurologischen Fragen sind hier zu besprechen.

Die Rentenhöhe muß in allen diesen Fällen ziemlich hoch sein. Bei Paraplegien und Blasen-Mastdarmstörungen besteht völlige Erwerbsunfähigkeit und Pflegebedürftigkeit; die Gefahr der Urosepsis oder Sepsis von Decubitalgeschwüren aus ist in allen diesen Fällen, namentlich bei voller Querschnittsaffektion groß. Die meisten Fälle mit totaler Querschnittslähmung gehen nach einigen Monaten zugrunde, wenn es nicht gelingt, operativ einen komprimierenden Prozeß, der die Querläsion allein bedingte, zu beseitigen. Besonders bedenklich sind die schlaffen Lähmungen mit Areflexie bei hochsitzendem, d. h. oberhalb des Lendenmarks sitzendem Herd (auf die theoretischen Grundlagen dieser Störung kann hier nicht eingegangen werden). Übrigens gibt es auch Fälle mit diesem Syndrom der schlaffen Lähmung bei hochsitzendem Herd, bei denen eine Operation Besserung brachte. Auch bei leichteren Spinalschädigungen ist die Erwerbsmöglichkeit meist relativ gering, wenn nicht besonders günstige Berufe vorliegen. Es ist zu beachten, daß neben den motorisch-sensiblen Ausfallerscheinungen öfters recht unangenehme zentrale Mißempfindungen (Schmerzen, Parästhesien, Gefühl des Elektrisiertwerdens) bestehen und die Erwerbsfähigkeit weiter hemmen. Stets sind Röntgenaufnahmen auszuführen (in zwei Ebenen), die eventuell eine weitere plausible Grundlage von Beschwerden durch Druck ergeben können. Einzelne Fälle sind bekannt, welche trotz recht erheblicher Myelopathie als Beamte viele Jahre hindurch ihren Dienst auszuführen vermögen; entsprechend der Stärke von Lähmungen, Blasenstörungen usw. sind auch in solchen Fällen ähnlich wie bei Lähmungen nach Kopfschüssen höhere Renten zu gewähren. Etwas häufiger als die Fälle mit erheblicher Spinalschädigung kommen unter Kriegsbeschädigten jetzt noch Personen zur Beobachtung, welche nach einem indirekten Trauma (Prellschuß oder stumpfe Verletzung usw.) infolge leichter Myelomalacien (oder meningitischer Cysten s. u.) geringe spinale Restsymptome oder leichte Folgen einer Caudaläsion zeigen, meist dabei auch sensible Reizsymptome (Paraesthesien oder Schmerzen). Wenn noch organische Veränderungen irgendwelcher Art (Reflexverlust oder auch nur einzelne pathologische Reflexe usw.) nachweisbar sind, wird man eine E. M. von mindestens 30% fast immer annehmen dürfen.

3. Haematomyelie.

Während es sich in der Mehrheit der Fälle (namentlich bei Kriegsverletzten) um Zerreißungen, Quetschungen der Rückenmarksubstanz oder Nekroseherde, meist mit gleichzeitiger Verletzung der Meningen und Blutungen vorwiegend aus meningealen Gefäßen handelt, sind die Fälle der intraspinalen Hämatomyelie nach stumpfen Traumen erheblich seltener. Da es sich gewöhnlich um röhrenförmige Blutungen aus Gefäßen der grauen Substanz handelt, kommt in diesen Fällen nicht selten das akute Bild der zentralen Rückenmarksläsion, das der Syringomyelie gleicht, mit dissoziierten Empfindungsstörungen usw. zustande; bei Durchbruch der Blutungen in den Subarachnoidealraum sind natürlich insbesondere anfangs andere Symptome, z. B. Querschnittserscheinungen festzustellen.

In diesen Fällen nun macht die Entscheidung der Beziehungen zwischen Spinalläsion und Trauma manchmal erhebliche Schwierigkeiten, auch wenn die Spinalsymptome ganz akut losbrechen und zwar darum, weil eine Hämatomyelie mitunter nach sehr geringfügigen Anlässen entsteht und dann infolge von Gefäßanomalien zustande kommt (Aneurysmen, starke Arteriosklerose). Ich sah vor kurzem eine Frau, die während einer schmerzbedingten Reckbewegung in einem Kolikanfall eine Hämatomyelie bekam und später verstarb; bei der Sektion fand sich eine starke Varicenbildung der hinteren Pialvene und infolge Erweiterung auch intraspinaler Venen war es zur Blutung gekommen. Wäre eine solche Blutung bei der gewöhnlichen Berufsarbeit eingetreten, hätte man keinen Unfall als Ursache derselben anerkennen können, da die Gefäßanomalie eine so starke war, daß man mit einer Blutung „bei jeder Gelegenheit" rechnen mußte und der Außenfaktor nur eine minimale Bedeutung gegenüber der „Veranlagung" hatte. Andererseits würde man ohne die Autopsie die schwere Anomalie nicht erkannt haben; es gibt ja keine klinische Möglichkeit solche Abweichungen während des Lebens aufzudecken. Falls der Verletzte am Leben bleibt, wird man bei der Begutachtung also berücksichtigen müssen, 1. ob das Trauma hinlänglich schwer war oder jedenfalls ein außergewöhnliches Geschehnis darstellte, 2. ob eine allgemeine Gefäßerkrankung (Lues, Arteriosklerose) besteht, welche an sich schon eine plausible Grundlage einer Hämatomyelie abgeben könnte. In diesen letzten Fällen sind besonders strenge Anforderungen an die Schwere des Traumas als adäquaten Veranlassungsfaktors zu stellen. In anderen Fällen, in denen man eine Veranlagung bloß vermutet, aber keine Gefäßerkrankung feststellen kann, ist zum Mindesten eine überdurchschnittliche Körperanstrengung (Überdehnung der Wirbelsäule ?) zu verlangen; hierher gehört etwa der Fall eines Soldaten, der bei einem Turnspiel (Ringkampf) eine schwerste Hämatomyelie ins Halsmark bekam (histologisch keine Gefäßerkrankung).

In einzelnen Fällen tritt die Hämatomyelie als Traumafolge erst nach einem Intervall von mehreren Tagen oder selbst Wochen auf. Vasopathien entsprechend den RICKERschen Untersuchungen sind die Ursache dieser Nach- und Spätblutungen. Es ist also doch wohl berechtigt sie in Analogie zur traumatischen Spätblutung im Hirn zu setzen. Natürlich sind solche Fälle gutachtlich ebenso reserviert wie die cerebralen Vergleichserkrankungen zu bewerten; die in der Literatur mitgeteilten Fälle sind teilweise durchaus problematisch. Immerhin gibt es Erkrankungen, in denen ein Zusammenhang anerkannt werden darf (z. B. Fall auf den Rücken, Rückenschmerzen folgen, einige Tage später setzt plötzlich die Lähmung ein). Notwendig ist in diesen Fällen besonders Ausschluß einer luischen Erkrankung, Lumbalpunktion also erforderlich, ebenso wiederholte Untersuchung zu verschiedenen Zeiten, um Verwechslungen mit einer multiplen Sklerose zu entgehen. Die Fixierung des „erlaubten Intervalls" zwischen Trauma und Eintritt der Blutung ist ebenso schwierig wie bei den cerebralen Blutungen; bei schwerem Trauma, Brückensymptomen, Fehlen von allgemeinen Gefäßveränderungen und Lues wird eine Begrenzung auf 1—2 Monate erlaubt sein; eine gewisse Willkürlichkeit in der Bestimmung der Zeitgrenze läßt sich nicht umgehen, da *in einer unmeßbaren Weise* die Wahrscheinlichkeit eines Zusammenhangs zwischen Trauma und Blutung mit wachsenden zeitlichen Grenzen sinkt.

4. Spinale seröse Meningitis.

Durch zahlreiche operative Erfahrungen ist es erwiesen, daß nach Traumen, und zwar sowohl stumpfen wie Schußverletzungen, gar nicht selten umschriebene leptomeningeale Entzündungen auftreten, die zur arachnitischen Cystenbildung und damit zu *langsam progressiven* Kompressionserscheinungen führen. Gutachtlich ist es natürlich von großer Wichtigkeit zu beachten, daß die Folgeerscheinungen des Traumas manchmal erst nach einiger Zeit auftreten und sich langsam eventuell selbst im Lauf von Jahren verschlimmern. Auf diese Möglichkeit ist auch dann zu achten, wenn etwa nach einem Rückenschuß, der die Wirbelsäule nicht direkt verletzt hatte, leichte Spinalsymptome bleiben und im Lauf der Jahre allmählich stärker werden. Durch Punktion wird man luische Erkrankungen ausschließen müssen, eventuell, aber nicht immer, ein Kompressionssyndrom (Eiweißvermehrung bei fehlender Zellvermehrung) feststellen können. Radikuläre Schmerzen sind in diesen Fällen häufig, Brown-Sequarderscheinungen oft, aber nicht immer vorhanden. Besonders zu beachten ist aber, daß infolge von Liquorstauung oberhalb der arachnitischen Cyste die Spinalerscheinungen langsam nicht nur dem Querschnitt, sondern auch der Höhe nach zunehmen können, daß also z. B. nach einer Cyste im Brustmark neben Querschnitts- oder Halbseitenerscheinungen der Beine auch in einem Arm radikuläre oder selbst spastische Störungen auftreten können. Diese Feststellung ist wichtig, damit nicht vorschnell die Diagnose einer multiplen Sklerose gestellt wird; wenn nach einer Spinalverletzung die spinalen Symptome langsam zunehmen und die typischen Hirnsymptome der multiplen Sklerose ganz fehlen, sei man mit dieser Diagnose äußerst reserviert. Bei Cystenbildung hoch oben am Halsmark können auch Hirndruckerscheinungen, z. B. Stauungspapille manifest werden. Mitunter kommt es nach Traumen. Z. B. einem starken Schlag auf den Rücken, aber auch zu umschriebenen *peripachymeningitischen* Schwielenbildungen, die infolge Einschnürung wie die Cysten mitunter sehr heftigen Wurzelschmerzen, das Bild eines extramedullären Rückenmarktumors hervorrufen können. Ich habe es erlebt, daß in einem solchen Fall, obwohl bei der Operation nur die Schwiele, kein Tumor festgestellt war, D. B. mit Rücksicht auf einen doch supponierten Tumor abgelehnt wurde; es darf aber in einem solchen Fall der Zusammenhang zwischen Trauma und Schwiele anerkannt werden.

5. Traumatische Pseudotabes.

Daß nach Traumen, und zwar Kopftraumen erheblicher Gewalt, die das Iriskerngebiet schädigen, dauernde Störungen der Pupillenreaktion auftreten können, kann als erwiesen gelten und ist eigentlich selbstverständlich, muß aber doch hervorgehoben werden, weil aus der Feststellung einer Pupillenträgheit oder Pupillenstarre, wie ich aus Erfahrung weiß, leicht von vornherein unrichtige Folgerungen gezogen werden, insofern kurzschlußartig die Association Lues erfolgt. In Wirklichkeit kann aber die Feststellung einer Pupillenstarre nur Anlaß zur genauen Prüfung geben, ob dieselbe auf ein Trauma zurückzuführen oder anderer Genese ist. Merkwürdig ist nun, daß eine traumatische Pupillenstörung mitunter einen der reflektorischen Starre sich nähernden Charakter haben kann (ROEMHELD). Allerdings handelt es sich wohl nie um eine echte reflektorische Starre (BEHR), wenn man an die Feststellung einer solchen Störung einen strengen Maßstab anlegt, d. h. sie nur anerkennt, wenn bei Störung der Lichtreaktion kräftige, mindestens normal starke Konvergenzreaktion, erhaltene Akkommodation, Miosis und normale Sehfähigkeit bestehen. Auch in den seltenen Fällen, die ich sah, bestand keine typische reflektorische Starre, in einem Falle fand sich, wie das auch andere Autoren angeben, eine ausgesprochene Pupillotonie nach Konvergenz. Die Diagnose dieser Fälle ist schwierig, auch wenn eine Liquoruntersuchung stattfinden kann, da Fälle von echter Tabes mit ganz negativem Liquorbefund nicht sehr selten sind; genügend wahrscheinlich gemacht ist die Feststellung der traumatischen Störung dann, wenn weder Anamnese noch Liquor- und Blutbefund für eine luische Erkrankung sprechen, wenn außer der Pupillenstörung keine weiteren tabischen Erscheinungen bestehen und wenn das Trauma stark genug war, um eine Läsion des Hirns herbeizuführen; in diesen Fällen müssen Pupillenstörungen alsbald nach dem Trauma vorgelegen haben. In derartigen Fällen handelt es sich um Dauerstörungen, nicht um einen fortschreitenden Prozeß. Daß es außerdem auch Fälle mit traumatischer Pupillenstarre und Areflexie an Eigenreflexen gibt, ist zwar von mehreren Autoren angegeben worden; doch handelt es sich um so ausgefallene Syndrome, daß hier größte Vorsicht am Platz und Untersuchung durch besonders erfahrene Fachärzte notwendig ist. Es ist mir nicht bekannt, daß ein solcher Fall bisher histologisch bestätigt worden ist. Dagegen wird man wieder Fälle mit Areflexie (ohne Lähmungen) und Ataxie ohne Pupillenstarre nach heftigen Traumen des Rückens anerkennen dürfen; doch ist auch in diesen Fällen Liquoruntersuchung notwendig. Radikuläre Schmerzen kommen dabei vor. O. Foerster glaubt, daß solche Fälle mit arachnitischen Cysten zusammenhängen können.

6. Periphere Nervenverletzungen.

Ebenso wie bei den Myelopathien muß eine genaue Darstellung der Folgeerscheinungen peripherer Traumen unterbleiben. Die typischen motorischen und sensiblen Ausfallerscheinungen dürfen als bekannt vorausgesetzt werden. Es sind wiederum nur einige gutachtlich wichtige Punkte zu berühren.

Die Erwerbsminderung bei ausgesprochenenen Nervenverletzungen ist nach konventionellen Bestimmungen im Allgemeinen genügend eindeutig festzustellen. So gilt nach Unfällen für Radialislähmung der Arbeitshand nach Gewöhnung (mit Schiene) der Satz von 25 (—30)%, für Ulnarislähmung 40%, Medianuslähmung $33^1/_3$ (30—40)%, Medianus und Ulnaris oder Ulnaris und Radialislähmung 60%, Lähmung aller drei Nerven 75 (—80)%, am Nicht-Arbeitsarm 70%. Bei einer völligen Ischiadicuslähmung werden 50%, bei Peroneuslähmung 20% gegeben (nach Liniger). In der Versorgung Kriegsbeschädigter gilt je nach der Schwere der Läsion (der Beruf, der Seite der Verletzung), ein etwas größerer Spielraum (Axillaris 20—50%, Radialis 20—40%, Medianus 20—50%, Ulnaris 20—40%, Ischiadicus 20—60%, Tibialis 20 bis 40%, Peroneus 20—40%. Private Unfallversicherungen haben ihre besonderen Taxen.

Bei leichten partiellen Schädigungen eines Nerven bleibt die Schätzung der Erwerbsminderung unter der Rentenfreigrenze von 20—25%, z. B. auch wenn nur *leichte* sensible Störungen bestehen. Im übrigen ist folgendes zu beachten: Die Rentensätze gelten natürlich nur für wirklich organische Nervenlähmungen. Eine solche Störung kann aber nur nach exakter elektrischer Prüfung unter genauer Bewertung der quantitativen wie qualitativen galvanischen wie auch (quantit.) faradischen Befunde mit einem gut arbeitenden Apparat festgestellt werden. Auffallend häufig findet man Verletzte, bei denen niemals eine solche Untersuchung ausgeführt und nur auf Grund der Funktionsstörung eine Nervenlähmung diagnostiziert und entsprechend entschädigt war; natürlich handelt es sich dann oft um völlig oder teilweise psychogene Lähmungen. Derartige Fehler dürfen nicht mehr vorkommen. Aber auch die einmalige gründliche elektrische Untersuchung ist ungenügend; bei Nachuntersuchungen muß sie wiederholt werden, da nicht selten — bei operierten wie nicht operierten Verletzten — die Nervenleitung wieder hergestellt ist und eine fixierte funktionelle Gewohnheitslähmung zurückbleibt. Dies ist ebenso in therapeutischer wie gutachtlicher Beziehung wichtig. Diese Selbstverständlichkeiten müssen hervorgehoben werden, da so häufig dagegen gefehlt wird. Mit raschen apparaturfreien Nachuntersuchungen wird man deshalb erst dann auskommen können, wenn wiederholte Untersuchungen im Laufe von Jahren stets komplette Entartung ergeben haben und eine schwere degenerative Atrophie mit entsprechender Zerstörung des normalen Muskelreliefs die organische Natur der Störung weiterhin kennzeichnet.

Der Rentensatz muß gegebenenfalls (auf den oberen Grenzwert oder darüber hinaus) erhöht werden, wenn die Nervenlähmung mit schweren chirurgischen Läsionen an Knochen und Sehnen, trophischen Ulcerationen oder starken Schmerzen verbunden ist. Wegen der chirurgischen Komplikationen ist ein Zusammenarbeiten von Chirurg und Neurologen bei diesen Verletzungen wie bei den Kopfschüssen sehr erwünscht, namentlich bei der ersten Dauerfestsetzung der Rente. Mitunter bleiben nach an sich gebesserten Nervenverletzungen von längerer Dauer Gelenkversteifungen mit mechanischer Behinderung der Bewegungsfähigkeit zurück, die sich auch bei der elektrischen Reizung kundtun (so sind z. B. die Fingerflexoren normal erregbar, bewirken aber nicht die adäquate Beugung der entsprechenden Phalangen). Später wird bei Fehlen chirurgischer Komplikationen die neurologische Begutachtung genügen (ebenso in anderen Fällen die chirurgische, wenn entsprechende Verletzungen im Vordergrunde stehen). Trophische Geschwüre können (namentlich nach Ischiadicusläsionen) eine schwerste Komplikation bilden. Daß Schmerzen nach peripheren Nervenläsionen selten für längere Zeit anhalten, ist verschiedentlich betont worden. Aber es wäre durchaus verfehlt, in den Fällen mit Dauerschmerzen eine psychogene Componente a priori verantwortlich zu machen. Fälle mit schwersten neuralgiformen Schmerzen durch Einklemmung in Narbengewebe oder Neurombildung als Folge von Kriegsverletzung sind auch heut noch keineswegs Raritäten, wenn auch nicht sehr häufig im Vergleich zu der Gesamtmenge der Nervenverletzungen. Daß in diesen Fällen unter dem Einfluß langdauernder Schwerzen leicht eine allgemeine Wehleidigkeit und Reizbarkeit eintritt, ist richtig; aber die organische Grundlage der Schmerzen ist bei der Rentenbemessung nach genügender Beobachtung und Ermittlungen doch sehr zu berücksichtigen; auf die Therapie dieser Spätneuralgien kann hier leider nicht eingegangen werden.

Obgleich im Allgemeinen die Erkennung der peripheren Lähmungen leicht ist, möge doch auf einige Sonderläsionen hingewiesen werden, die erfahrungsgemäß leicht übersehen oder verkannt werden können. Dazu gehören erstens die nicht ganz seltenen Schädigungen des Tibialis in seinem distalen Ausbreitungsgebiet nach Abgabe der Äste für die

Beugemuskulatur am Unterschenkel. In diesen Fällen besteht neben sensiblen Störungen vor allem eine degenerative Atrophie (und Lähmung) der Muskeln der Fußsohle und sehr häufig werden Inspektion und elektrische Untersuchung dieser Muskeln versäumt. Dies ist um so bedauerlicher, als diese Tibialisschädigungen beim Gehen besonders lästige Beschwerden machen und eine nicht unerhebliche Erwerbsminderung (bei ausgesprochener Atrophie der Fußsohle von 30—40%) hervorrufen können. Sehr viel seltener ist die isolierte Lähmung des n. glutaeus sup. (z. B. nach Aufschlagen auf Gesäß), die zu einem eigenartigen wiegend-watschelnden Gang führt, leicht mit Hüftgelenkaffektionen verwechselt wird und desbalb hier auch genannt sei. Die Atrophie der Glutaealmuskulatur kann deutlich erkannt werden. Auch darauf mag hingewiesen werden, daß bei Untersuchungen der Beinmuskulatur der Obturatorius mit seinen Muskeln, den Adduktoren, vielfach vernachläßigt wird, obwohl dieser Nerv mitunter isoliert betroffen wird.

Eine äußerst seltene Folgekrankheit peripherer Traumen ist die aszendierende Neuritis. Die frühere Annahme, daß manche Rückenmarkskrankheiten, wie etwa die Syringomyelie, auf diesem Wege zustande kommen könnten, ist für uns ganz obsolet; darum ist aber an sich die Möglichkeit nicht aufgegeben, daß Krankheitskeime von einem infizierten Nerven aus ins Zentralvervensystem gelangen. Ja wir wissen sogar, daß manche Infektionen, wie die Lyssa, tatsächlich auf dem Nervenwege zentralwärts geleitet werden; die Möglichkeit einer solchen endoneuralen oder perineuralen Infektion liegt nach experimentellen Erfahrungen namentlich für Erkrankungen mit invisiblem filtrierbarem Virus vor; dieses Virus durchdringt im Nerven ohne Schwierigkeit die meningealen Scheidewände. Diese besonderen Infektionen liegen nun, mit Ausnahme der etwaigen Lyssainfektion durch den Biß eines tollen Hundes, bei Traumen nicht vor; hier handelt es sich ja meist um Infektion durch Eiterkokken. Diese Krankheitskeime können bekanntlich eitrige Zellgewebsentzündungen, Erysipele usw. von jedem Schweregrad hervorrufen; aber daß die Keime nun gerade in den perineuralen Lymphwegen nach oben steigen und schwere Neuritiden weit vom Infektionsort centralwärts hervorrufen, kommt unter tausenden von Fällen einmal vor. Im übrigen sind diese Ausnahmefälle der Erkenntnis zugänglich, der Nerv wird entzündet und schwillt an; viel gewichtiger ist die Feststellung, daß Erkrankungen des Zentralnervensystems, welche nicht einwandfrei auf einer fortgeleiteten Infektion von einem peripheren Nerven aus beruhen, nicht in einem direkten kausalen Zusammenhange mit einer peripheren Nervenläsion stehen können (dazu gehören wahrscheinlich alle Krankheiten, welche auf angeblich von den peripheren Nerven ausgehenden Reizen beruhen sollen).

IV. Elektrische und thermische Schädigungen des Nervensystems.

1. Elektrische Schädigungen.

Unfälle durch elektrische Schädigungen (in der Literatur braucht man oft den m. E. nicht zweckmäßigen Ausdruck der „Elektrisierung", die für uns einen therapeutischen Begriff darstellt) bereiten der Begutachtung oft erheblich größere Schwierigkeiten als solche nach anderen Traumen, so daß es in zweifelhaften Fällen dringend geboten ist, die Beurteilung einem in diesen Dingen besonders erfahrenen Facharzt zu überlassen und außerdem zur Urteilsfindung einen in Elektrotechnik erfahrenen Ingenieur baldigst herbeizuziehen; denn in allen complizierter liegenden Fällen ist es von Wichtigkeit festzustellen, wie der Strom durch den Körper gegangen ist, wie stark er war usw. Mir erschien es z. B. in einem Fall von Parkinsonismus angeblich nach elektrischem Trauma von größter Wichtigkeit, daß nach den Feststellungen des Elektroingenieurs der Strom wahrscheinlich im wesentlichen nur durch die Beine und Unterkörper gegangen war. Einen sehr guten Überblick über die mannigfachen organischen Schädigungen durch elektrisches Trauma bietet die wichtige Monographie von PANSE[1].

Hier interessiert vor allem Folgendes: Viel wichtiger als die Fälle mit schweren Verbrennungen, die der Erkennung leicht zugänglich sind, sind gutachtlich bestimmte zunächst „leichter" erscheinende Traumen mit mitunter geringen Stromspannungen und geringer Intensität, die dadurch ausgezeichnet sind, daß Verbrennungen und Strommarken gering sind oder selbst fehlen, während doch der elektrische Strom durch den Körper unter Beteiligung des Rückenmarks geflossen ist; Wichtigkeit haben diese Fälle darum, weil in einem Teil derselben umschriebene spinale degenerative Vorgänge Folge des Stromdurchtritts sind, insbesondere Vorderhornläsionen bzw. Läsionen bis zum Bulbus aufwärts. In diesen Fällen tritt zwar oft sofort die Lähmung mit ihren degenerativen Folgen ein, mitunter aber schreitet der Krankheitsprozeß fort, ähnelt also der spinalen Muskelatrophie, allerdings sind die Erscheinungen meist nicht bilateral symmetrisch. Aber auch Syndrome der amyotrophischen Lateralsklerose kommen vor und selbst ein Intervall von angeblich 15 Monaten ist nicht ohne weiteres ein Gegengrund gegen die Anerkennung eines elektrischen Traumas als pathogenen Faktors. (Gerade in diesen Fällen sollen nur Erfahrenste urteilen!). Außer diesen einigermaßen charakteristischen Fällen gibt es cerebrospinale Erscheinungen, die der multiplen Sklerose ähneln (nach Blitzschlägen wie nach Unfällen der Technik). In den Fällen aber, in denen der Strom nur

---

[1] Abh. aus der Neurol. usw., Heft 59, 1930.

durchs Rückenmark gegangen ist, pflegen sich die Symptome (Spasmen, sensible Störungen usw.) auf spinale Erscheinungen zu beschränken, während cerebrale fehlen. Es liegt in diesen Fällen wohl eine gewisse Ähnlichkeit mit der multiplen Sklerose vor, aber nicht diese zu oft diagnostizierte Krankheit selbst. Man wird diese m. S. artigen Erkrankungen als Unfallfolge anerkennen, wenn die Symptome sehr rasch nach sicherem Stromdurchgang auftreten, auch wenn für einige Zeit hindurch eine Symptomenverschlimmerung erfolgt. Ob die multiple Sklerose selbst durch elektrische Traumen provoziert werden kann, ist noch keineswegs erwiesen.

Hirnerscheinungen nach elektrischen Traumen kommen namentlich insofern vor, als dem Stromdurchgang (Halsmark) auf dem Umweg über Vasomotorenregulationsstörungen nicht ganz selten ein Hirnödem mit Hirndruckzeichen (Stauungspapille) folgt. Die Stauungspapille kann in sekundäre Atrophie übergehen. Herderscheinungen des Hirns sind nach schweren elektrischen Verbrennungen, die sich an der Kopfhaut und der Calotte deutlich manifestieren, erwiesen, allerdings nicht sehr häufig, da der Schädel einen gewissen Schutz gegenüber der elektrothermischen Hirnzerstörung bietet. In Einzelfällen wurden transitorische Stirnhirnsymptome, auch (selten) Spätabszesse beobachtet. Abgesehen von diesen elektrothermischen Schädigungen sind cerebrale Herderscheinungen selten. Hemiplegieen kommen bei Stromdurchtritt durch den Körper mitunter vor, allerdings wohl nur bei Arteriosklerotikern unter dem Einfluß von Blutdruckschwankungen; immerhin wird man gutachtlich mitunter eine Provokation durch das elektrische Trauma anerkennen müssen (Wichtigkeit autoptischer Befunde!). Über andere Herdstörungen (z. B. Parkinsonismen) besitzen wir Einzelerfahrungen, die so difficil sind, daß die Begutachtung wieder einzelnen Kennern der Materie überlassen bleiben sollte. LÖWEENSTEIN und MENDEL nehmen an, daß pseudoparalytische (paralyseartige) Zustände nach elektrischem Trauma auftreten können, sicher sind sie höchst selten.

Die sog. Telephonunfälle haben sich meist als psychogene Reaktionen entpuppt, doch kommen auch hier vereinzelte Ausnahmen vor, insbesondere wenn z. B. durch einen technischen Mangel bei einem Gewitter atmosphärische Elektrizität in die Leitung eintritt. Unter diesen Umständen habe ich z. B. bei einer Telephonistin bei einem elektrischen „Schlag" gegen die linke Schläfengegend ein rechtsseitiges Armzittern beobachtet, das sich auf ein leichtes Handzittern von einem durchaus parkinsonistisch erscheinenden Gepräge (ohne hy Beimengungen) reduzierte und umsoweniger als rein psychogen aufgefaßt werden kann, als niemals Rentenansprüche erhoben wurden oder Pensionierungswünsche bestanden und der Dienst bei leichtem Belladonnagebrauch gut ausgeübt wird.

Bei den psychogenen Reaktionen nach elektrischen Verletzungen ist allerdings kein von der Beurteilung sonstiger Neurosen abweichender Standpunkt einzunehmen. Bei den meisten Telephonunfällen geht gar kein elektrischer Strom durch den Körper.

2. Thermische Schädigungen.

Gutachtliche Bedeutung für den Neurologen haben vor allem die Überhitzungen des Körpers, die zu den verschiedenen Hitzschlag- und Sonnenstichsyndromen führen. Es kann hier auf die „klassischen" militärärztlichen Sammelwerke von HILLER und STEINHAUSEN verwiesen werden. Bei den Verhältnissen des Friedens ist der Hitzschlag, den wir von der direkten Insolation nicht scharf trennen wollen, im Allgemeinen leicht zu erkennen, vorausgesetzt, daß genügende Ermittlungen möglich sind. Im Kriege ist aber öfters bei allen möglichen Zuständen (psychogenen Reaktionen, epileptischen Insulten) irrigerweise eine Hitzschlagschädigung angenommen worden. Die Entscheidung ist darum so schwierig, weil mitunter thermische Erkrankungen auch bei nicht besonders hohen Hitzegraden vorkommen, insbesondere bei gleichzeitig anstrengender Arbeit und bei disponierenden Anlagefaktoren. In einzelnen Fällen haben wir nicht sicher den Sachverhalt klären können. Der Hitzschlag äußert sich darin, daß allgemeine cerebrale Beschwerden, Kopfschmerzen, Übelkeit, Mattigkeitserscheinungen einsetzen und mehr oder weniger rasch von Bewußtseinsstörungen, Coma mit starken Kongestionen, Fieber gefolgt werden. In diesem Stadium kommt es dann öfter entweder zu Reizerscheinungen (epileptiforme Anfälle), meningitischen Symptomen oder auch groben Herdsymptomen. Mitunter folgt eine ausgesprochene „seröse Meningitis", wie wir in Göttingen bei einem Knaben gesehen haben, der erhebliche Liquordrucksteigerung und Zellvermehrung aufwies und nach Punktionen wieder genas. Als Folge dieser Zustände können unzweifelhafte Meningopathien von längerer Dauer mit erheblichen Beschwerden zurückbleiben. Es ist aber vollkommen unerwiesen und unwahrscheinlich, daß, wie ich in einem stark umstrittenen Fall las, eine dauernde Blutdrucksteigerung, eine Hypertonie aus einer solchen Meningopathie heraus erwachsen kann. Hier handelt es sich um die gleichen abzulehnenden Konstruktionen wie in dem Gebiet Arteriosklerose-Hirntrauma.

In anderen Fällen treten an Stelle oder (öfters) neben den Meningopathien grobe Herderscheinungen ein, die zu schweren Dauerschädigungen führen können. Wir sehen ebensowohl residuäre Hemiplegien wie Hemianopsie bei gleichzeitiger allgemeiner Leistungsminderung. Die Veränderungen können auf Blutungen beruhen. Man spricht auch wohl von „Hitzschlagencephalitis", doch liegt ein eigentlich entzündlicher Prozeß nicht vor (Wohl aber sah ich Fälle, in denen Hitzschlag diagnostiziert war, aber eine offenbar andersartige Encephalitis vorlag).

Im Gegensatz zu den häufigen epileptiformen Anfällen im floriden Stadium ist eine Dauerepilepsie nach einer Hitzschlagencephalopathie oder -meningopathie offenbar äußerst selten. In einem Falle meiner Begutachtungspraxis erschien die Hitzschlagätiologie äußerst zweifelhaft. Nur wenn genügend Ermittelungen gezeigt haben, daß vor dem Ereignis Anfälle nie bestanden haben und der Hitzschlag als schwerer Insult *erwiesen* ist, würde man die Berechtigung zur Anerkennung eines Zusammenhangs haben.

Echte Hitzschlagencephalopathien sind ziemlich hoch zu entschädigen; den Herdsymptomen gehen nicht selten erhebliche diffuse encephalopathische Störungen parallel, die allerdings natürlich auch psychogen überlagert werden können.

V. Die nicht traumatischen Erkrankungen des Nervensystems namentlich in ihren Beziehungen zu Traumen und Dienstbeschädigung.

A. Vorwiegend endogene Erkrankungen.

1. Epilepsie.

Die Frage wann ein Trauma als verursachender oder provozierender Faktor einer Epilepsie anerkannt werden darf, ist bereits in dem Abschnitt über traumatische Encophalopathien abgehandelt worden, es bleibt hier zunächst die Frage der *Dienstbeschädigung* bei Epilepsie. Jeder in diesen Dingen erfahrene Autor weiß, daß trotz mancher schon während des Krieges verfaßter kritischer Arbeiten der zeitliche Zusammenhang häufig genügte um die Dienstbeschädigung anzuerkennen, wobei noch oft genug die zusätzlichen Fehler begangen wurden, daß nicht genügende Ermittlungen zum Ausschluß einer früheren Epilepsie stattgefunden hatten und daß gar keine Epilepsie, sondern eine Hysterie vorlag. (Allerdings darf nicht verschwiegen werden, daß die umgekehrten Fehldiagnosen trotz einwandrei epileptischer Stigmen auch gar nicht selten waren.)

Die Frage, wann bei Epilepsie D. B. wissenschaftlich anerkannt werden darf, geht m. E. am besten von folgenden Gegebenheiten aus: Für uns sind die Epilepsieen ein Bündel von Erkrankungen, in deren Genese der Erbfaktor eine mehr oder weniger entscheidende Rolle spielt; außerdem kennen wir mannigfache Hirnerkrankungen, *Hirn*schädigungen, die von unzweifelhafter pathogenetischer Bedeutung sein können. Unklarer sind die Beziehungen von endokrinen und Stoffwechselstörungen zu dieser Krankheitsgruppe; daß es endokrine Erkrankungen, z. B.

Athyreosen oder Hypoparathyreosen mit epileptischen Erscheinungen gibt, ist nicht zu bezweifeln, wohl aber strittig, wie oft solche Störungen vorkommen, und bei den Stoffwechselstörungen ist es noch vollends recht zweifelhaft, was in den Krankheitsprozeß als Symptom desselben gehört, was Ursache des Prozesses ist. Unter diesen Umständen wird man D. B. nur dann als *erwiesen* ansehen, wenn 1. die Epilepsie erst während des Heeresdienstes aufgetreten ist. 2. eine *Hirnschädigung*, der eine Narbe folgt, wahrscheinlich gemacht wird, d. h. ein Trauma des Schädels genügender Schwere (s. oben bei traumatischer Epilepsie) oder eine Infektionskrankheit mit Hirnbeteiligung (mehrere Fälle von Malaria im eigenen Gutachtenbestand, epidem. Enc. u. A.). In diesen Fällen muß man aber wirkliche Hinweise auf eine Hirnbeteiligung im akuten Stadium haben. In Einzelfällen habe ich D. B. noch als wahrscheinlich angenommen, wenn bei erwiesener Anfallsintaktheit vor dem Kriege die ersten Anfälle nach ungewöhnlich erschöpfenden Erlebnissen zuerst aufgetreten waren; in einem dieser Fälle war eine toxische Darmkrankheit ebenfalls vorausgegangen. Ich glaube, daß man solche *Ausnahmefälle*, in denen man immerhin mit starken Umstellungen im Körperhaushalt und mit autotoxischen Vorgängen rechnen kann, anerkennen darf, aber nur dann, wenn wirklich die ungewöhnliche Erschöpfung oder Kombination mit sonstigen toxischen Vorgängen erwiesen ist. Chronische Intoxikationen als Ursache einer Dauerepilepsie sind als D. B. nicht bekannt.

Die gewöhnlichen Feldzugserlebnisse genügen zur Anerkennung einer D. B. bei Epilepsie gewiß nicht. Epileptische Erkrankungen kommen so häufig vor, daß in dem Millionenheer erwartungsgemäß eine ganze Anzahl von Soldaten epileptisch werden mußte. Ebenso kann man Schreckerlebnisse nicht als Ursache epileptischer Erkrankungen ansehen. Dies würde schon theoretisch schwer verständlich sein; hierzu kommt dann die Erfahrung, daß epileptische Erkrankungen (nach Abzug der hirntraumatischen Fälle) trotz der enormen Fälle emotioneller Vorgänge im Kriege keine Zunahme erfahren haben; Erfahrungen einzelner Autoren, die anders lauten, sind von der Mehrheit der Untersucher nicht bestätigt worden. Zuzugeben ist gewiß, daß ein epileptischer Anfall durch eine Emotion provoziert werden kann; dies kommt sogar etwas häufiger vor als vielfach angegeben wird. Diese Feststellung berechtigt aber in keiner Weise zu der Folgerung, daß die epileptische Krankheit durch eine Emotion veranlaßt oder verschlimmert werden kann; nur ein etwaiger Einzelanfall kann in Abhängigkeit von einer heftigen Emotion stehen.

Auf das sogenannte Grenzland zwischen Epilepsie und Hysterie ist schon früher bei Besprechung der Differentialdiagnose der Hysterie eingegangen worden. Diese Fälle gehören ja teilweise wenigstens nicht zu den organischen Erkrankungen, sondern zu denjenigen z. T. vegetativen Neuropathien (vagovasale Übererregbarkeit), die in der Hauptsache doch auf Veranlagung beruhen. D. B. wird daher nur im Ausnahmefall (Vasomotorenschädigung durch toxisch-infektiöse Krankheiten, besondere Überlastungen bei erwiesener Gesundheit vor dem Kriege) anzuerkennen sein.

Bei manchen Gutachtern spielt der unklare Begriff der sog. Reflexepilepsie eine unberechtigt große Rolle. Diese Ärzte denken nicht daran, daß eine gesunde Kritik vor dem Kriege die bis dahin bekanntgewordenen Fälle von Reflexepilepsie zerpflückt und ihre andersartige Bedingtheit festgestellt hatte, daß seitdem nur ganz vereinzelte Fälle veröffentlicht wurden, die nur in ihrem Verlauf, in der konstanten Abhängigkeit der Anfälle von peripheren Reizen uns noch verblüffen, und daß wir uns auch nach unseren heutigen pathogenetischen Erfahrungen über Epilepsie nicht mehr auf die Plattform stellen können, von der aus früher eine solche Krankheit ganz plausibel erschien. Es wäre eine kühne Spekulation anzunehmen, daß von einem lädierten Nerv aus Reize nach dem Gehirn zu gehen, die dort im entsprechenden Fokalgebiet eine epileptogene (sprachlich richtiger wohl epileptophore) Veränderung hervorrufen sollen. Gewiß ist es eher denkbar, daß Schmerzen, die von Nervennarben ausgehen, auf dem Umweg über das Vasomotorium diejenigen Gefäßspasmen hervorrufen, die den epileptischen Anfällen vorausgehen; so *könnten* bei entsprechender Disposition von der Peripherie aus Anfälle hervorgerufen werden, solche Fälle sind aber nicht reflexepileptisch, auch liegt kein Grund für die Annahme vor, daß der Krampf gerade in dem Gliede beginnen müßte, welches den lädierten Nerv beherbergt. In Übereinstimmung mit diesen theoretischen Bedenken steht die Erfahrung. Entsprechend vielen anderen Autoren habe ich noch nie einen Fall von Reflexepilepsie gesehen. Selbstverständlich darf man dieses Leiden nur dann anerkennen, wenn es gelingt durch Druck oder sonstige Reize an dem lädierten Nerv einen echten epileptischen Anfall auszulösen, der wieder mit Zuckungen oder tonischem Krampf in dem entsprechenden Glied jacksonartig beginnt. Es ist sogar unwahrscheinlich, daß peripher Nervenverletzte häufiger als der Durchschnitt der Menschen an Epilepsie leiden; zahlreiche Menschen mit schweren Narbenneuralgien sind völlig frei von epileptischen Erscheinungen. Diejenigen Menschen, bei denen in meinem Gutachtenbestand Reflexepilepsie angenommen war, hatten entweder hysterische oder sog. genuine epileptische Krämpfe (oder beides), aber nicht das diagnostizierte Leiden; trotz entsprechender Warnung wurde bei einem derartigen Nervenschußverletzten mit Anfällen, von denen hier hysterische erwiesen waren, nicht nur die Rente sehr erhöht, sondern auch eine Operation mit der an sich gewiß berechtigten Entfernung eines Neuroms ausgeführt, wonach sich der Zustand wesentlich verschlimmerte. Entschieden muß betont werden, daß es unberechtigt ist, die Diagnose Reflexepilepsie zu stellen, wenn nicht die Provokation des echten epileptischen Anfalls von der Narbe aus mit entsprechender Krampfverteilung erwiesen ist, daß man aber auch eine durch Narbenschmerzen unterhaltene generalisierte Epilepsie nur anerkennen darf, wenn man wiederholt die Anfallprovokation von der Narbe aus festgestellt hat.

Invalidität bei Epilepsie. Die Erwerbsminderung bei traumatischer Epilepsie ist schon früher besprochen worden, hier noch einige Worte über die Invalidität bei der ganzen Krankheitsgruppe. Die Anerkennung der Invalidität ist natürlich großenteils von der Häufigkeit der Anfälle abhängig, und um diese festzustellen, werden Ermittlungen anzustellen sein. Ich empfehle trotzdem klinische Beobachtung längerer Dauer anzuschließen, da die Differenzen in der Anfallshäufigkeit während des klinischen Aufenthalts und in der Häuslichkeit nach Ermittlungen meist auffallende sind. Allerdings ist dabei zu berücksichtigen, daß der Einzelanfall eben doch nicht ganz unabhängig von Außeneinwirkungen (Strapazen, Emotionen, Alkokol) ist und diese Anlässe in der Ruhe der Klinik geringer sind, aber man wird die Ergebnisse der Beobachtung mitverwerten dürfen. Ferner ist zu beachten, daß Invalidität nur dann vorliegt, wenn Anfälle von bestimmter Häufigkeit und Schwere trotz regelmäßiger geeigneter Medikation auftreten! Man kann verlangen, daß der Kranke sich einer solchen Behandlung (Luminal oder moderne Ersatzprodukte) regelmäßig unterzieht, Epileptiker sind stets bedauernswert, da die Mitmenschen häufig „Ekel" oder Grauen vor den Anfällen haben, da ihre Konkurrenzfähigkeit stets herabgesetzt ist (Arbeiten an gefährdenden Maschinen sind verboten; außerdem sind die Arbeitgeber leider zu oft froh, wenn sie den Krampfkranken los sind); außerdem muß jeder Epileptiker in der Furcht leben, in einem Anfall sich zu verletzen; die Mehrheit wird allerdings dadurch affektiv wenig tangiert. Eine Erwerbsminderung liegt also bei fast jedem Epileptiker vor; Invalidität kann natürlich nur unter bestimmten und zwar folgenden Umständen anerkannt werden (ich teile hier im wesentlichen die REICHARDTsche Auffassung); Anfallshäufigkeit 1—2 mal wöchentlich und mehr, oder seltenere Anfälle, wenn ihnen längere Arbeitsunfähigkeit folgt, Anfälle mit postparoxysmellen Psychosen oder psychotischen Äquivalenten, erhebliche epileptische Demenz oder Charakterumwandlung, Epilepsie in Verbindung mit anderen Organkrankheiten (hierher gehört zum Teil etwa die arteriosklerotische Epilepsie, auch wenn die Anfälle selten sind).

2. Arteriosklerose.

Auch die Aufbrauchskrankheit Arteriosklerose ist im wesentlichen Maße durch Anlagefaktoren determiniert, wenn auch mannigfachen äußeren Schädigungen (Lues, Alkohol, Nikotin) und chronischen Belastungen eine unterstützende Rolle zugesprochen werden kann. In der Entwicklung des präsklerotischen Hochdrucks ist die Mitwirkung chronischer Gemütsbelastungen in einigen Fällen eine evidente gewesen. Trotzdem muß man in der Anerkennung einer Arteriosklerose als D. B. vorsichtig sein, nachdem insbesondere die eingehenden pathologisch anatomischen Untersuchungen von MÖNCKEBERG während des Krieges gezeigt hatten, daß bei Nichtkriegsteilnehmern arteriosklerotische Veränderungen ebenso oft wie bei Kriegsteilnehmern feststellbar waren. Offenbar war es dann allein gerechtfertigt eine D. B. anzuerkennen, wenn bei einem vorher nicht gefäßkranken Menschen die rasche Entwicklung einer ausgesprochenen, nicht transitorischen Hypertonie mit Folgeerscheinungen erwiesen werden konnte.

Die Provokationsmöglichkeit einer Hirnarteriosklerose durch ein Kopftrauma lehnen wir durchaus ab. Ich habe schon in einer anderen Arbeit darauf hingewiesen, daß einer der bekanntesten Kronzeugenfälle dieser Art einen Mann betrifft, der nicht einmal eine erwiesene Commotion hatte, und uns ebenso völlig darüber im Zweifel läßt, ob nach dem Scheinunfall, dem eine psychogene Reaktion folgte, die Arteriosklerose einen besonders rapiden Verlauf nahm. Dagegen ist es sowohl aus den Erfahrungen der Friedensverletzungen (FINKELNBURG) wie der Kopfschüsse (F. STERN) zu erweisen, daß Blutdrucksteigerung und Arteriosklerose keineswegs häufiger sind als in der Durchschnittsbevölkerung (selbst jetzt 14 Jahre nach Kriegsende). Die wenigen Einzelfälle, in denen einem Kopfunfall eine Hirnarteriosklerose auffallend rasch zu folgen *schien*, haben keine Beweiskraft, zumal bei der Häufigkeit der Arteriosklerosen gelegentliche Kombinationen auch ohne die Notwendigkeit gewagter Konstruktionen plausibel sind.

Zuzugeben ist nur, daß Arteriosklerotiker Hirntraumen schlechter als Gefäßgesunde vertragen. Dies ist auch nach unseren Gesetzen in der sozialen Unfallfürsorge wie in K. D. B. zu berücksichtigen. Außerdem gibt es vielleicht ganz *lokale* Gefäßerkrankungen nach schweren Hirntraumen.

Invalidisierung bei Hirnarteriosklerose ist angezeigt, wenn starke pseudoneurasthenische Beschwerden oder Defekterscheinungen bestehen, ebenso natürlich wenn Insulte mit Folgen aufgetreten sind.

3. Parkinsonsche Krankheit.

Die Parkinsonsche Krankheit ist, wie die Arteriosklerose, eine Aufbrauchskrankheit des Nervensystems, welche vielleicht in noch höherem Maße erblich determiniert ist. Im Gegensatz zur Arteriosklerose sind die anatomischen Aufbrauchserscheinungen vorwiegend parenchymatöser, „seniler" Natur in den spezifischen Gebieten, deren Läsion das materielle Substrat des Parkinsonismus darstellt, dazu oft genug auch in noch weiteren Gebieten. Manche Autoren betonen aber auch die *gleichzeitige* Affektion der Blutgefäße in den Stammganglien, die allerdings von der arteriosklerotischen Erkrankung abzutrennen ist,

Unter dem Einfluss der vielen organischen Starre- und Zitterzustände der letzten Jahre ist es bei minder geübten Gutachtern nicht selten Mode geworden, reichliche terminologische Verwirrung in die Begriffe der parkinsonistischen Zustände zu bringen. Es ist unbedingt notwendig zu beachten, daß Parkinsonismus nichts weiter als das amyostatische oder myastatische Syndrom von Starre (Rigor) Bewegungsverlangsamung und Bewegungsarmut mit Verlust assoziierter Bewegungen, mit oder ohne Tremor bedeutet, und daß dieses Syndrom bei den allerverschiedenartigsten Krankheiten vorkommt, die gutachtlich auch ganz verschiedenartige Bedeutung haben. Am häufigsten kommt Parkinsonismus bei der chronischen Encephalitis epidemica vor, an zweiter Stelle bei der eigentlichen Parkinsonschen Krankheit oder *Paralysis agit.* (Schüttellähmung) und dann noch bei zahlreichen anderen Krankheiten, Arteriosklerose (art. Muskelstarre) Vergiftungen (Kohlenoxyd), Lues, Tumoren, Heredodegenerationen (Wilson) usw.

Etwas strittig ist nun zunächst die Frage, ob es auch einen *traumatischen Parkinsonismus* gibt. Man darf mit diesem Namen nur solche Starrezustände bezeichnen, die durch eine Verletzung *hervorgerufen* werden, bei denen das Trauma *den* pathogenen Faktor darstellt; d. h. Parkinsonismen infolge von Blutungen oder Quetschherden durch eine traumatische Hirnstammläsion (allerdings würden auch Parkinsonismen infolge von Spät- und Nachblutungen in dieses Gebiet gehören, ebenso solche, in denen die traumatische Läsion durch eine disponierende Gefäßerkrankung z. B. Arteriosklerose erleichtert wurde, nicht dagegen jene Fälle von Paralysis agitans oder ätiologisch andersartigen Parkinsonismen, bei denen die Frage diskutiert wird, ob sie durch das Trauma aufgeklinkt, provoziert werden). Hierauf ist streng zu achten. NAVILLE und de MORSIER haben kürzlich 32 Fälle mit solchen angeblichen traumatischen Parkinsonismen aus der Literatur gesammelt; diese Fälle sind heterogen. Wir werden mit BING den Standpunkt einnehmen dürfen, daß traumatische Parkinsonismen zwar vorkommen, aber sehr selten sind und daß die Symptome nach schwerem Trauma rasch eintreten und im wesentlichen stationär sind, allerdings soll auch eine Progression für einige Zeit möglich sein. Da auch in den Stammganglien und dem Hirnschenkel traumatische Blutungen und Erweichungen vorkommen können, selbst wenn die Rinde intakt ist, wird man auch die theoretische Möglichkeit der Entwicklung derartiger Symptome nicht leugnen können, zumal dann, wenn andere Erscheinungen, die durch weitere traumatische Läsionen bedingt sind, hinzu-

kommen und der Parkinsonismus vorwiegend halbseitig ist. Ihre Seltenheit muß allerdings unterstrichen werden, wenn man bedenkt, daß nach
Kopfschüssen derartige Syndrome ganz ungewöhnlich sind (eher kommt
einmal eine Starre mit athetoider Armhaltung vor).

Die weitere Frage, ob und wieweit die *Parkinsonsche Krankheit* durch
Außenfaktoren beeinflußt werden kann, ist z. Zt. besonders kontrovers.
·Während früher die Wirkung von Affekten und Traumen als provozierender Geschehnisse häufig genug betont wurde, hat die kritischere Einstellung der Gegenwart die P. a. in besonderem Maße erfaßt. Die Einwände gegen die Wirkung derartiger Faktoren sind namentlich von
KEHRER eingehend auseinandergesetzt worden: Die Erblichkeitsuntersuchungen sind gewöhnlich unvollkommen, der Zustand des Kranken
vor dem angeschuldigten Trauma ist meist mangelhaft bekannt, es gibt
Parkinsonkranke, welche auch durch schwere Kopfverletzungen keine
Verschlimmerung erfahren. Die Psychomotilität des beginnenden Parkinsonisten begünstigt das Erleiden von Unfällen in höherem Maße, als
das andere organische Nervenkrankheiten tun. Außerdem liegt in manchen Fällen, in denen eine scheinbare Wirkung eines Traumas angenommen war, möglicherweise eine chron. Encephalitis vor; diese Ansicht ist sicher zutreffend. Zugegeben wird auch von KEHRER, daß
Symptome latenten Parkinsonismus durch schwere Schädeltraumen verstärkt oder eher sinnfällig gemacht werden können, und daß eine D. B.
anerkannt werden kann, wenn wirklich Symptome im Heeresdienst nach
heftigem Schreck auftreten. F.H. LEWY äußert sich über die nach Affekten
apoplektiform einsetzenden Erscheinungen in dem Sinne, daß der Krankheitsprozeß schon vorlag, daß im geschädigten Gehirnbezirk ein Gefäßspasmus, eine Gefäßnervenlähmung oder ein erheblich erhöhter Hirndruck wohl die bisher mühsam aufrecht erhaltene Funktion plötzlich
in Störung versetzen könne, doch handele es sich nur um zufällig auslösende Momente einer bereits seit langem bestehenden schweren Hirnerkrankung. Ein Jahr vorher hat der gleiche Autor betont, daß er
D. B. anerkennen würde, wenn der unmittelbare Zusammenhang des
Beginns der Erscheinungen mit einem affektbetonten Ereignis nachgewiesen werden kann.

Auf statistischem Wege wird sich vorläufig die Frage, ob Traumen
oder heftige Emotionen provozierend oder verschlimmernd auf die
P. a. wirken, nicht gut lösen lassen, zumal auch gutgläubig von Kranken
derartige Erlebnisse als plausibler Anlaß der Krankheit auch in nicht
versicherungspflichtigen Fällen angegeben werden können, namentlich,
wenn die Krankheit bereits längere Zeit besteht und die Erinnerung an
den Leidensbeginn verschwimmt.

Allerdings ist vorläufig auch die Angabe des häufigen Beginns der
Symptome nach den genannten Geschehnissen noch nicht widerlegt,

und es würde sich empfehlen, in geduldiger Arbeit möglichst exakt bei einem größeren Material frisch Erkrankter die Arten des Krankheitsbeginns festzustellen.

Auch darin werden wir KEHRER folgen, daß der Beginn des Leidens in einem Glied pathogenetisch wenig verwertbar ist; hier handelt es sich allerdings vorwiegend um die Frage nach der etwaigen Wirkung peripherer Traumen. *Entscheidende* Bedeutung scheint auch nicht das Lebensalter zu haben; LEWYS Angabe der zwei kritischen Zeitalter zwischen 40—50 und 65—75 Jahren scheint mir allerdings auch der Nachprüfung bedürftig zu sein, da die Krankheitsart uns keinen Hinweis auf so große Schwankungen der Altersdisposition gibt; vorläufig darf man doch daran festhalten, daß die Krankheit *im allgemeinen* im vorgeschrittenen Alter (jenseits des 60. Lebensjahres) beginnt.

Wir sind im wesentlichen auf die Beurteilung der einzelnen Fälle angewiesen, in denen tatsächlich nach genügend Ermittelungen der Beweis erbracht ist, daß die Symptome der P. a. plötzlich nach starken Emotionen oder Kopftraumen aufgeklinkt wurden; solche Fälle kommen vor! Hier eine Zufallsverkuppelung zu sehen, wäre gezwungen; es wäre ebenso unberechtigt anzunehmen, daß die Krankheit durch die Außenschäden „hervorgerufen" sei. Aber man muß damit rechnen, daß, wie ja auch LEWY annimmt, die Funktion in dem schon alterierten Gewebe nach der Vasomotorenlähmung oder Blutdrucksteigerung usw. versagt oder auch, wenn der Gefäßfaktor eine größere Rolle spielt, kleine Blutungen und Nekroseherde in dem Gewebe erhebliche Schädigungen hervorrufen; dies wäre namentlich in den Fällen plausibel, in denen senile und arteriosklerotische Veränderungen gemeinsam bestehen. Kopftraumen, die imstande sind, eine Hirnschädigung hervorzurufen, können ebenso wirken. Auf den Autopsiebefund können wir zur Entscheidung der gutachtlichen Frage nicht warten, wir müssen klinisch urteilen. Eine Zufallsauslösung im Sinne einer Gelegenheitsursache können wir gutachtlich nur dann anerkennen, wenn wir Grund zu der Annahme haben, daß auch ohne das angeschuldigte Geschehnis die Krankheit in absehbarer Zeit in gleicher Stärke aufgetreten wäre, so wie man etwa bei Auftreten eines apoplektischen Insults nach einem leichten Stoß oder Überanstrengung bei einem Nephrosklerotiker urteilen würde. In diesem letzteren Falle gewinnen wir aus der Untersuchung genügend Anhaltspunkte dafür, daß die Krankheit auch ohne äußeren Anlaß ihren verhängnisvollen Verlauf genommen hätte. Im Falle des plötzlichen Manifestwerdens der Symptome einer P. a. dagegen fehlen uns gewöhnlich alle Vorstellungen dafür, wann auch ohne Anlaß diese Manifestation eingetreten wäre, und die theoretische Erwartung, daß die klinischen Symptome nur auf geschädigtem Terrain offenbar werden konnten, tritt an Wertigkeit gegenüber dem evidenten zeitlichen Zusammentreffen zurück. M. E. wird man in solchen Fällen die Wahrscheinlichkeit eines auch ursächlichen Zusammentreffens bejahen dürfen, es sei denn, daß nach genügend Ermittelungen eine erhebliche direkte Heredität mit ungefähr gleichem Erkrankungsbeginn der Familienpartner besteht. Die Feststellung rheumatischer oder pseudo-rheumatischer Vorbeschwerden wird noch nicht gestatten, den Zusammenhang zu leugnen. Wenn man in solchen Fällen einmal eine Unfallrente einem Mann gewährt, der auch ohne den Unfall, nur vielleicht einige Zeit später, die Erkrankung bekommen haben würde, so gehört das in die generelle Fehlergrenze, die es auch umgekehrt mit sich bringt, daß gelegentlich Entschädigungen nach leichten Kopfunfällen in Fällen definitiv abgelehnt werden, in denen unerwartete und unvoraussehbare Späterscheinungen auftreten. Allerdings soll sich die Entschädigung auch m. E. bei P. a. auf Fälle beschränken, die nach heftigem Schreck apoplektiform, nach mit Hirnschädigung verbundenem Kopftrauma sehr kurze Zeit nachher (einige Wochen später) mit ausgesprochenen klinischen Erscheinungen beginnen. Gegen die Anerkennung der mit Minimalerscheinungen beginnenden, allmählich progressiven Erkrankung würde ich Bedenken haben; wir würden, ähnlich wie bei der Arteriosklerose, die Theorie aufstellen müssen, daß das Trauma den Anstoß zu einem voreiligen Ablauf des Krankheitsprozesses gibt; für eine solche Annahme fehlen aber doch genügend kräftige Argumente, nur die Symptomprovokation möchte ich im gegebenen Fall anerkennen. Die Feststellung, daß mitunter eine schwere P. a. nicht durch Hirntrauma beeinflußt wird, würde kein Argument dagegen bilden; wir sehen ähnliches auch bei anderen Krankheiten, z. B. Epilepsie, von denen wir wissen, daß Traumen an ihrer Entstehung in anderen Fällen mitbeteiligt sind. Bei der Annahme einer Verschlimmerung einer bestehenden P. a. durch ein Trauma ist größte Reserve geboten; hier wird allerdings wohl nur eine zeitweilige Verschlimmerung anzuerkennen sein.

Der erste Untersucher hat danach die besondere Verpflichtung über die Schwere der Emotion oder des Unfalls, den prätraumatischen Zustand und die Entwicklung der Symptome möglichst bald nach dem Geschehnis eingehende Ermittelungen anzustellen.

In der D. B.-Frage kann man ähnlich urteilen. In Zweifelsfällen wird man den Härteparagraphen in Anwendung bringen dürfen, da, wie auch KEHRER bemerkt, von dem Heeresangehörigen im Kriege nicht angenommen werden kann, daß er bereits parkinsonistische Erscheinungen zeigte. Invalidität liegt aber wenigstens in einem großen Teil der D. B.-Rente heischenden Parkinsonkranken vor. Voraussetzung ist, daß die Krankheit ihren Beginn noch im Heeresdienst genommen hat; in dieser Beziehung fallen D. B.-Frage und Entschädigung im Härteausgleichverfahren ungefähr zusammen, da auf Anerkennung einer D. B.

nicht mehr anerkannt werden könnte, wenn das Leiden erst in deutlichem Intervall nach dem Kriege beginnt. Gegenüber der Unfallversicherung würde man in D. B.-Fragen nur insofern eine Ausnahme machen
dürfen, als bei hinreichendem Nachweis *schwerer chronischer* emotioneller
und sonstiger Belastungsschäden und zeitlichem Zusammenhang von
der Forderung einer plötzlichen Entwicklung mit intensiven Symptomen
eher Abstand genommen werden könnte.

Der Annahme eines Zusammenhangs peripherer Traumen mit einem
Parkinson, wie er von einigen Autoren vertreten wird, vermag ich mich
nicht anzuschließen; die kritischen Einwendungen, die sich bei P. a.
überhaupt erheben, werden in diesen Fällen, wo uns auch das theoretische Verständnis für die Zusammenhangsmöglichkeit fehlt, zu groß,
als daß man jemals eine Wahrscheinlichkeit zugeben könnte.

4. Die anderen „Heredogenerationen" und symptomatisch verwandten Leiden.

Schon im allgemeinen Teil habe ich darauf hinweisen müssen, daß
die Rubrizierung einer Krankheit unter den Begriff des Erbleidens eine
ätiologische Feststellung umschließt, welche für uns die gleiche Bedeutung hat wie die Feststellung eines spezifischen Krankheitserregers
anderer Krankheiten. Es ist ein Irrtum, daß die Umschreibung endogener Krankheiten nur eine negative sei; auf Grund klinischer, anatomischer, genealogischer, statistisch-mendelistischer Untersuchungen versuchen wir uns vielmehr ein exaktes *positives* Bild davon zu machen,
ob eine Krankheit eine Erbkrankheit bzw. in welchem Maße sie es ist.
Die Feststellung meinetwegen, daß die Huntingtonsche Chorea dominant
mendelt, ist von der gleichen gutachtlichen Bedeutung wie die Erkenntnis, daß der Typhus durch spezifische Bazillen hervorgerufen wird; erkrankt jemand im Feld an Chorea Hunt., so ist ebenso erwiesen, daß
D. B. nicht vorliegt, da die Ursache nicht der Felddienst, sondern das
kranke Gen ist, wie im Gegenfall D. B. erwiesen ist, da nur die Einziehung zum Heeresdienst und Versetzung in eine verseuchte Gegend
die Contamination mit Typhusbazillen ermöglichte.

So einfache Folgerungen können nun allerdings nur dann gezogen
werden, wenn 1. die Penetranz des krankhaften Gens oder Genkom-
plexes so·groß ist, daß die Mitwirkung von Außenerlebnissen von vornherein als eine „quantité negligeable" betrachtet und 2. nicht erwiesen
werden kann, daß es neben den eigentlichen Erbleiden auch klinisch sehr
ähnliche Syndrome gibt, welche doch vorwiegend exogener Natur sind.
(Die Analogie für solche Möglichkeiten bildet die Epilepsie, bei der für
gewöhnlich Erbfaktoren größte pathogenetische Bedeutung haben, diese
aber teilweise durch andere Noxen, Lues, Hirntraumen usw. ersetzt
werden können). Wir können gleich sagen, daß tatsächlich die Sach-

lage dadurch verwickelt ist, daß die epid. Encephalitis eine ganze Reihe von Syndromen offenbart hat, welche den Erbsyndromen äußerst ähneln. Wir nennen hier vor allem: Syndrome wie bei Dystrophia musc. progressiva, Friedreichscher Krankheit, spastischer Spinalparalyse, amyotrophischer Lateralsklerose. In diesen Fällen ist nicht zu bezweifeln, daß die Noxe der Encephalitis einen pathogenen Faktor von entscheidender Bedeutung (neben Anlagefaktoren) darstellt. Diese Feststellung ist gewiß wichtig, darf aber niemals dazu verleiten, *unbegründete* Spekulationen über den möglichen Einfluß exogener Faktoren, deren Bedeutung mit der Wirkung der Encephalitisnoxe nicht verglichen werden kann, anzustellen. Ist das Syndrom mit dem einer bekannten, Heredodegeneration identisch, dann ist zunächst das Wahrscheinliche, daß es sich tatsächlich um die endogene und in ihrer Entwicklung ganz oder vorwiegend durch Anlagefaktoren determinierte Erkrankung handelt, nicht um ein exogen determiniertes Syndrom ähnlicher Erscheinungsweise. Letzteres darf man nur dann diagnostizieren, wenn man auch genügend positive *Beweismittel* dafür hat (wie das eben bei der Encephalitis der Fall war, die auf einmal in großer Menge manche derartige Nachkrankheiten eröffnete). Bei den nach Abzug der symptomatischen Störungen zurückbleibenden endogenen Erkrankungen aber können wir von vornherein nur ganz massiven exogenen Schädigungen einen wesentlichen Einfluß auf Provokation oder Verschlimmerung einräumen.

Im einzeln können wir folgendes sagen:

a) Chorea Huntington.

Die Penetranz dieser dominant sich vererbenden Krankheit ist wahrscheinlich besonders groß. Einfluß von Strapazen auf die Provokation der Krankheit ist wenig wahrscheinlich, von Infektionen darum etwas problematisch, weil die rheumatischen Beschwerden im Beginn der Krankheit auch zentraler Natur sein können und versehentlich auf einen infektiösen Rheumatismus zurückgeführt werden (KEHRER). Immerhin kenne ich auch einen Fall, der tatsächlich einen infektiösen Gelenkrheumatismus mit Endokarditis gehabt zu haben scheint; in diesem Falle würde man selbst, wenn Erblichkeit erwiesen ist, Provokation wohl nicht ablehnen können. Daß bei chronischer Chorea durch intensives Nachforschen schwerste Belastung in angeblich ganz nervengesunden Familien nachgewiesen werden kann, hat KEHRER gezeigt; und das müßte bei allen Choreabegutachtungen zur Vorsicht mahnen. Schwere Traumen können vielleicht den Ausbruch des Leidens um einige Jahre beschleunigen, doch ist das sehr selten (nur nach genauesten Erblichkeitsforschungen wäre ein positives Urteil gestattet). In der Literatur sind (nach FLÜGEL) 17 Huntingtonfälle nach Trauma notiert;

in einem größeren Teil der Fälle soll die Heredität gefehlt haben; doch
würden entsprechend intensive Ermittelungen wohl große Überraschun-
gen bringen; in 5 Fällen scheint die Heredität erwiesen. Ein traumatischer Pseudohuntington, so wie man an einen traumatischen Parkinsonismus denken kann, ist nicht wohl vorstellbar.

Daß es huntingtonhomologe Zustände auf exogener infektiöser
Grundlage gibt, scheint mir noch nicht erwiesen. Nur einmal sah ich
bei chron. Enc. ein huntingtonartiges Bild, und da fehlte doch die gleichzeitige Demenz. In einem von mir aktenmäßig behandelten Falle mit
Huntingtonbild soll einmal ein entzündlicher Liquor (Zellvermehrung)
festgestellt worden sein; aber bei chron. epidem. Encephalitis ist der
Liquor gewöhnlich nicht entzündlich, so daß der genannte Fall problematisch ist.

b) Spastische Spinalparalyse u. ä.

Auch die Penetranz der spastischen Heredodegeneration scheint,
namentlich in den Familien mit dominantem Erbgang, recht erheblich
zu sein. Allerdings führt BREMER an, daß ziemlich häufig Traumen
und Infektionskrankheiten der Manifestation des Leidens vorausgehen,
doch ist in der Mehrheit der Fälle ein wesentlicher Einfluß auf den
Verlauf des Erbleidens nicht wahrscheinlich zu machen. Sehr häufig
beginnt die spastische Heredodegeneration in einem frühen Lebensalter,
so daß D. B.-Fragen und die Frage nach Zusammenhang mit Traumen
nur selten aktuell werden.

Schon seit langer Zeit ist allerdings bekannt, daß die spastische
Spinalparalyse häufiger als ein Syndrom exogener Erkrankungen (mult.
Sklerose, Lues spinalis usw.) auftritt. Die Diagnose muß also genau
geklärt werden, ehe die gutachtlichen Fragen erläutert werden können.

Dies gilt auch, und zwar in besonderem Grade, für das verwandte
Syndrom der *amyotrophischen Lateralsklerose*. Es sind mehrere Familien bekannt, in denen die am. Lat.-Skl. als ausgesprochenes Erbleiden durch mehrere Generationen hindurch feststellbar war, aber die
isolierten Fälle sind häufiger. Dieser Umstand berechtigt an sich noch
nicht die Erbnatur eines Leidens abzulehnen, da diese Isoliertheit mit
einer Rezessivität des Erbganges, evtl. bei gleichzeitiger Polymerie,
zusammenhängen könnte. Wir wissen aber weiterhin, daß das Syndrom
der am. Lat. nicht ganz selten im Gefolge der Encephalitis auftritt, und
daß auch schon Fälle dieses Syndroms mit histologischem Befunde veröffentlicht worden sind (selten erwächst es auch auf luischem Boden —
MOSER —). Uns erscheint es berechtigt, einen Zusammenhang der am.
Lat. mit äußeren Geschehnissen dann anzuerkennen, wenn 1. (nach Ermittelungen) nicht eine Belastung besteht, welche die Entwicklung des
Leidens an sich genügend plausibel macht, und außerdem 2. die Er-

krankung nach schweren Traumen des Zentralnervensystems oder
schweren Infektionskrankheiten, in besonderen Fällen nach ungewöhnlichen Belastungen zum Ausbruch kommt und der zeitliche Zusammenhang zwischen äußeren Geschehnissen und Krankheitsbeginn deutlich
ist. (Natürlich liegt keine D. B. mehr vor, wenn die Krankheit des-
mehrere Jahre nach dem Kriegsende beginnt und in der Zwischenzeit
nur vage „rheumatische“ Beschwerden bestanden). Daß man in Ausnahmefällen den ursächlichen Zusammenhang nicht ablehnen kann,
ergibt sich aus der relativen Häufigkeit der engeren Verknüpfung des
Leidens mit schweren äußeren Schädigungen, und man kann höchstens
bemängeln, daß in den Fällen der Literatur meist keine hinreichende
Belastungsforschung vorgenommen ist. Im übrigen ist die Anlage zur
am. Lat. nicht so häufig, daß man in den Fällen von Kombination des
Leidens mit schweren Außenschädigungen immer nur eine Zufallsver-
knüpfung sehen könnte. Emotionen und ähnliche Erlebnisse als provokatorischer oder verschlimmernder Faktor sind abzulehnen, ebenso
periphere Traumen.

c) Friedreichsche Krankheit

und ähnliche Formen ataktischer Heredodegeneration. Die Sachlage
ist ähnlich wie bei spastischer Spinalparalyse zu beurteilen. Mir sind
keine Fälle des eigenen Materials bekannt, in denen die D. B.-Frage
oder Zusammenhang mit einem Betriebsunfall diskutiert werden mußte.
Meist treten die Krankheiten ja auch in frühem Lebensalter in Erscheinung. Es kann aber darauf verwiesen werden, daß nach epid. Encephalitis und auch bei mult. Sklerose friedreichartige Syndrome auftreten können; die Diagnose muß also etwas vorsichtig gestellt werden,
denn es ist auch gutachtlich von Wichtigkeit, ob eine Heredodegeneration oder eine exogene Krankheit besteht.

d) Dystrophia musc. progressiva.

Die Beurteilung der Dystrophien ist darum nicht ganz leicht, weil
verschiedene Erbgänge bei diesem Leiden vorkommen und die Penetranz noch genau erforscht werden muß. Außerdem kommen exogene
(den Sympathikus betreffende ?) Erkrankungen vor, welche sehr dystro-
phieartige Bilder hervorrufen können. Wir wissen das von der Encephalitis, aber auch andere Schädigungen können zu eigentümlich verbreite-
ten Muskelatrophien ohne Entartungsreaktion führen. Ich selbst sah einmal eine postdiphtherische Neuritis mit einer sehr an Dyst. erinnernden,
aber wieder sich rückbildenden Atrophie der Rumpf-Beckenmuskulatur.

Man wird sich also, namentlich, wenn es sich um die D. B.-Frage
handelt, fragen, ob nicht vielleicht eine solche exogene Erkrankung vorliegt, für die eine im Heeresdienst erworbene Infektion verantwortlich

gemacht werden könnte. Ohne den sicheren Nachweis einer dem Ausbruch des Leidens vorausgegangenen schweren Infektion (bei fehlender direkter Erblichkeit) ist es natürlich nicht erlaubt, die Diagnose einer solchen ungewöhnlichen Krankheit zu stellen. Ob Strapazen die echte Dystrophie wirklich vorzeitig zur Provokation bringen können, ist noch sehr fraglich; in einigen Fällen ist für Verschlimmerung des Leidens infolge von Strapazen D. B. anerkannt worden; auch dies darf nur geschehen, wenn die drei Faktoren der abnormen Strapazen (in einem Falle zu kräftige Faradisation), der starken Verschlimmerung und des innigen zeitlichen Konnexes erwiesen sind.

Daß die echte Dystrophia musc. progr. durch einen Unfall hervorgerufen oder verschlimmert werden kann, wird zwar oft behauptet, ist aber durchaus fraglich. Man könnte sich theoretisch vorstellen, daß durch eine schwere Hirnverletzung eine Schädigung der sympathischen Zwischenhirnapparatur gesetzt wird, welche zu dystrophieartigen Syndromen führt, ähnlich wie das eine Zwischenhirnläsion bei Encephalitis tut; aber *sichere* Fälle dieser Art sind nicht bekannt. Die meisten Fälle der Literatur sind so, daß man das böse Wort JENDRASSIKS versteht: sie beweisen nur, daß auch Dystrophiker nicht vor Unfällen geschützt sind (in Wirklichkeit sind sie sogar mehr gefährdet).

Im allgemeinen ist also der Zusammenhang zwischen einem Unfall und einer Dystrophie unzweifelhaft abzulehnen. Es hat keinen Zweck, Literaturangaben zu propagieren, die durch moderne Erfahrungen in Erbpathologie und Zwillingsforschung überrannt sind. Man wird nur zugeben, daß es auch anscheinend traumatische Erkrankungen gibt, die der Dystrophie *ähneln*, aber doch semiotisch etwas anderes sind und sich in *lokalisierten*, im allgemeinen nicht oder nicht lange Zeit progredienten Muskelatrophien ohne Ea R, vielleicht infolge einer Sympathikusverletzung äußern. Solche Fälle (wie sie von CAUSSADE und ABEL beschrieben) sind selten; man wird hier wieder vor Anerkennung erstens eine genaue Familienforschung verlangen, zweitens mit der definitiven Anerkennung die gesetzlich erlaubte höchste Zeit (2 Jahre) abwarten, um festzustellen, ob die Atrophie auch wirklich lokalisiert bleibt. Es sind dann nur ganz vereinzelte Fälle von generalisierter Dystrophie nach schwerem Trauma mitgeteilt, in denen man „schwer darum kommt, den Zusammenhang anzuerkennen"; ich muß gestehen, daß diese Fälle wissenschaftlich äußerst unbefriedigend sind.

Die neurale Muskelatrophie ist ähnlich wie die Dystrophia musc. progr. zu beurteilen.

e) Spinale Muskelatrophie.

Etwas anders liegt es bei der sogenannten spinalen Muskelatrophie. Zunächst ist zu erwähnen, daß gar nicht selten dieses Leiden falsch diagnostiziert wird, obwohl das Bestehen starker Schmerzen und Druckpunkte u. a. Phänomene von vornherein zeigt, daß der Komplex der spinalen Muskelatrophie gar nicht in Betracht kommt. Aber auch die Fälle blander degenerativer progressiver Myatrophien vorwiegend an den Extremitätenenden sind etwas verschiedener Natur und es ist zu bedenken, daß erstens die Fälle mit nachweisbarer Erblichkeit doch (bis auf Sonderformen) seltener sind als bei Dystrophie, zweitens die offenbar endogenen spinalen Myatrophien manchmal schwer von den Fällen zu trennen sind, die entweder viele Jahre nach einer akuten Poliomyelitis oder als Ausdruck einer spinalen Lues auftreten. Die Differentialdiagnose gegenüber einer chron. Poliomyelitis anter. kann sehr schwierig sein. Weiterhin wird vielfach behauptet, daß die Erkrankung, die ja gewöhnlich an den Händen beginnt, die schwerarbeitende Bevölkerung erheblich bevorzugt, beim Rechtshänder mehr an der rechten, beim Linkshänder an der linken Hand beginnt. Es wird zweckmäßig sein, diese Angaben an einem großen Material umfassend nachzuprüfen. Stimmen sie, dann ist zwar nicht die „Hervorrufung" der spinalen Muskelatrophie durch Strapazen erwiesen oder der Erbfaktor, den wir voraussetzen müssen, ausgeschaltet, aber es wäre doch dargetan, daß auf die Provokation des Leidens Überanstrengung von Bedeutung ist. Solange nicht die überall in der Literatur enthaltenen Angaben widerlegt sind, würde ich danach eine D. B. im Sinne der Provokation anerkennen, wenn nach tatsächlichen großen Überlastungen das Leiden begonnen hat; man kann das mit leichterem Herzen als bei Dystrophia musc. tun. Hier sind auch solche Einzelfälle von Bedeutung wie die von LEWANDOWSKY, wo sich im Kriege nach Strapazen eine progressive Atrophie an Stelle einer von einer Poliomyelitis stammenden Narbe entwickelt hatte.

Ebenso möchte ich keinen streng ablehnenden Standpunkt in der Frage Trauma — spinale Muskelatrophie einnehmen. Sind die Zusammenhänge so evident, wie das in ausgezeichneter Weise vor fast 40 Jahren ERB an einem sehr bemerkenswerten Beispiel darlegte (nach Sturz auf Gesäß rein epiconale Muskelatrophie, die sich langsam verschlimmert, stationär wird, nach neuem Trauma wiederum verschlimmert), dann muß die Skepsis schweigen. Es ist ja auch experimentell wahrscheinlich gemacht worden, daß eine spinale Schädigung nicht ohne weiteres auszuheilen braucht, und daß evtl. auch der Zerfall von Nervensubstanz als Reiz zu weiterem Zerfall dienen kann. In dem Erbschen Fall kann eine direkte Schädigung des Epiconus oder eine starke Wurzelzerrung vorgelegen haben. Außer den Ermittelungen über prätraumatische Gesundheit des Verletzten und Familiengesundheit (eigene Angaben genügen natürlich nicht) würde man zur versicherungsrechtlichen Anerkennung des Zusammenhangs verlangen:

1. die Wahrscheinlichkeit der Spinalläsion,

2. den Beginn der Muskelatrophie entsprechend dem Ort der Spinalläsion. Periphere Traumen sind nicht ausreichend. Ob die traumatischen Spinalläsionen stets nur Scheinprogredienz zeigen, wie KIENBÖCK dargelegt hat, ist nicht ganz sicher erwiesen; seine kritische Darstellung ist jedenfalls von großem Wert.

f) Myotonie, atrophische Myotonie, Myasthenie.

Diese drei Leiden sind zwar, auch in erbbiologischer Beziehung, vermutlich wenig miteinander verwandt, können hier aber aus didaktischen Gründen in Zusammenhang besprochen werden.

Die Myotonie hat eine so penetrante Erblichkeit, daß äußeren Geschehnissen keine wesentliche Bedeutung beigemessen werden kann. Allerdings sehe ich, daß in einem Falle für Verschlimmerung des Leidens D. B. anerkannt worden ist. Auch bei der seltenen Paramyotonie wissen wir wohl, daß Kälteschäden das Symptom aufklinken, aber damit ist nicht ein Einfluß auf den Krankheitsverlauf wahrscheinlich gemacht.

Die atrophische Myotonie mit ihrer eigenartigen gesetzmäßigen Mannigfaltigkeit von Symptomen ist auch gewöhnlich erbpathologisch genügend fundiert und läßt Hilfsfaktoren entbehrlich erscheinen. In einem Falle, den ich kenne, war das Ergebnis der Familienforschung negativ geblieben; der Manifestation des Leidens war in Kriegsgefangenschaft eine unklare Infektionskrankheit vorausgegangen; ich habe damals einen provokatorischen Einfluß der Infektionskrankheit ausnahmsweise anerkannt und kann das auch damit begründen, daß nicht immer der einfach dominante Erbgang besteht, der in einzelnen Sippen vorzuliegen scheint. Aber ich würde es für falsch halten, generelle Folgerungen aus Einzelfällen zu ziehen. Die Wahrscheinlichkeit der provokatorischen Wirkung eines Traumas wird wohl nie anzuerkennen sein.

Die Ätiologie der Myasthenie ist noch zu wenig erforscht, als daß heut schon bindende Grundsätze aufgestellt werden könnten. Wenn auf endokrine Störungen, den persistenten Thymus, Muskelinfiltrate, Stoffwechselstörungen usw. hingewiesen wird, so handelt es sich bestenfalls um für die Symptomenentwicklung bedeutsame pathogenetische Feststellungen, aber nicht um eine Klärung der ätiologischen Faktoren; nur um ihre Verschiebung. Wahrscheinlich ist auch bei diesem Leiden, soweit es sich nicht um myastheniforme Erscheinungen bei Neuritis usw. handelt, der endogene Faktor Hauptursache. Infektionen und Strapazen werden von verschiedenen Autoren als provokatorischer Faktor zugegeben (das markanteste Beispiel bringt wieder ERB); vor weiterer Klärung der Sachlage wird es erlaubt sein, dies bei einer D. B.-Frage zu berücksichtigen. Die Wirkung von Traumen ist durchaus unsicher, auch theoretisch schwer verständlich.

Das Gleiche wie für Myasthenie gilt auch für das seltene Krankheitsbild der paroxysmellen Lähmung.

g) Wilsonsche Krankheit.

Wilsonartige Syndrome sollen durch Traumen provoziert werden können, doch ist der Zusammenhang fraglich.

5. Hirn- und Rückenmarkstumoren.

Daß Geschwülste des Zentralnervensystems durch Strapazen und Allgemeinschädigungen sonstiger Art in ihrem Verlauf irgendwie beeinflußt werden könnten, ist in keiner Weise erwiesen. Die D. B.-Frage kann nur akut werden, wenn ein Trauma dem Tumorbeginn vorausgegangen ist, vorausgesetzt, daß es sich um ein echtes Blastom handelt. Denn wenn es sich um ein Tuberkulom handeln sollte, könnte man immerhin mit der Möglichkeit rechnen, daß durch Überanstrengungen und Kälteschäden eine tuberkulöse Erkrankung des Körpers verschlimmert worden sei. Einzeltuberkel des Zentralnervensystems sind aber so selten, daß man nur ausnahmsweise an eine solche Erkrankung denken kann. In mehreren Fällen konnte eine Cysticerkose des Zentralnervensystems auf eine im Feld erworbene Finneninfektion zurückgeführt werden; die genaue Diagnose der Tumorart ist also von einiger Bedeutung.

Die meisten Tumoren des Nervensystems sind Gliome und von den Häuten ausgehende Tumoren (Meningiome), Geschwülste, welche vermutlich alle anlagebedingt sind und nicht durch ein Trauma hervorgerufen werden. Dagegen ist die Möglichkeit einer Provokation und Verschlimmerung eines Tumors durch schwere Traumen nun doch nicht einfach von der Hand zu weisen. Genaue anatomische Einzelbeobachtungen, welche zeigen, daß von Schußnarben des Hirns aus Gliome sich entwickeln, ja, daß selbst von Gliaabräumzellen am Rand einer traumatischen Erweichung Mitosen sich entwickeln, die durchaus den Eindruck beginnender Gliomzellen machen, sind so wichtig, daß demgegenüber statistische Bedenken gar keine Bedeutung haben. Wer weiß denn, wie oft die Anlage zum Gliom auftritt, wie groß die Wahrscheinlichkeit ist, daß ein Hirnverletzter ein Gliom bekommen muß, aber auch weiter, wieviele von den plötzlich nach Hirntraumen zugrunde gehenden Menschen an einem unerkannt gebliebenen Gliom gelitten haben? Statistische Erwägungen können diese Fragen gar nicht beantworten, und ein Vergleich mit anderen endogenen Krankheiten, bei denen noch kein Mensch jemals histologische Hinweise dafür gesehen hat, daß der traumatische Reiz auf das Gewebe eine spezifisch pathophore Wirkung ausübt, sind nicht möglich. Auch die Feststellungen, daß sich ein nicht gliomatöser Tumor an der Stelle einer schweren Schädelhirnnarbe oder eines Fremdkörpers entwickelt, können nicht wegdiskutiert werden.

Durch derartige Beobachtungen soll nun gewiß nicht einer übertriebenen Anerkennung traumatischer Genese der Hirntumoren das Wort geredet werden. M. E. bestehen gar keine Bedenken nur diejenigen Tumoren auch des Nervensystems als traumatisch provoziert anzuerkennen, die sich in Narben oder entzündlichen Herden entwickelt haben (HÜBSCHMANN). Eine Verschlimmerung durch eine in den Tumor erfolgende Blutung, welche nicht nur zur raschen Symptomverschlimmerung führen kann, sondern vielleicht auch ihrerseits als Reiz wirkt, kann man auch noch anerkennen. Wollte man Traumen in weiteren Grad pathogenetischen Wert beimessen, dann würde man zu Fehlschlüssen geführt, man berücksichtigt nicht die Häufigkeit leichter Traumen, die leichte Möglichkeit der Verwechselung der Ursachsfaktoren (Trauma evtl. Folge eines Tumorschwindelanfalls usw.).

Eigentlich dürfte man also die Frage nach einem Zusammenhang von Trauma und Tumor erst beantworten, wenn man das Gehirn genau anatomisch untersucht hat, und so lange kann man in der Praxis doch nicht warten. Die klinische Beurteilung wird dadurch aufs höchste erschwert, daß man nie mit Sicherheit weiß, welche Herde das Trauma setzt und wo sie überall gelegen sind (nur ungefähr kennt man die Stoßrichtung), und außerdem nicht weiß, wann das Tumorwachstum beginnt. Bekannt ist nur, daß das Wachstum oft schon lange vor sicheren klinischen Symptomen beginnt oder daß die unklaren Initialsymptome von indolenteren Personen unbeachtet gelassen werden. Der Kliniker kann aber zum mindesten vor einem bioptischen Eingriff nicht wissen, ob ein rasch oder langsam wachsender Tumor vorliegt. Andere Fragen wie die, ob der Tumor aus einer Narbe hervorwächst, können auch nach operativem Eingriff nicht geklärt werden, allerdings auch nicht immer durch einen Autopsiebefund.

Unter diesen Umständen ist es keineswegs möglich, *Regeln* auf Grund wissenschaftlicher Feststellungen darüber aufzustellen, wann ein Zusammenhang des Tumors mit einem Trauma anzunehmen ist. Wir haben im Leben keine beweiskräftigen Argumente pro oder contra. Wir kommen nur zu einer *Kompromißforderung* auf Grund der Feststellung, daß ein schweres Hirntrauma unter Umständen tatsächlich einen Tumor provozieren kann, daß das aber doch wohl selten ist. Dabei wird zu berücksichtigen sein, daß die Feststellung, ob der Tumor in der Stoßrichtung des Traumas, etwa am Ort des Gegenstoßes liegt, klinisch oft am schwierigsten ist, da die Ausbreitung der Stoßrichtung nicht immer klar sein wird. Im übrigen ist während des Lebens eine provisorische Entscheidung zu Gunsten der Provokationswirkung dann erlaubt, wenn 1. *genaue Ermittelungen* zeigen, daß vor dem Trauma noch keine klinischen Vorpostensymptome des Tumors bestanden, 2. das Trauma mit einer Hirnschädigung verbunden war, 3. die Tumorsymptome alsbald dem Trauma (wenige Wochen später) *schleichend* beginnen. Nach dem Tode ist auf Grund des genauen autoptischen (auch histologischen) Befundes eine Revision des Urteils notwendig, wobei insbesondere auch die Frage geklärt werden kann, ob Größe und histologische Beschaffenheit des Tumors für oder gegen einen Zusammenhang sprechen. Was man machen soll, wenn eine Autopsie von den Angehörigen abgelehnt wird oder ohne Verschulden derselben unterbleibt, ist eine mehr juristische Frage; wahrscheinlich wird im ersten Fall eine Ablehnung der Rentenforderungen erfolgen, im zweiten auf Grund des Gesamtverlaufs das gutachtliche Urteil erstattet werden müssen. Sind dem Trauma schon Initialsymptome vorausgegangen oder folgen die Tumorsymptome dem Trauma in voller Stärke auffallend rasch oder gar sofort, dann kommt nur die Frage der Verschlimmerung der Symptome eines schon wachsenden Tumors evtl. des überstürzten Verlaufs, in Betracht. Nun ist es richtig, daß die Tumorsymptome auch ohne Einwirkung von Außenfaktoren schwankend sein können, unter Umständen sogar eine klinische spontane Rückbildung schwerer Tumorsymptome beobachtet wird; aber wenn ein Tumor schon im Wachstum und so weit vorgeschritten ist, daß bereits klinische Erscheinungen beginnen, dann ist es wohl sehr schwierig behaupten zu wollen, daß die Wachstumsdauer bis zum Eintritt der Arbeitsunfähigkeit und des Todes durch ein Trauma in entscheidendem Maße um geraume Zeit beeinflußt wird. Ich glaube, daß man noch zwangloser sein Votum für den Zusammenhang in den Fällen, in denen eine Provokation eines latenten Tumors oder einer Tumoranlage in Betracht kommt, abgeben kann. Man wird wohl am ehesten die Frage der Verschlimmerung durch Trauma in denjenigen Fällen von Hirn- und namentlich R. M. tumoren bejahen können, in denen es durch das Trauma zu schweren Blutungen in den Tumor mit irreparablen Zerstörungen von Nervengewebe kommt, infolge deren eine sonst glückliche operative Entfernung des Tumors einen nur partiellen Erfolg hat.

6. Syringomyelie.

Während früher in der Entstehung der Syringomyelie das Trauma als ein wesentlicher Faktor angesehen wurde, ist die Bedeutung des Unfalls namentlich nach den kritischen Untersuchungen KIENBÖCKS äußerst problematisch geworden. Daß der wesentliche Ursachsfaktor der Krankheit in einer Entwicklungs- oder Bildungsanomalie liegt, steht außer Frage. Wenn also jemand nach einem Rückentrauma Erscheinungen einer zentralen Spinalläsion bekommt, ist es erforderlich, sich darüber zu orientieren, ob eine Hämatomyelie bzw. sonstige Form der traumatischen Rückenmarksschädigung (Myelodelese) oder eine echte Syr. besteht, und diese Differenzierung besteht darin, daß die traumatischen Erscheinungen dem Unfall rasch folgen und mehr oder weniger sich zurückbilden können, während die syringomyelischen Symptome langsam progressiv verlaufen. Immerhin ist es gutachtlich wohl zu beachten, daß es

a) seltene Fälle traumatischer Myelodelese gibt, die auch progressiv verlaufen und zu syrinxähnlichen Symptomen führen,

b) daß die Symptome der Syrinx durch ein Trauma wesentlich verschlimmert werden können (R. M. Blutungen) und diese Verschlimmerung bei dem im allgemeinen sehr langsamen Verlauf der Krankheit forensisch sehr wichtig sein kann,

c) daß es doch vielleicht Einzelfälle von Syring. mit Provokation durch ein Trauma gibt (Fall Nonnes). Ein Zusammenhang im Sinn der Provokation kann mit genügender Wahrscheinlichkeit anerkannt werden, wenn nach gründlichen Ermittelungen vor dem Trauma Gesundheit bestand, das Trauma imstande war, eine Spinalläsion herbeizuführen, insbesondere Ort der Traumawirkung und der syr. Symptome korrespondieren und Spinalsymptome dem Trauma sofort oder nach Ablauf weniger Wochen folgen.

Häufiger kommt es vor, daß ein schon Syringomyeliekranker bei der Arbeit plötzlich infolge seiner trophischen Läsionen Störungen (Knochenbrüche, Ulcerationen der Haut usw.) bekommt, die auf einen Unfall zurückgeführt werden. Soweit eine solche Affektion bei gewöhnlicher Arbeit eintritt, liegt kein „Unfall“ in gesetzlichem Sinne vor. Tritt aber etwa die auf trophischer Grundstörung beruhende Fraktur nach einem Trauma ein, das ein gesundes Glied nicht geschädigt haben würde, oder nach einer ungewöhnlichen Anstrengung, dann muß eine Unfallfolge für das Symptom (also evtl. für eine Verschlimmerung der Syringomyelie) anerkannt werden. Ob eine ungewöhnliche Anstrengung vorgelegen hat, muß gegebenenfalls von der Behörde (Berufsgenossenschaft oder Spruchkammer) entschieden werden. Dienstbeschädigung werden wir für solche syringomyelischen Symptome (natürlich nicht die Krankheit selbst) im allgemeinen anerkennen, wenn sie nach besonderen Anstrengungen, Kälteschäden usw. aufgetreten sind. Es wird aber nicht damit anerkannt, daß der Verlauf des Leidens im ganzen durch das entschädigungspflichtige Symptom beeinflußt wird.

B. Vorwiegend exogene Erkrankungen.
1. Meningitis.

Die während der Einziehung zum Heeresdienst auftretenden Hirnhautentzündungen werden fast alle als D. B. anerkannt werden dürfen. In vielen Fällen, namentlich bei der epidemischen Genickstarre, liegt D. B. schon darum vor, weil durch die Einziehung und Versetzung an

einen bestimmten Ort, in eine Umgebung, die durch Kokkenträger ver-
seucht war, die Infektionsmöglichkeit gegeben wurde. Fälle, in denen
die Infektion außerhalb des Dienstes erfolgt, kommen namentlich unter
den Verhältnissen des Friedens in Betracht. Bei tb. Meningitis wird in
manchen Fällen die provokatorische Wirkung grober Strapazen oder
Witterungsschäden anerkannt werden dürfen.

Auf die eigentlichen traumatischen eitrigen Hirnhautentzündungen
ist schon früher hingewiesen worden. Auch bei anderen Meningitiden
darf aber sowohl nach experimentellen wie klinischen Erfahrungen die
provokatorische Wirkung eines Kopftraumas anerkannt werden. Voraussetzung ist, daß 1. das Trauma mit einer wenigsten leichten Hirnschädigung verbunden war, 2. die klinischen Erscheinungen der Meningitis dem Trauma sehr bald folgen. Die Inkubationszeiten können nach
äußeren Schädigungen wahrscheinlich verkürzt sein, 3. muß natürlich
erwogen werden, ob nicht vielleicht eine schwere gerade grassierende
Genickstarreepidemie die Erkrankung genügend plausibel macht, ohne
daß es nötig wäre, einen Hilfsfaktor heranzuziehen. Ähnliche Gesichts-
punkte gelten bei otogenen Erkrankungen. Bei tbc. Meningitis kann der
Einfluß des Traumas ebenfalls bisweilen anerkannt werden; außer Kopfunfällen sollen nach FR. SCHULTZE Brustquetschungen evtl. Anlaß zur
Ausschwemmung von Bazillen geben. Die Inkubationszeit kann auffallend kurz sein, ohne daß man die Wirkung des Traumas ausschalten
kann. Umgekehrt wird man, wenn dem Ausbruch der tbc. Meningitis
mehrere Wochen vorausgehen, den Unfall nur anerkennen, wenn er eine
schwerere Hirnschädigung herbeigeführt hatte und „Brückensymptome"
vorliegen.

Mitunter können thermische Schädigungen (Durchnässung mit Kälte-
wirkung, die einer Meningitis vorausgehen) als Betriebsunfall aufgefaßt
werden. ROSTOCK veröffentlicht hier eine negierende Entscheidung des
R. V. A., die einem Gutachten entstammt, das der Kritik offen ist. Dem
Ausbruch einer epidemischen Genickstarre war ein Untertauchen in
kaltes Wasser vorausgegangen; das Gutachten lehnte u. a. den Zusammenhang darum ab, weil die Inkubationszeit der Meningitis etwa
4 Tage betrage, hier aber die Krankheit eher ausgebrochen war, weil in
dem Salzwasser Keime nicht lebensfähig waren, weil Genickstarre in
der Mehrzahl der Fälle zu baldigem Tode führe, und weil der Erkrankte
kein Wasser geschluckt habe. Nun ist aber die Inkubation der epid.
Meningitis sehr kurz, sie wird auf 2—3 Tage geschätzt, kann auch noch
kürzer sein. Daß die Mehrzahl aller Erkrankten stirbt, ist bei den
meisten Epidemien, wenn sachgemäß behandelt wird, irrtümlich, und
ob die Meningokokken im Salzwasser leben oder nicht, ist gleichgültig;
denn die Frage ist ja nur die, ob das Untertauchen mit einer „Erkältung" verbunden war, welche die im Rachen und vielleicht schon

in der Blutbahn befindlichen Erreger aktivierte bzw. die Abwehrkräfte des Organismus vernichtete, genau so wie nach starken Durchnässungen eine Pneumonie auftritt. Dieses entscheidende Problem scheint
in dem Gutachten nicht behandelt zu sein.

2. Encephalitis.

In der Hauptsache kommt die Encephalitis epidemica (Economo) in
Betracht, namentlich die chronisch parkinsonistischen Erscheinungen.

Die prinzipielle Entscheidung ist gewöhnlich einfach; erschwert wird
die Sachlage im konkreten Fall nur durch mangelhafte Krankengeschichten und sonstige Notizen und entstellte Zeugenaussagen.

D. B. ist bei Encephalitis fast stets anzunehmen, wenn wahrscheinlich gemacht ist, daß die Infektion im Heeresdienste erworben wurde.
(Eine Ausnahme liegt im Einzelfalle evtl. unter den Bedingungen des
Friedensdienstes vor; doch kann auch dann noch D. B. angenommen
werden, wenn besondere Infektionsmöglichkeiten, Massenquartiere, Erkältungsschädlichkeiten vorliegen. Die Möglichkeit einer Infektion auf
Urlaub liegt vor; in dieser Beziehung ist darauf hinzuweisen, daß die
Inkubationszeiten bei Enc. schwankend sind, 2—14 Tage, vielleicht sogar 3—4 Wochen betragen können. Eine auf Urlaub *beginnende* Krankheit kann also noch während der Dienstzeit erworben sein).

Wenn wir im Übrigen die im Heeresdienst, namentlich während des
Krieges erworbene Encephalitis als D. B. ohne Einschränkung anerkennen, so gehen wir davon aus, daß diese Erkrankung auf einer
Sonderinfektion mit einem Virus beruht, daß die Krankheit nur in bestimmten Massenepidemiezeiten eine ubiquitäre ist, und daß die akute
Erkrankung durch Erkältungen, gelegentlich auch durch abnorme Strapazen provoziert werden kann, endlich, daß es nicht berechtigt ist, die
Krankheit einfach mit der pandemischen Grippe zu identifizieren. In
dieser Beziehung sind unter dem Einfluß der epidemischen Bezeichnung
Kopfgrippe die meisten Irrtümer vorgekommen.

Es kommt aber in der D. B.-Frage nicht darauf an, ob Jemand während des Heeresdienstes an Grippe gelitten hat (das tat fast jeder Mensch
im letzten Kriegsjahr), sondern ob er in dieser Zeit die akute *Encephalitis* durchmachte. Dies erkennen wir daran, daß entweder eine mit
charakteristischen Hirnsymptomen verbundene Krankheit (Schlafsucht,
Hirnnervenlähmungen; Chorea, Myokloni) durchgemacht wurde oder
eine verwaschene, meinetwegen grippöse Erkrankung, die manchmal mit
starken Kopfschmerzen, Schwindel, Delirien verbunden war, manchmal
leicht erschien, aber dadurch charakterisiert ist, daß von dieser leichten
Erkrankung keine Erholung eintritt, sondern ein hartnäckiges und oft
sehr lästiges Schwächestadium mit starker Agrypnie, Unruhe (manchmal schon typische Drangunruhe), Konzentrationsschwäche usw. übrig

bleibt, das allmählich zum Parkinsonismus überleitet. Fehlt das pseudoneurasthenische Stadium *und* war das akute Stadium uncharakteristisch, dann ist zwar immer noch die *Möglichkeit* vorhanden, daß die *leichte* „Grippe" eine verkappte Encephalitis war, aber nicht mehr die Wahrscheinlichkeit. Unwahrscheinlich wird auch die D. B., wenn erwiesen wird, daß eine typische akute Encephalitis nach dem Kriege durchgemacht wurde; nur wenn der Nachweis geführt wird, daß schon im Kriege eine floride Encephalitis *mit Hirnsymptomen* durchgemacht wurde, kann dann noch D. B. zugegeben werden. Daß eine Grippe oder sonstige im Kriege erworbene Schädigung auf eine nach Entlassung aus dem Heeresdienst erworbene Encephalitis dispositionssteigernd einwirkt, kann u. E. nicht anerkannt werden. Ich kenne nur einen Fall, in dem ich den Zusammenhang anerkannte, da der Erkrankte sich noch in einem ungewöhnlichen Erschöpfungszustande befand. Im übrigen ist die Immunität der Infektion gegenüber weder von dem Ernährungszustande, noch von dem „nervösen" Befinden des Individuums abhängig.

Fehler, die bei der Encephalitisbegutachtung häufig gemacht wurden, sind noch folgende: Eine kurze Grippe, die nur Revieraufenthalt bedingte, könne nicht Ursache der schweren Hirnkrankheit sein. Ein Gutachter, der dieses schreibt, ist über die Verlaufseigentümlichkeiten dieser tückischen Krankheit nicht unterrichtet; kommt es doch sogar vor, daß das akute Stadium (selbst bei zuverlässiger Auskunft) unbekannt bleibt! Bis in die letzten Jahre hinein las man oft, daß während des Krieges in Deutschland und an den Fronten noch keine Encephalitis vorgekommen sei, obzwar schon eingehende Arbeiten den Gegenbeweis geliefert und grade Anlaß zur Aufstellung der Kriterien, wann D. B. bei Encephalitis angenommen werden kann, gegeben hatten. Tatsächlich wissen wir heut, daß sogar schon 1915 (!) Fälle von epidem. Enc. vorgekommen waren, ein Fall sogar mit der Diagnose Encephalitis (! der damalige Arzt dachte ·an eine Enceph. hämorrhagica). Auch wird oft zu sehr mit dem langen Intervall zwischen akutem und chronischem Stadium gearbeitet; der Parkinsonismus sei etwa 7 Jahre nach der „Grippe" aufgetreten, das sei nicht möglich. Tatsächlich kennen wir aber heut schon in unverfälschten Anamnesen Intervalle von 10 Jahren zwischen akuter und parkinsonistischer Encephalitis und werden wie bei der Spätlues auch noch längere kennenlernen. Wichtiger ist es, *streng* die positiven Punkte, die vorhanden sein müssen, zu beachten und die Zeugenangaben mit kritischen Augen zu bewerten, diese Angaben, die mitunter ihre Zuverlässigkeit darin bekunden, daß langatmige vorgeschriebene Formulare mit den Namen verschiedener Zeugen unterschrieben sind.

Die Provokation der akuten Encephalitis durch ein Trauma ist in *seltenen Fällen* wahrscheinlich zu machen. Verlangt wird: 1. eine Hirnschädigung, zum mindestens die Vermutung, daß eine kleine Blutung oder Nekrose stattgefunden hat, 2. der rasche Beginn der Hirnerscheinungen nach dem Trauma (Verkürzung der Inkubation wie bei Meningitis möglich). Erfolgt der Ausbruch der Erkrankung erst mindestens eine Woche nach dem nicht zu schweren Trauma, so ist nicht mehr von einer hohen Wahrscheinlichkeit des Zusammenhanges zu reden, namentlich nicht, wenn eine Epidemie herrscht. Daß eine traumatische *Narbe* für die akute Encephalitiserkrankung disponierend wirken kann, ist nicht erweislich. Umfangreiche Erfahrungen belehren, daß unter den schwer Kopfverletzten des Krieges die Erkrankung nicht häufiger als in der Durchschnittsbevölkerung ist.

Da auch schwere Durchnässungen und Erkältungen an der Encephalitisprovokation wahrscheinlich beteiligt sein können, ist es auch denkbar, daß, wie bei Hirnhautentzündungen, eine erhebliche Schädigung dieser Art als Betriebsunfall in Anspruch genommen wird. Eine positive Entscheidung des R. V. A. liegt hierüber bereits vor.

Eine Verschlimmerung chronischer Encephalitis durch ein Kopftrauma kann anerkannt werden, wenn das Kopftrauma mit einer Hirnschädigung verbunden war und erwiesen werden kann, daß der Krankheitsverlauf nach dem Trauma stark umgewandelt ist.

Invalidität (wenigstens vorübergehende) muß gegebenenfalls schon bei pseudoneurasthenischer Encephalitis anerkannt werden, da diese Kranken sehr empfindlich sind und großer Schonung bedürfen. Nach gründlichen Kuren und genügender Erholungszeit kann aber die Invalidität öfters wieder aberkannt werden. Wann die Invalidität beim Parkinsonismus auftritt, hängt zum großen Teil von der Berufsart und der Toleranz gegenüber den Medikamenten (Alkaloiden) ab. Wir kennen genügend Parkinsonisten, die in Beamten- oder akademischen Berufen erstaunlich lange ganz oder partiell berufsfähig bleiben. Im allgemeinen soll man aber ziemlich weitherzig mit der Anerkennung der Invalidität von Parkinsonisten sein.

Neben der epidemischen Encephalitis ist während des Krieges selten auch die dissem. Encephalo-Myelitis aufgetreten (s. u.), noch seltener Encephalitiden unklarer Natur, für welche doch D. B. anerkannt werden konnte. In einem mir bekannten Falle lag eine enterogene Encephalitis vor, leider fehlte eine autoptische Untersuchung; die Erkrankung kam nach einer schweren Enteritis nach dem Kriege akut zur Entwicklung; doch lagen Beziehungen zu einer bereits während des Krieges durchgemachten ruhrartigen Erkrankung vor.

Von Begleitencephalitiden bekannter Infektionskrankheiten ist zunächst das *Fleckfieber* zu nennen. Die meisten Fleckfieberencephalitiden heilen mit geringen Folgeerscheinungen ab, doch kommen selten Ausnahmen vor; etwas häufiger zeigt der Akustikus Dauerschädigungen. Die übrigen Folgeerscheinungen können pseudoneurasthenisch sein, doch kommen auch Herdsymptome vor; chronisch progressive Erkrankungen sind fraglich. In einem mir bekannten Einzelfalle war eine Fleckfieberencephalitis abgeheilt, mehrere Jahre später (nach dem Kriege) war eine akute epidemische Encephalitis gefolgt, welche zum Parkinsonismus führte. Einen Zusammenhang (Dispositionssteigerung durch die voraufgehende Fleckfieberencephalitis) habe ich abgelehnt; Fleckfieber und epidem. Enc. sind so häufig aufgetreten, daß man häufiger eine solche Kombination finden müßte, wenn eine Dispositionssteigerung bestände. Unter den Hunderten von Encephalitisbegutachtungen, die ich zu erstatten hatte, ist dieser Fall bisher vereinzelt geblieben.

Die Erscheinungen der *Malariaencephalitis* (und *-myelitis*) begleiten im wesentlichen die *tropisch perniziöse* Form, wenn auch leichte Gefäßveränderungen bei Tertiana gefunden worden sind. Immerhin ist es doch gutachtlich beachtenswert, daß schwere Folgeerscheinungen einer Encephalitis wohl nur nach tropischer Malaria erwartet werden können. Wichtig ist dann weiterhin die Feststellung, daß schon während der Fieberattacken (mindestens zeitweise) zerebrale Symptome, zum mindesten schwere psychotische Begleiterscheinungen bestanden. Allerdings lassen die Krankengeschichten öfters im Stich, zumal die Malaria nicht selten in Gefangenschaft durchgemacht wurde. Ausgesprochene Folgeerscheinungen können bei spezifischer Behandlung noch eine Besserung erfahren, doch kommen auch Dauersymptome z. B. solche bulbopontiner Art oder an multiple Sklerose erinnernde vor. In einem meiner Fälle, in dem die Tropica mit starker Bewußtseinstrübung, Spasmen und Inkontinenz erwiesen war, folgte eine in mäßige Demenz übergehende Psychose, die nach der üblichen Hysteriediagnostizierung schließlich unter dem Namen Dem. präcox ging, aber tatsächlich wohl als Rest einer Malariaencephalitis aufgefaßt werden konnte (das Verhalten war auch nicht schizophren, sondern das eines organisch Schwachsinnigen). In allen diesen Fällen (wie auch bei den Neuritiden und ziemlich hartnäckigen Neuralgien, die nicht bloß nach Tropica auftreten), hängt die Erkrankung des Nervensystems eng mit den Fieberattacken zusammen. Eine Ausnahme kann man wohl unter zwei Bedingungen anerkennen: 1. bei Epilepsie nach Malariaencephalitis; hier muß mindestens die Integrität vor der Malaria und die Tatsache schwerer (tropischer ?) Malaria erwiesen sein. 2. in den seltenen Fällen eines Parkinsonismus, der nach der Mitteilung WILSONS auch nach leichtem Intervallstadium progressiv sein kann. Ich verfüge in meinem Bestand über einen analogen Fall, in dem die Tropica hämatologisch erwiesen ist, in den ersten Attacken Delirien und nicht näher zu kennzeichnende optische Störungen bestanden, durch Ermittelungen festgestellt wurde, daß nach Entlassung aus dem Heeresdienst keine encephalitisverdächtige Erkrankung durchgemacht wurde und der Parkinsonismus etwa 1923/24 begann. Gutachtlich habe ich es hier für richtig gehalten, D. B. anzuerkennen, wissenschaftlich ist der Fall allerdings ebensowenig rein wie der WILSONSsche. In anderen Fällen, die ich kenne, ist die angeblich im Felde durchgemachte Malaria in Wirklichkeit eine epidemische Encephalitis, die man damals noch nicht kannte, gewesen.

3. Myelitis.

Die heterogenen Erkrankungen, die in dieses Gebiet gehören, können gemeinsam besprochen werden, da die gutachtlichen Fragen ziemlich gleich sind.

D. B. wird wieder im allgemeinen bei den akuten Erkrankungen anzunehmen sein, sowohl bei akuter Poliomyelitis wie bei Querschnittsmyelitis und auch der disseminierten Encephalomyelitis. Es wird also erwünscht sein, von vornherein genau festzustellen, ob eine m. S.-artige Erkrankung nicht vielleicht eher in das Gebiet der infektiösen disseminierten Encephalomyelitis gehört. Während des Krieges sind wiederholt, teilweise bei gleichzeitigem Fieber, unklare, offenbar infektiöse Erkrankungen des Zentralnervensystems, teilweise mit Wurzelbeteiligungen aufgetreten, die wohl in diese Krankheitskategorie gehören. Bei akuter Poliomyelitis in Friedenszeiten (im Heere wie bei der Schutzpolizei) wird überlegt werden müssen, ob nicht die Wahrscheinlichkeit einer Infektion außer Dienst größer ist; hier müssen gegebenenfalls epidemiologische Feststellungen Aufschluß geben. Ich kenne auch einen Fall, bei dem die Infektion durch Virusträger unter Kameraden mindestens ebenso wahrscheinlich war. Folgen einer akuten Poliomyelitis können evtl. durch große Kriegsstrapazen verschlimmert werden.

Ein Unfall kann insofern mit einer Myelitis in Verbindung stehen, als von einer traumatischen Eiterung aus eine metastatische Spinalaffektion eintreten kann. Der Zusammenhang wird im allgemeinen ohne große Schwierigkeit erkannt werden können. Ausnahmsweise soll es vorkommen, daß am Ort früherer Spinalschädigung eine Enterotoxikose einen neuen Herd schafft.

Anhangsweise kann hier auch die *funikuläre Spinalerkrankung* (früher funic. Myelitis genannt) besprochen werden, die bekanntlich eine meist bei schweren Anämien auftretende toxische Rückenmarkschädigung darstellt. Daß Unfälle auf Entwicklung und Verlauf des Leidens einen Einfluß haben, ist unbekannt und unwahrscheinlich. Dagegen wird ebenso wie bei der assoziierten Anämie D. B. im allgemeinen anerkannt, wenn schwere Strapazen und vielleicht auch Ernährungsschäden dem Ausbruch des Leidens vorangegangen sind. Einen „Unfall" würde ich nur dann ursächlich anerkennen, wenn langdauernde schwere Eiterungen nach einem Trauma der f. M. vorausgegangen sind; entsprechende Fälle sind mir nicht bekannt. Invalidität liegt bei f. M. meist schon in den Anfangsstadien vor, doch kann die intensive Organbehandlung neben der Anämie auch die Spinalsymptome weitgehend bessern.

4. Neuritiden.

Die Polyneuritiden und andere neuritische Erkrankungen, welche durch Nervendruckpunkte und Zerrungsschmerzen, atrophische Lähmungen mit Verlust der Eigenreflexe und sensible Ausfallserscheinungen ausgezeichnet sind, sind toxische oder infektiöse Erkrankungen, bei denen eine D. B. im allgemeinen anerkannt wird, wenn die Erkrankung akut während des Militärdienstes auftritt. Polyneuritiden, deren verursachender Faktor nicht in einer dienstlichen Schädigung liegen kann (Alkohol, die sehr seltene luische Polyneuritis), sind während des Kriegs offenbar nur selten beobachtet worden. Ihre Erkennung stößt auf keine großen Schwierigkeiten, wenn man bei jedem organisch Nervenkranken auch an eine syphilitische Ätiologie denkt, entsprechend fragt und untersucht und außerdem bedenkt, daß die Alkoholneuritis gewöhnlich mit anderen alkoholischen Zeichen (Leberdruckempfindlichkeit, Fingerzittern, Alkoholpsyche usw.) verbunden ist.

Größere Schwierigkeiten können in einzelnen Fällen dann entstehen, wenn eine Polyneuritis erst längere Zeit nach der Entlassung zum Ausbruch kommt und auf eine im Heeresdienst erworbene Infektion zurückgeführt wird. Wenn eine mit Fieber verbundene infektiöse „rheumatische" Erkrankung während des Krieges durchgemacht wurde und genügend Brückensymptome bis zum Ausbruch der Polyneuritis bestehen, für welche sonstige ätiologische Faktoren nicht feststellbar sind, wird man die Infektion im Heeresdienst nicht immer als Ursache der Polyneuritis ablehnen können, doch sind solche Fälle naturgemäß selten.

Eigenartige Gedankenkonstruktionen, wie der Versuch eine (alkoholische ?) Polyneuritis, die jahrelang nach dem Kriege auftrat, mit einer Extremitätenamputation auf dem Umweg über den Sympathikus in Verbindung zu setzen, sind selbstverständlich abzulehnen.

Weit häufiger sind die von vornherein chronisch verlaufenden sog. rheumatisch-neuralgischen Erkrankungen im Verlaufe einiger Nervenstämme, für die einmal D. B. anerkannt war, im besonderen die chronische Ischias. Wie bei anderen „rheumatischen" Erkrankungen ist auch bei dem Syndrom der Ischias D. B. während des Krieges und kurz danach im allgemeinen zu häufig anerkannt worden und zwar unter dem Einfluß der Vorstellung, daß . Erkältungsschädigungen die Haupt„ursache" rheumatischer, d. h. vielfach pathogenetisch mangelhaft analysierter Schmerzzustände sind, und unter Vernachlässigung der Erfahrung, daß diese rheumatischen Beschwerden ja auch sonst eine ungeheuere Verbreitung in der Gesamtbevölkerung in allen Schichten haben. Berichtigungsbescheide sind hier allerdings nicht möglich, nur wird man unter genauer Würdigung der Akten präziser die früher festgestellten und jetzt vorhandenen Krankheiten umgrenzen müssen, um etwa den Unfug zu verhindern, daß noch D. B. für eine gichtische Erkrankung angenommen wird, wenn im Felde einige muskelrheumatische Erscheinungen bestanden, oder daß das Gleiche für eine Aufbrauchs-Spondylarthrose geschieht, die sich erst Jahre nach dem Kriege entwickelt hat. Im übrigen muß natürlich für Ischias und ähnliche Erkrankungen D. B. weiterhin anerkannt bleiben, wenn einmal für Entstehung des Leidens D. B. rechtskräftig anerkannt war, auch wenn ein gereinigter wissenschaftlicher Standpunkt Bedenken gegen die Anerkennung hat. Über die Differentialdiagnose gegenüber psychogenen Erscheinungen ist schon früher eingehend berichtet worden; kann man letztere ganz oder (was bei chronischer Ischias selten ist) wenigstens als Überlagerungsphänomen ausschalten, dann wird man noch genau untersuchen müssen, ob nicht eine statisch oder mechanisch bedingte Pseudoischias (Plattfüße usw.) oder eine Arthritis deformans des Hüftgelenks bzw. (häufig!) eine Spondylarthrose vorliegt. Über die Bedeutung der Reflexe usw. ist schon früher gesprochen worden. Die Schätzung der E. M. ohne Ermittelungen und genaue Beobachtung (namentlich wenn sich der Rentenbewerber unbeachtet glaubt) dürfte unmöglich sein. Durch die Lumbalpunktion (entzündliche Veränderungen oder Eiweißvermehrung bei manchen Wurzelneuritiden) läßt sich die Diagnose gewiß in manchen Fällen verfeinern, doch gelten bei diesen hysterophilen Zuständen die gleichen Punktionsbedenken wie bei Kopfverletzten.

Weitere chronische Neuralgien oder Mononeuritiden, die nicht einwandfrei symptomatisch sind, finden sich bei Kriegsrentenempfängern selten. Die sogenannte Meralgie, die Neuralgie des n. cut. fem. lat., wird wegen ihres schönen Extranamens von manchen Gutachtern offenbar überschätzt; manchmal fand sich an ihrer Stelle eine Einklemmungsneuralgie nach Verletzung im Gebiet des n. femoralis. M. E. ist der Sondername der Meralgie für die Affektion eines relativ unbedeutenden Nerven ganz entbehrlich. Genuine Trigeminusneuralgien, also Affektionen, bei denen gar kein sicherer ätiologischer Faktor erwiesen werden kann (infolge von Störungen der kolloiden Struktur der Nerven?) sind unter den Kriegsbeschädigten bemerkenswerterweise offenbar außerordentlich selten; sie spielen praktisch keine Rolle. Um so häufiger sind die symptomatischen neuralgiformen Beschwerden namentlich infolge von Gesichtsschüssen, nach Basisbrüchen, Kieferverletzungen, bei Nebenhöhleneiterungen usw. Ähnlich verhält es sich mit der Seltenheit scheingenuiner Neuralgie anderer Nerven.

Die direkten traumatischen Nervenschädigungen sind früher abgehandelt. Daß eine an sich nicht traumatische Polyneuritis durch eine
schwere Erkältung, die als Betriebsumfall zu gelten hat, ausgelöst
werden kann, muß zugegeben werden. Der intensive überdurchschnittliche Kälte-Nässeschaden bei der Betriebsarbeit und die akute Erkrankung höchstens wenige Tage später müssen in diesen Fällen erwiesen sein.

Verschlimmerungen einer Neuritis durch einen Unfall sollen nur zugegeben werden, wenn eine erhebliche traumatische Schädigung der
Verschlimmerung der Erscheinungen deutlich vorangeht. Ich kenne
Fälle, wo die Symptome sich während der gewohnten Berufsarbeit
verschlimmern und ganz irrtümlich eine Beeinflussung durch einen Unfall angenommen wurde. Dabei wurde noch die irrige Vorstellung ge-
äußert, daß Plexusneuritiden *meist* traumatischer Natur seien.

5. Multiple Sklerose.

Unsere heutigen anatomischen Kenntnisse der multiplen Sklerose
sind mit der früheren Annahme einer Endogenese der Krankheit nicht
mehr vereinbar. Daß ein exogener Faktor pathogenetische Hauptbedingung des Leidens ist, muß die Basis unserer Anschauungen auch
in gutachtlicher Beziehung sein. Daran ändert auch nicht die Feststellung, daß Anlagefaktoren vielleicht eine größere Rolle als bei anderen Infektionen spielen. Zuzugeben ist allerdings, daß wir diesen
ursächlichen Faktor noch nicht mit Sicherheit kennen, noch nicht einmal sagen können, ob es sich um ein infektiöses Virus handelt. Die
Spirochätenfrage ist noch nicht in ein solches Stadium geraten, daß
man sie gutachtlich verwerten könnte. Eine toxische (autotoxische?)
Genese ist auch noch nicht sicher abzulehnen. Wohl aber ist es berechtigt
zu sagen, daß eine infektiöse Genese am meisten Wahrscheinlichkeit
nach unseren Kenntnissen hat, und daß die multiple Sklerose in ihren
Kerngruppen eine nosologische Einheit darstellt, d. h. auch gleiche pathogene Hauptursache hat. Es kommt nur darauf an, die Krankheit
richtig zu erkennen. Hiergegen wird häufig gefehlt, insbesondere besteht die Neigung, bei neurologischer Dreiviertelbildung alle möglichen
anderen Krankheiten, insbesondere Spinaltumoren, funikuläre Spinalerkrankungen, Heredodegenerationen, Wilson-Pseudosklerose, die Encephalitis periaxialis, auch die (nosologisch allerdings noch nicht so ganz
sichergestellte) disseminierte Encephalomyelitis, schließlich auch luische Erkrankungen des Zentralvervensystems der mult. Sklerose zu
subsumieren. Hier muß eine Warnung vor der voreiligen Diagnose genügen, andererseits darauf hingewiesen werden, daß gar nicht selten
in Fällen von m. S. eine chronische Encephalitis diagnostiziert wurde
in der falschen Überbewertung der irreführenden Behauptung von der
proteusartigen Natur dieser Erkrankung.

Auch wenn wir die Wahrscheinlichkeit, daß die m. S. eine Infektionskrankheit ist, zugeben, ist uns auf jeden Fall die Inkubationszeit der Krankheit völlig unbekannt. Wir haben auch gar keine Anhaltspunkte dafür, wie lange sie dauern *könnte*; wir wissen nur, daß in manchen scheinbar ganz akuten Fällen histologisch auch alte Herde gefunden wurden. Wir zweifeln nicht daran, daß in der Mehrheit der Fälle die ersten Vorpostenschübe klinisch nicht erfaßt werden. Trotzdem wird man wegen der Natur des Leidens die Möglichkeit der im Heeresdienst erworbenen Infektion dann wenigstens betonen dürfen, wenn der Heeresdienst längere Zeit, d. h. Jahre lang gedauert hat. Statistische Erfahrungen unterstützen diese Fragen weder im positiven noch im negativen Sinn.

Die Erwägungen über die Infektionsmöglichkeit im Heeresdienst genügen wohl allein nicht, um D. B. im konkreten Fall anzuerkennen, sind aber mit der empirischen Erfahrung zu verbinden, daß die Erscheinungen der Krankheit in vielen Fällen durch Strapazen verschlimmert und auch Schübe durch besondere Strapazen (wie auch z. B. Gravidität) ausgelöst werden können. Es wäre natürlich gut, wenn man in jedem Fall wüßte, wie der Schub von m. S., der etwa nach einer Strapaze manifest wird, weiter verläuft; aber darauf kann man gewöhnlich dann, wenn ein Rentenantrag gestellt wird, nicht warten. Versicherungsrechtlich genügt m. E. die Kombination der wahrscheinlichen Ätiologie mit den empirischen Erfahrungen über den häufigen Einfluß von Körperstrapazen, um in bestimmten Fällen D. B. als wahrscheinlich anzuerkennen, und zwar

a) im Sinne der Provokation, wenn der Rentenbewerber längere Zeit, mindestens einige Monate, im Heeresdienst stand, wenn weiterhin trotz gründlicher Ermittelungen keine Anhaltspunkte für frühere Initialsymptome gewonnen werden und wenn überdurchschnittliche Strapazen den ersten Erscheinungen vorausgegangen sind,

b) im Sinne der Verschlimmerung, wenn Verdachtsmomente für Vorpostensymptome vor der Einziehung nachweisbar sind, oder die Symptome ganz kurz (Tage und Wochen) nach der Einziehung eintreten und ebenfalls besondere Strapazen oder entsprechende Schädigungen wirksam gewesen sind. Im ersteren Fall ist die Rente mindestens für den ganzen Krankheitsschub, gegebenenfalls für die Gesamtkrankheit dann zu geben, wenn der Schub nicht völlig ausheilt. Im zweiten Fall wird man strenger zu prüfen haben, welche Quote des Leidens als Verschlimmerung zu werten ist oder bis zu welchem Zeitpunkt die Verschlimmerung gilt, wenn auch bei der m. S. nicht zu strenge Begrenzungen möglich sind. Jedenfalls ist die Trias von Faktoren (Gesundheitszustand der Vormilitärzeit, Dauer des Dienstes, Strapazen nach Intensität und Art) zu berücksichtigen. Man ersieht aus diesen

Darlegungen, daß hier die D. B.-Frage bei Frontsoldaten ganz anders entschieden werden muß als bei vielen Heeresangehörigen der Garnison. In dieser Beziehung unterscheidet sich die m. S. von manchen akuten Infektionskrankheiten. Im allgemeinen halte ich die prinzipiellen Probleme der D. B. bei multipler Sklerose nicht für sehr schwierig, die Schwierigkeiten im Einzelfalle sind fast immer durch mangelhafte Aktenunterlagen und unzuverlässige Zeugenaussagen bedingt.

Abzulehnen ist D. B., wenn die ersten Erscheinungen des Leidens erst einige Zeit (einige Monate, genaue Daten sind naturgemäß nicht zu geben) der Entlassung aus dem Heeresdienst folgen. Das Vorhandensein etwaiger Verwundungsfolgen ist wahrscheinlich belanglos.

Der Einfluß eines einmaligen Unfalls auf die Provokation einer multiplen Sklerose ist noch sehr problematisch. Daß Menschen, die einen Unfall gehabt haben, einige Zeit später Symptome des Leidens bekommen, ist kein Beweis für den Zusammenhang, zumal Banalunfälle in der Berufsarbeit überaus häufig sind und unsere theoretischen Vorstellungen über den Zusammenhang von Unfall und multipler Sklerose noch sehr unentwickelt sind. Wir haben aber noch nicht die Berechtigung, den Unfall in jedem Fall als Kausalfaktor abzulehnen und können folgendes Begutachtungsschema aufstellen:

1. M. S.-artige Symptome nach elektrischen Unfällen und C O-Vergiftung sind keine echte m. S., sondern multiple elektrotraumatische oder toxopathische Herde; ein „Unfall" liegt im gegebenen Fall vor.

2. Bei Auftreten der Erstsymptome einer m. S. nach schweren beruflichen Durchnässungen kann in offenbar sehr seltenen Fällen eine Provokation oder Verschlimmerung anerkannt werden (FINKELNBURG erlaubt bei genügend schweren Abkühlungen und Schroffheit des Temperaturwechsels ein Intervall von 3—4 Wochen hinsichtlich der Auslösung; ich halte dies für etwas weit, vorausgesetzt, daß nicht noch erhebliche Erkältungserscheinungen zur Zeit des Symptombeginns bestehen.)

3. Anzuerkennen sind dann vorläufig noch Fälle, in denen die Verschlimmerung oder Provokation einer ausgesprochenen Commotio oder Contusio cerebri oder medullae im Abstand von höchstens einigen Wochen folgt. Der Zusammenhang einer m. S. mit einer längere Zeit dauernden Eiterung erscheint mir zweifelhaft.

Die Invalidisierung hat, namentlich in der körperlich arbeitenden Bevölkerung früh einzutreten, da die Schonungsbedürftigkeit anerkannt werden muß. Doch muß die Invalidisierung zunächst eine vorläufige bleiben und Nachuntersuchungen dürfen nicht versäumt werden, da ja bekanntlich oft sehr langdauernde und weitreichende Remissionen vorkommen.

6. Luische Erkrankungen des Nervensystems.

Die Einteilung in Lues cerebrospinalis bzw. gummösvasculäre luische Erkrankungen, Tabes und Paralyse hat auch heute noch, trotz der Änderung des wissenschaftlichen Standpunkts in zahlreichen Punkten, eine gewisse Berechtigung in gutachtlicher Beziehung.

Daß eine Lues cerebrospinalis in ihrer Entwicklung durch Strapazen beeinflußt wird, ist nicht erwiesen. D. B. ist zwar wiederholt anerkannt, aber oft zu Unrecht. D. B. könnte höchstens angenommen werden, wenn unmittelbar nach ungewöhnlichen Strapazen ein Insult bei luischer Endarteriitis auftritt, ferner wenn ein schweres Kopftrauma vorausgegangen ist, oder im Sinne der Verschlimmerung, wenn trotz manifester Erscheinungen der L. c. s. Dienst geleistet werden mußte und nach erheblichen Strapazen eine Verstärkung der Symptome unmittelbar auftrat. In diesem Fall wird es oft gelingen, durch gründliche Behandlung die Symptome zu bessern und die Verschlimmerung zu beseitigen. Wenn für Provokation eines Insults D. B. anerkannt werden konnte, so gilt diese Anerkennung nur für diesen Insult und seine Folgen, nicht für weitere Erscheinungen der Lues. Oft aber wird noch Anerkennung einer D. B. verlangt aus zwei weiteren Gründen, nämlich

1. darum, weil die Lues extragenital durch Benutzung gleichen Geschirrs mit lueskranken Kameraden oder auf ähnliche „unverschuldete" Weise erworben sein soll;

2. weil keine genügende Behandlung einer Lues infolge der besonderen Verhältnisse des Heeresdienstes stattfinden konnte. Die Sicherung der ersten Behauptung ist kein neurologisches Problem. Im allgemeinen wird die erste Krankengeschichte darüber belehren müssen, auf welchem Wege die Infektion stattfand. Die Behauptung mangelhafter Behandlung ist in den seltensten Fällen zu erweisen; in der Hauptsache muß man sich doch fragen, ob der Rentenbewerber im Zivilleben nach dem Schwinden florider luischer Symptome voraussichtlich eine intensivere Behandlung durchgeführt hätte, und diese Frage ist meist zu verneinen, insbesondere dann, wenn eine fachärztliche Behandlung beim Militär stattgefunden hatte und wenn nicht erwiesen werden kann, daß eine Wiederholung der Kur trotz fachärztlichen Rats aus dienstlichen Gründen unterblieben war. Eventuell müßte man die Frage bejahen, wenn der noch frisch Infizierte in Kriegsgefangenschaft kam, dort keine Behandlung hatte und dort an L. c. s. erkrankte. Der Einwand mangelhafter Behandlung kann bei den syphilitischen Späterkrankungen meist erst recht zurückgewiesen werden, gleichgültig, ob der Gutachter nach seinem wissenschaftlichen Standpunkte eine gründliche Behandlung zur Vermeidung der Spätkrankheiten (Tabes, Paralyse) für erwünscht hält oder gar glaubt, daß diese

Erkrankungen durch die therapeutische Unterdrückung der Abwehrkräfte eher provoziert werden.

Eine Provokation luischer (gummöser) Erkrankungen durch ein schweres Trauma ist in einzelnen Fällen, in denen auch Ort des Traumas und der luischen Erkrankung koinzidierten, wahrscheinlich gemacht worden. Eine Anerkennung ist nur dann gestattet, wenn die Krankheitssymptome wenige Tage nach dem hinlänglich schweren Trauma auftreten; es handelt sich um sehr seltene Fälle.

Hinsichtlich der Erkrankungen an der eigentlichen Spätsyphilis des Nervensystems (der sogenannten Metalues) liegen die gutachtlichen Verhältnisse bei Tabes etwas anders als bei Paralyse. Es ist nicht statistisch erwiesen, daß die Tabes bei luischen Kriegsteilnehmern im ganzen häufiger aufgetreten ist, als bei anderen Menschen; es ist auch wissenschaftlich nicht wahrscheinlich gemacht, daß der tabische Hinterwurzelprozeß unter dem Einfluß von Strapazen häufiger zur Entwicklung kommt als ohne dieselben (freilich fehlt noch die wichtige Bearbeitung des Gesamtaktenmaterials luischer Kriegsteilnehmer); aber es wurde nicht ganz selten beobachtet, daß die ersten Erscheinungen der Tabes ziemlich akut nach schweren Belastungen auftraten. Es muß als wahrscheinlich angesehen werden, daß auch in diesen Fällen nur eine Symptomverschlimmerung oder erste Manifestation bei einer schon in Entwicklung befindlichen Hinterwurzeldegeneration vorlag. (Gewisse Ähnlichkeit mit Paralysis agitans; s. diese Krankheit). Immerhin wird man praktisch wohl in einigen Fällen D. B. auch im Sinne der Provokation anerkennen müssen, wenn Ermittelungen ergeben, daß vor der Einwirkung der angeschuldigten Strapazen keinerlei Verdachtssymptome auf Tabes bestanden. Auch in solchen Fällen gilt die Anerkennung von D. B. nur für Tabes, nicht für eine etwa später hinzukommende Paralyse. Eine D. B. im Sinne einer Verschlimmerung ist bei Tabes häufiger anzuerkennen. Tabiker gehören zu denjenigen Nervenkranken, welche der Schonung bedürftig sind. Diese D. B. gilt aber nicht für den Gesamtverlauf einer Tabes, insbesondere nicht, wenn die im Anschluß an Strapazen oder Kälteschäden usw. entstandenen Symptome wieder eine Besserung durch entsprechende Behandlung erfahren haben.

Eine traumatische Tabes gibt es für uns nicht mehr; die Tabes ist eine besondere Form der Spätsyphilis (oder Metalues). Wohl gibt es eine traumatische Pseudotabes, wie früher auseinandergesetzt wurde; aber diese ist überaus selten und symptomatisch doch nicht der echten Tabes gleich. Es muß erneut hier darauf aufmerksam gemacht werden, daß ein negativer Liquor keineswegs eine echte Tabes ausschließt. Wenn eine echte reflektorische Starre im strengen Wortsinn besteht, sollte an eine traumatische Pseudotabes nicht gedacht werden. Provokation einer echten Tabes durch einen Unfall kommt überaus selten vor; größte Skepsis allen entsprechenden Behauptungen gegenüber ist geboten. Es muß nach unseren heutigen Kenntnissen (im Gegensatz zu früheren Doktrinen) als wahrscheinlich angesehen werden, daß die Entwicklung der spätsyphilitischen Erkrankungen so gut wie ganz von der Abwehreigenart des befallenen Organismus und vielleicht noch der Eigenart des Virus und der Therapie, aber nicht von Hilfsbedingungen abhängt. Nur die Symptommanifestation hängt von solchen Zusatzfaktoren ab. Wir können heut wissenschaftlich nicht mit Sicherheit sagen, ob eine Provokation der Hinterwurzeldegeneration durch ein Trauma überhaupt vorkommt, praktisch erkennen wir sie in *Ausnahmefällen* an, in denen der besonders enge Zusammenhang verblüfft.

Bei den Erkrankungen, bei denen die Wahrscheinlichkeit eines Zusammenhangs mit Traumen generell nicht mehr erbracht werden kann, aber auch die Argumente nicht genügen, um eine Möglichkeit ganz abzulehnen, hat man in bestimmten Ausnahmefällen das Recht zu einer positiven Begutachtung, muß aber strenge Kriterien anwenden, etwa denen entsprechend, die *Nonne* früher genannt hat: 1. Es muß durch Ermittelungen erwiesen werden, daß vor dem Unfall keine tabesverdächtigen Symptome bestanden; 2. Das Trauma muß schwer gewesen sein, 3. Ort des Traumas und Sitz der klinischen Initialerscheinungen müssen genügend korrespondieren (im Nonneschen Fall bestand eine traumatische Spondylarthrose und in entsprechender Höhe Erscheinungen der Hinterwurzelerkrankung). 4. Die tabischen Symptome beginnen allmählich einige Zeit *nach* dem Trauma. (Auf den fünften Punkt des Fehlens anderer Bedingungen legen wir kein so großes Gewicht, da Hilfsbedingungen bei Entstehung der Tabes ja doch kaum in Betracht kommen).

Häufiger wird eine Verschlimmerung der Tabes durch einen Unfall in Betracht kommen, aber auch nicht der tabischen Erkrankung, sondern einzelner Symptome, insbesondere Arthropathien und Osteopathien. Ihre Begutachtung erfolgt ähnlich wie bei der Syringomyelie; Auftreten einer Optikusatrophie nach Kopftrauma bei Tabes kann als traumatisch determinierte Manifestation der Tabes evtl. anerkannt werden. Vielfach sind die Verschlimmerungen (Ataxieverstärkung nach Traumen) nur vorübergehend.

Noch viel unsicherer als die traumatische Provokation einer Tabes ist die der *Paralyse*. Hierüber existiert zwar eine sehr umfangreiche Kasuistik, aber 1. stammt dieselbe größtenteils aus einer Zeit, in der man noch nicht wußte, daß die echte Paralyse *immer* eine luische Erkrankung ist, die durch Liquoruntersuchung von pseudoparalytischen Erkrankungen getrennt werden kann. 2. verblaßt die Einzelkasuistik vor der nicht widerlegten Tatsache, daß unter den zahllosen Kopfschußverletzten des Krieges die Paralyse nicht häufiger auftritt als in der übrigen Bevölkerung, bei der Häufigkeit der Lues sogar ungewöhnlich selten ist. Es genügt hier die Feststellung eines zeitlichen Zusammenhangs noch viel weniger als bei anderen Erkrankungen; besondere Ausnahmebedingungen, wie Verbindung eines schweren Kopftraumas mit Hirnschädigung mit verkürzter Inkubationszeit nach dem luischen Infekt und raschem Ausbruch der Paralyse (wenige Monate nach dem Unfall) müssen zusammenkommen, um den Zusammenhang ausnahmsweise anzuerkennen. Treten paralytische Symptome wenige Tage nach dem Kopfunfall auf (etwa ein paralytischer Anfall), dann kommt doch höchstens eine Symptomverschlimmerung in Betracht.

Ähnlich strenge Bedingungen sind hinsichtlich der D. B.-Frage bei Paralyse zu stellen. Unter der Einwirkung der Kriegsstrapazen hat sich, soweit wir bis heut wissen, die Zahl der Paralytiker nicht vermehrt; und auch die Annahme einer Verkürzung der Inkubationszeiten und stürmischen Verlaufsart einer sogenannten Kriegsparalyse hat sich nicht bestätigt. Einige „Ausnahmefälle“ sind auch hier anzuerkennen, doch nur dann, wenn die Erkrankung wirklich nach ungewöhnlich schweren Strapazen plötzlich zum Ausbruch kommt.

Die Invalidisierungsfrage bei luischen Erkrankungen ist gegenüber früheren Zeiten dadurch etwas erschwert, daß man durch intensivere Behandlung der L. c. s., sowie durch Fieberbehandlung der spätluischen Erkrankungen mehr Besserungen der Syndrome beobachtet; auch scheint es, als ob die Tabes tatsächlich im ganzen etwas milder als früher verläuft. Die Invalidisierung wird jedenfalls erst dann bejaht werden können, wenn auch nach intensiver sachgemäßer Behandlung schwere Erkrankungen zurückgeblieben sind; allerdings wird man dann berücksichtigen dürfen, daß Tabiker körperlich sehr schonungsbedürftig und für schwere Arbeiten fast immer, auch bei leichten Symptomen, berufsunfähig sind (was z. B. in der Knappschaftsversicherung Bedeutung hat), und daß Paralytiker doch sehr oft auch nach glücklicher Malariabehandlung erhebliche psychische Defekte aufweisen und so etwa in kaufmännischen Berufen versagen (Angestelltenversicherung).

Nicht unwichtig ist es, daß bei jedem Bewerber um einen Kraftwagenführerschein mehr als bisher auf das Nervensystem geachtet, Pupillen und Reflexe sowie psychisches Verhalten geprüft werden müssen. Jeder auf Tabes oder Paralyse verdächtige Anwärter ist zurückzuweisen.

7. Toxische Erkrankungen des Nervensystems.

Die Begutachtung toxischer Erkrankung des Nervensystems hat durch die Versicherungsgesetzgebung über verschiedene Berufskrankheiten größere Bedeutung gewonnen, doch kommt der Gutachter auch, abgesehen von der Invalidisierungsfrage, öfters in die Lage, über die D. B.-Frage nach angeblichen Intoxikationen im Heeresdienste ein Urteil abzugeben. Von den Berufskrankheiten, die versicherungspflichtig sind, erscheinen neurologisch von Bedeutung besonders 1. Erkrankung durch Blei und seine Verbindungen, 2. Erkrankung durch Quecksilber und seine Verbindungen, 3. Erkrankung durch Arsen und seine Verbindungen, 4. Erkrankung durch Mangan, 5. durch Benzol oder seine Homologe, Nitro- oder Amidoverbindungen der aromatischen Reihe, 6. durch Schwefelkohlenstoff, 7. durch Kohlenoxyd. Andere Vergiftungen betreffen meist andere Organsysteme. Bemerkt sei, daß die Nr. 14 des Gesetzes Erkrankungen der Muskeln, Knochen und Gelenke durch Arbeiten mit Preßluftwerkzeugen betrifft. Organische Erkrankungen des Nervensystems sind nicht mit aufgeführt. Die sogenannte Caissonmyelitis, das Auftreten akuter spinaler Symptome durch Entwicklung von Gasblasen im Blut und Lymphspalten bei zu schneller Dekompression, ist aber als Unfallkrankheit genügend gekennzeichnet.

Es liegt nicht im Rahmen dieses Buches, die Symptomalologie, Diagnostik und gutachtliche Bedeutung der einzelnen Intoxikationen in extenso zu besprechen. Hier handelt es sich um zum Teil so diffizile technische, chemische und klinische Probleme, daß nur eine gesonderte Darstellung in einer Abhandlung über gewerbliche Vergiftungen genaue Aufklärung geben kann. Nur einige häufiger in der neurologischen Gutachtertätigkeit zur Behandlung kommende toxische Nervenkrankheiten sollen kurz besprochen werden.

Die Bleivergiftung kommt für den Neurologen in Betracht: In Form der noch immer häufigen Radialislähmung und der — selteneren — Bleiencephalopathie. Die Diagnose wird durch die Feststellung von Bleisaum, Vermehrung der basophil punktierten roten Blutkörperchen, Hämatoporphyrinurie, Bleinachweis in Urin und besonders Kot, evtl. noch anamnestische Notizen (Bleikoliken) und Nephrosklerose ermöglicht. Die Streckerparese soll nach neueren Mitteilungen durch chronaximetrische Untersuchungen schon frühzeitig nachgewiesen werden können, die Supinatoren sind dabei gewöhnlich frei. Die Bleiencephalopathien sind verschiedener Natur. Zum Teil handelt es sich um Folgeerkrankungen der Nephrosklerose (insultartige Zustände, vielleicht auch die pseudoparalytischen Symptome), doch kommen auch sehr heteromorphe Psychosen akuten Verlaufs, epileptische Erkrankungen, Tremor parkinsonistischer und „pseudoneurasthenischer" Natur vor. Die Manifestationsmöglichkeiten sind also so vielfältig, daß die Gefahr besteht, nicht nur eine Bleierkrankung zu übersehen, sondern auch umgekehrt, sie zu häufig zu diagnostizieren. Dieser Gefahr kann vorgebeugt werden, wenn man 1. darauf achtet, eine Encephalopathie nur dort zu konstatieren, wo wirklich Verdachtsmomente für eine Hirnschädigung vorliegen. Rein neurotische (erschöpfungsneurotische, neuropathische, psychogene) Symptome sind nicht toxisch bedingt. Der Ausdruck Bleineurasthenie muß verschwinden (PANSE); die pseudoneurotisch-encephalopathischen Symptome sind im Laufe längerer Zeit durch irgendwelche Ausfallserscheinungen (Merkstörungen usw.) ausgezeichnet. 2. ist die Diagnose nur zu stellen, wenn den encephalopathischen Symptomen genügende Hinweise auf Bleivergiftung entsprechen. 3. ist zu beachten, daß die Symptome zwar mannigfaltig, aber nicht ganz wahllos sind. Ich hatte einen Fall zu begutachten, in welchem eine Polyneuritis mit besonderer Beteiligung des Ulnaris, langdauernde Schmerzen und Druckpunkte, Freibleiben des Radialis bestand. Sichere Zeichen einer chronischen Bleischädigung bis auf geringen Bleisaum fehlten. Die Feststellung der mit langdauernden Schmerzen verbundenen Ulnarisneuritis bei freibleibendem Radialis läßt sich mit unsern Kenntnissen über die elektive Bleiwirkung beim Menschen auf den Radialis nicht vereinigen. Schmerzen „neuralgiformer" oder rheumatischer Natur (Arthralgien) sind zwar bei Bleiintoxikation bekannt, aber gerade die gewöhnlichen Bleilähmungen sind meist schmerzlos oder die Schmerzen verschwinden bald.

Die Möglichkeit einer Bleivergiftung durch Bleigeschosse ist generell nicht von der Hand zu weisen, namentlich nach Schrotschüssen sollen Bleivergiftungen vorkommen. Nach den Schußverletzungen im Kriege (Schrapnell z. B.) tritt aber tatsächlich eine Bleivergiftung offenbar kaum je auf; ich selbst habe noch nie einen solchen Fall von Bleiintoxikation nach Steckschuß gesehen.

Bei der beruflichen chronischen *Quecksilber*vergiftung kommt es zu einer Kombination von Stomatitis und Durchfällen mit nervösen Symptomen, und zwar Reizbarkeit, Erschreckbarkeit und Erschöpfbarkeit mit einem intermittierenden und intentionell zunehmenden Tremor, Schwäche und Parästhesien, gelegentlich wohl auch angedeuteten Pyramidensymptomen. Die chronische Hg-Intoxikation ist in leichter Form in vielen Berufen vertreten, die Diagnose wird durch den Nachweis von Hg im Urin, oft noch Monate nach Aussetzen des Hg, ermöglicht.

Auch die Möglichkeit einer chronischen Arsenintoxikation ist nicht selten; klinisch werden allerdings doch merkwürdig wenig Fälle beobachtet. Im Vordergrund steht eine Polyneuritis, die von vornherein oft durch starke Parästhesien und selbst lanzinierende Schmerzen neben den übrigen Symptomen der Polyneuritis (Verlust der Eigenreflexe, degenerative Atrophien mit Lähmungen) ausgezeichnet ist; dazu kommen Magendarmstörungen, trophische Störungen der Nägel und mitunter Braunverfärbung der Haut. Auch Korsakow-Zustände sind beobachtet worden. Die Erblindungen durch Opticusatrophie nach medikamentöser Atoxylzufuhr und die hämorrhagischen Encephalopathien nach Salvarsan sind bekannt und brauchen hier nicht weiter besprochen zu werden.

Die chronische *Mangan*vergiftung führt mitunter zu ausgesprochenen parkinsonistischen Starrezuständen. Man soll daher bei Feststellung eines Parkinsonismus nicht vergessen, nach den Vergiftungsmöglichkeiten zu fragen (Braunsteinmüller).

Die unter 6 der Berufskrankheiten genannten Stoffe sind zwar Blut- und Knochenmarkgifte, doch finden sich auch allgemein nervöse Symptome, mitunter Neuritiden. Bei beruflicher Vergiftung durch einen anderen organischen Körper, Tetrachloräthylen, wurde eine schwere Encephalomyelomalacie beobachtet (E. SCHULTZE).

Bekannt sind die nervösen Erkrankungen durch Schwefelkohlenstoff (C S 2) der Kautschukarbeiter (Vulkanisierer), doch werden sie auch manchmal übersehen. Es herrscht hier eine ungewöhnliche Mannigfaltigkeit vor, und wir sehen ebensowohl pseudoneurasthenische wie psychotische wie auch organische Syndrome und natürlich auch Kombinationen dieser drei Syndromformen, und unter den organischen Syndromen sowohl polyneuritische wie auch zentrale Störungen verschiedener Natur. Den psychotischen (maniformen u. a. Syndromen) gehen öfters rauschartige Zustände voraus. Die Diagnose ist bei der Mannigfaltigkeit der Symptome weitgehend von anamnestischen Ermittelungen abhängig, und bei entsprechenden Berufen muß man mit der Diagnose neurotischer Erscheinungen besonders vorsichtig sein.

Erheblichere Bedeutung haben ebenso in bezug auf D. B. wie Frage des Unfalls oder der Berufskrankheit die Vergiftungen durch *Kohlenoxyd*. Auch hier finden sich sehr mannigfaltige Symptome seitens des Nervensystems, welche die Gefahr ungerechtfertigter Bescheinigungen von Zusammenhängen ermöglichen, aber auch bei anderen Gutachtern dazu führen können, daß ein tatsächlicher Zusammenhang zwischen einer Intoxikation und einer Krankheit abgelehnt wird, weil keine *typische* Symptomatologie vorliegt.

Die Möglichkeiten einer C O-Vergiftung sind ziemlich große, da Vergiftungen durch Leuchtgas und andere technische Gase, die teilweise noch viel mehr CO als Leuchtgas enthalten, ferner die Kohlendunstvergiftungen bei mangelhaft schließenden Öfen (Ofenklappen) und die Vergiftungen durch CO-Entwicklung nach Sprengungen in Betracht kommen (Explosionsgase, Sprenggase. Bei Unglücksfällen in Bergwerken wird es häufig möglich sein, den CO-Gehalt der Luft zur Zeit der angeblichen Vergiftung im Stollen festzustellen). Nun wird von Kriegsrentenbewerbern *häufig* eine Gasvergiftung als Ursache nervöser Beschwerden dort behauptet, wo eine CO-Vergiftung gar nicht vorgelegen haben kann. Meist hat es sich — vorausgesetzt, daß die Gasvergiftung überhaupt nachweisbar war — um eine Schädigung durch Kampfgase gehandelt, die schwere und oft tödliche Schädigungen durch Ätzungen, Lungenödem usw. hervorrufen können. Als Nachkrankheit

der Phosgenvergiftung sind (*selten*) Polyneuritiden bekannt. Im akuten
Stadium kommen toxisch delirante Psychosen vor. Spätpsychosen sind
fraglich (HÜBNER u. a.); in tödlichen Fällen ist Hirnpurpura gesehen
worden. Aber es ist, soweit ich sehe, nicht bekannt, daß die eigenartigen
Hirnkrankheiten durch dauernde Vasomotorenlähmung als Spätkrank-
heit nach Phosgenvergiftung auftreten, und ebenso verhält es sich mit
anderen Kampfgasen. Wenn man eine hartnäckige Affektion des CNS.
mit einer Gasvergiftung in Zusammenhang bringen will, muß man wohl
den Nachweis führen, daß eine CO-Vergiftung vorgelegen hat, und das
ist im Kriege ziemlich selten vorgekommen, wenn auch in einigen Fällen
ein Zusammenhang mit Recht anerkannt wurde (STIEFLER).

Die zweite Forderung an die Feststellung einer Nervenerkrankung
nach CO-Vergiftung besteht aber, namentlich, wenn die Vergiftung eine
einmalige war, darin, daß die akute Intoxikation eine *schwere* gewesen
war. Die meisten Fälle von CO-Vergiftung, die überleben, heilen überhaupt ohne Nachkrankheiten ab (F. LEPPMANN). Die Folgeerkrankungen finden sich nur in einem relativ kleinen Teil der Fälle, z. T.
solcher, die bereits eine gewisse Gefäßschädigung haben (was versicherungsrechtlich nicht bedeutungslos ist), ferner in solchen, in denen die
Vergiftung eine besonders schwere war, und schließlich bei Personen,
bei denen wohl aus unbekannten Gründen eine besondere Vasomotorenempfindlichkeit besteht. Man wird also eine Folgeerkrankung einer CO-
Vergiftung im allgemeinen nur annehmen können, wenn der Vergiftung
eine Bewußtlosigkeit folgte und keine andere plausiblere Grundlage der
betr. Nervenkrankheit (etwa eine Lues des Nervensystems) nachweisbar ist. Erkrankungen, bei denen es gar nicht zur Bewußtlosigkeit gekommen war und die CO-Einatmung überhaupt nicht erwiesen ist, erscheinen mir nicht gesicherte Vergiftungsfolgen.

Wenn aber die schwere CO-Vergiftung erwiesen ist, dann muß man
auch berücksichtigen, daß die toxisch bedingten Symptome außerordentlich verschieden sind und auch ein erhebliches Intervall zwischen
Vergiftung und Beginn der nervösen Erscheinungen bestehen kann, ein
Intervall, das Wochen und selbst Monate lang dauern kann. Die anatomischen Feststellungen, welche zeigen, daß die Vasomotorenlähmungen außerordentlich lange anhalten, daß die Abbauerscheinungen
noch nach vielen Jahren im Gange sind, geben hierfür eine genügende
Erklärung. Nur in einem Teil der Fälle handelt es sich um die charakteristische CO-Starre, den parkinsonistischen Rigor ohne Zittern infolge der Pallidumerweichung; in anderen Fällen sieht man viel kompliziertere Herdsyndrome, die an das Bild einer multiplen Sklerose erinnern können, freilich auch pallidäre Symptome wohl mit aufweisen;
nicht selten sind auch schwere delirant-korsakowoide Psychosen, die
in einen erheblichen Defekt übergehen können. Diesem können anato-

misch schwerste Rindenläsionen korrespondieren (A. MEYER). In „leichteren“ Fällen kann aber auch für lange Zeit hindurch ein pseudoneurasthenisches Zustandsbild, das den traumatisch-encephalopatischen Erscheinungen ähnelt, resultieren; in solchen Fällen muß man, wenn eine schwere CO-Vergiftung vorangegangen ist, diagnostisch zweifellos vorsichtig sein, auch wenn gewiß die Gefahr nicht auszuschließen ist, daß psychogene Auflagerungen mitentschädigt werden. Die Prognose der pseudoneurasthenischen Erscheinungen ist im allgemeinen eine günstige; es ist auch berechtigt zu vermuten, daß die schweren Vasomotorenlähmungen eben nur in dem kleinsten Teil der Fälle anhalten. Sichere hysterische Erscheinungen brauchen ebensowenig wie sonst entschädigt zu werden. Gelegentlich kommen auch Polyneuritiden nach CO-Vergiftung ohne gleichzeitig *wesentliche* encephalopatische Begleiterscheinungen vor.

Die toxopathischen nervösen Erscheinungen bei leichter chronischer Vergiftung (z. B. Plätterinnen, Heizern) sind zwar wahrscheinlich vorhanden, doch müßte ein klares Krankheitsbild noch herausgearbeitet werden (F. LEPPMANN).

Sachverzeichnis.